Medical Medium Celery Juice

The Most Powerful Medicine of Our Time Healing Millions Worldwide

メディカル・ミディアム

セロリジュース

アンソニー・ウィリアム 著 Anthony William　寺島裕美子 訳

世界中で
数百万人を癒す
現代最強の飲み物

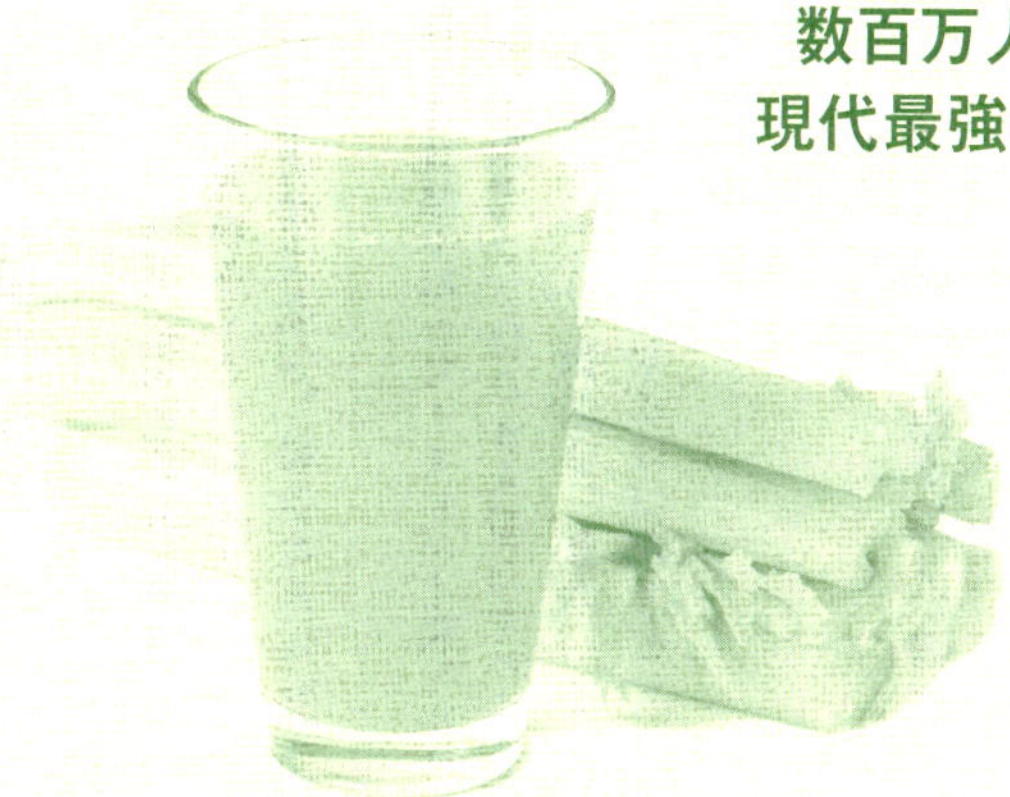

ナチュラルスピリット

――ジョン・ドノヴァン／AT&Tコミュニケーションズ社CEO。

私たちは家族でアンソニーを頼りにしている。彼の仕事は世界中の多くの人々を病から救う光である。私たちにとって彼の存在は非常に大きな意味を持つ。

――ロバート・デ・ニーロ並びにグレース・ハイタワー・デ・ニーロ。

アンソニーの仕事には私たちの想像を超越した別世界の要素があることは否定できないものの、彼が伝える病《やまい》（特に自己免疫疾患）に関する真実は、正しくかつ本物であると直感で感じる。さらに嬉しいのは、彼が推奨する療法は、用いるものが入手しやすく、自然なものばかりで、誰にでも簡単に実践できるということだ。

――グウィネス・パルトロウ／オスカー賞受賞経験のある俳優、『ニューヨーク・タイムズ』ベストセラー作家。GOOP.com社創立者兼CEO。

アンソニー・ウィリアムは、真に健康になるための情報を世界中に広めるため、その知識と経験を人々に伝えることに人生を捧げている。できる限り多くの人に情報が届き、彼らが健康を回復するよう尽力するアンソニーの深い思いやりと情熱は感動的で、私たちに力を与えてくれる。処方薬至上主義の現代において、本当に効果があり、健康への新たな扉を開けることのできるまったく新しい療法が存在することを知って、とてもワクワクしている。

――リヴ・タイラー／俳優。出演代表作品はドラマ『Harlots/ハーロッツ 快楽の代償』、映画『ロード・オブ・ザ・リング』三部作および『エンパイアレコード』。

私たちが食べる物や、それが体と健康に及ぼす影響に関するアンソニーの知識は私の人生を変えた。

――ジェナ・ディーワン／テレビ番組『ワールドオブダンス』MCおよび映画『ステップ・アップ』主演俳優。

アンソニーは素晴らしい人物である。彼は私が長年患っていたいくつかの健康問題を特定し、治療として彼が勧めてくれたサプリメントを摂ったところ、私の体調はすぐに改善した。

――ラシダ・ジョーンズ／音楽映画部門でグラミー賞を受賞した『クインシーのすべて』の監督、ドラマ『アンジー・トライベッカ』主演俳優兼プロデューサー、コメディ番組『パークス・アンド・レクリエーション』およびドラマ『ジ・オフィス』主演俳優。

心に響くものは、自分に力を与えることと同様、人生に大きな影響を及ぼす。アンソニー・ウィリアムと彼の著書、そして彼が推奨するセロリジュースを飲む習慣は、この二つの点で私にとって大きな意味がある。私たちの体には驚くべき癒しと回復の力があるというアンソニーの主張は、とても重要なメッセージだ。私は不調を治すのに手軽な方法に頼ってしまい、結局、問題を悪化させてしまうことがよくある。「真の栄養」が最良の薬であり、体と心と精神に対して、自然の恵みからの栄養を補給することの大切さをアンソニーは伝えている。それは、天が与えてくれた非常に強力な薬だ。

――ケリー・ウォルシュ・ジェニングス／オリンピック金メダル3個と銅メダル1個を獲得したバレーボール選手。

弊社でレコーディングするアーティスト全員にとってアンソニーはマジシャンのような存在である。そしてもし彼をレコードのアルバムに喩えたら、あの『スリラー』をしのぐ大ヒットになるだろう。彼の才能は深みがあり、並外れて素晴らしく、想像を絶する。彼は優れた指導者であり、その著書は天啓に溢れている。これは医学の未来である。

――クレイグ・カルマン／アトランティック・レコード社会長兼CEO。

私は自分のエネルギーと健康の状態を改善するため、洞察に満ちた知恵とレシピが満載のアンソニー・ウィリアムの著書をいつも参考にしている。彼が解説する効能に溢れたユニークな食べ物の一つ一つが興味深く、毎日、料理がうまくなる方法を考えることと、健康のために食べることが楽しみになった。

——アレクシス・ブレデル／エミー賞受賞俳優。主な作品はドラマ『ハンドメイズ・テイル／侍女の物語』、『ギルモア・ガールズ』、映画『旅するジーンズと16歳の夏』。

アンソニーの著書は革新的であると同時に実用的だ。現代西洋医学の限界に不満を感じている人であれば誰でも、これを読み、その内容を実践してみる価値があるだろう。

——ジェームズ・ヴァン・ダー・ビーク／ドラマ『ディプロとゆかいな仲間たち』クリエイター、製作総指揮、主演。ドラマ『POSE／ポーズ』、『ドーソンズ・クリーク』主演。並びにキンバリー・ヴァン・ダー・ビーク／講演者、活動家。

アンソニーは素晴らしい人物である。彼の知識は人を魅了し、私にとって非常に役立っている。セロリジュースだけであっても、人生を変えるほどの力がある。

——カルヴィン・ハリス／音楽プロデューサー、DJ、グラミー賞受賞アーティスト。

私はアンソニーに大変感謝している。セロリジュースを毎日飲み始めてから、あらゆる面で健康が目に見えて改善された。

——デブラ・メッシング／エミー賞授賞俳優。主演作はドラマ『ふたりは友達？ ウィル&グレイス』。

私の家族や友人たちは、アンソニーの卓越した癒しの才能に助けられた。身体、精神の両面において、私は言葉では言い表せないほど若返ったと感じている。

——スコット・バクラ／ドラマ『NCIS：ニューオーリンズ』製作および主演、ゴールデングローブ賞授賞作品『タイムマシーンにお願い』、『スタートレック：エンタープライズ』主演俳優。

人々が健康に生きるための答えを見つけられるよう、手助けすることにアンソニーは人生を捧げている。そして、セロリジュースは答えを見つけるために最も簡単に始められる方法だ。

——コートニー・コックス／ドラマ『クーガータウン』、『フレンズ』主演俳優。

アンソニーは温かく深い思いやりがあるだけでなく、神から与えられた能力を用いて正確な情報を与えてくれる信頼の置けるヒーラーだ。彼の存在は私の人生に与えられた豊かな恵みである。

——ナオミ・キャンベル／モデル、俳優、活動家。

アンソニーは膨大な知識と優れた直感を使って、非常に不可解な健康問題でさえわかりやすく説明してくれる。自分のベストな状態を達成するための道筋を彼は明確に示してくれた。彼の指導は私にとってなくてはならないものだ。

——テイラー・シリング／ドラマ『オレンジ・イズ・ニュー・ブラック』主演俳優。

アンソニーと、食べ物を通して健康を取り戻すという方法を世界に広める彼の情熱に対して、私たちはとても感謝している。アンソニーは本当に特別な能力を持っていて、彼の指導によって私たちの食べ物への見方は完全に生まれ変わり、人生までも変わった。セロリジュースだけでも私たちの体調が大きく改善した。これからも私たちはずっとセロリジュースを毎朝飲み続けるだろう。

——ハンター・メイハン／PGAツアー6勝の経歴を持つプロゴルファー。

アンソニー・ウィリアムはその類いまれな才能を用いて世界中の人々の人生を救い、変化させている。絶え間ない献身と膨大で非常に先進的な情報は、世界の多くの人々が切望するにもかかわらず、科学の研究がいまだ発見していない真実を手にする上で障害となっているものを取り除いてくれた。個人的には、私も娘たちも彼に教わった実際に効果のある健康法を実践することで大いに助けられた。セロリジュースは今では私たちの日々の習慣になっている。

――リサ・リナ／ドラマ『リアル・ハウスワイフ in ビバリーヒルズ』および『デイズ・オブ・アワー・ライブス』主演俳優。『ニューヨーク・タイムズ』ベストセラー作家、リサ・リナコレクションのデザイナー。

アンソニーは健康に関する鋭い直感と知識を備えた真に思いやりのある人物だ。彼が人々の生活の質を向上させるのを私は目の当たりにしてきた。

――カーラ・グギノ／ドラマ『ザ・ホーンティング・オブ・ヒルハウス』、映画『ウォッチメン』、『アントラージュ★オレたちのハリウッド』、『スパイキッズ』主演俳優。

アンソニーのアドバイスに従い始めてからしばらく経つが、未だに彼の健康法を実践する人々の成功例を聞くと感心する（驚きはしないが）。私自身、健康の回復を求めて何年も様々な医者や専門家に診てもらったが、アンソニーの健康法こそ真に効果があり、甲状腺の機能や体に食べ物が与える影響に関する彼の膨大な知識、そして彼自身を私は信頼している。これまで数えきれないほどの友人や家族、ファンにアンソニーの健康法を紹介してきた。現代の医者は誰も知らない知識をアンソニーは持っていると心から信じているからだ。私は彼の信奉者であり、今は真の癒しへの旅路に就いている。彼を知ることができたことは非常に光栄であり、彼が指導する健康法にめぐり逢えて幸運である。内分泌学者は皆、彼の甲状腺に関する著書を読むべきだ。

――マルセラ・バリャドリッド／シェフ、作家、テレビ番組ホスト。

もし誰かがあなたに触れるだけであなたの病の原因がわかるとしたら？　アンソニー・ウィリアムの癒しの手へようこそ。アンソニーは現代の錬金術師であり、長寿の鍵を握っている可能性も大きい。人生を救う彼のアドバイスは、私の世界に癒しのハリケーンのように吹き込んできて、通り過ぎながら愛と光の道筋を残した。彼は間違いなく世界七不思議に次ぐ奇跡であろう。

――リサ・グレゴリッシュ・デンプシー／『エクストラ』上級製作総指揮。

アンソニー・ウィリアムの神から与えられた癒しの力は奇跡と言うほかない。

——デビッド・ジェームズ・エリオット／『インパルス』、『トランボ ハリウッドに最も嫌われた男』、『マッドメン』、『CSI：ニューヨーク』等のドラマや映画に出演。CBSテレビの『JAG』で10年間主演を務める。

私は医者の娘なので、どんなに些細な痛みでさえ西洋医学に頼ってきた。アンソニーが伝える情報のおかげで、食べ物の癒しの力や、健康へのよりホリスティック（心身一体的）なアプローチが人生を変えることを初めて知った。

——ジェニー・モーレン／俳優。『ニューヨーク・タイムズ』ベストセラー『I Like You Just the Way I Am』著者。

アンソニー・ウィリアムは人類への贈り物である。現代医学に答えを見つけられなかった何百万もの人々が、彼によって救われている。人を助けることへのアンソニーの純粋な情熱と人生を捧げる姿勢は卓越しており、ごく一部ではあるが彼のパワフルなメッセージを『HEAL 奇跡の治癒力』の中で紹介することが出来たことを感謝している。

——ケリー・ヌーナン・ゴアス／ドキュメンタリー番組『HEAL 奇跡の治癒力』の脚本家および監督、製作指揮。

アンソニー・ウィリアムは自らの才能を用いて、人々が健康を自ら守ることにより、立ち上がり、ポテンシャルを十分に発揮できるよう手助けしてくれる、非常に貴重な存在である。私はアンソニーのライブ・イベントに参加したことがあり、彼の偉大なる力を直に見る機会に恵まれた。例えば高音のキーをすべて正確に歌うことのできる歌手のように、彼の霊視は正確だ。しかし、高音キーが出せる歌唱力の正確さ以上に、アンソニーの真の思いやりに満ちた魂こそが参加者を魅了して止まなかった。今ではアンソニーを友人と呼べることを誇らしく思うと同時に、ポッドキャストで皆さんがその声を聞き、ベストセラーの著書で皆さんがそのメッセージを読んでいるアンソニーは、愛する人々をただ助けたいという思いで手を差し伸べる人だと自信を持って言える。見せかけでは決してない。アンソニー・ウィリアムは真に能力があり、彼が聖霊《スピリット》から受け取り、私たちに伝えてくれる情報は、値が付けられないほど貴重で私たちに力を与えてくれる。このような時代に本当に必要なものである。

――デビー・ギブソン／ブロードウェイ俳優。シンガーソングライターとしても著名。

アンソニー・ウィリアムが『エクストラ』のインタビュー収録のためにロサンゼルスのスタジオまで来た際、私は彼に初めて会う機会に恵まれた。彼のインタビューに視聴者は魅了され、もっと彼の話を聴きたいと感じ、完全に彼の虜になってしまった。彼の温かな人柄と広い心は一見して明らかだ。アンソニーは聖霊から受け取る知識を使い人々を助けることに人生を捧げてきた。そして人々の人生を変えるほどの影響力を持つ著書『メディカル・ミディアム』シリーズを通してその情報を伝える。アンソニー・ウィリアムは実に比類無き存在である。

――シャロン・レヴィン、『エクストラ』シニア・プロデューサー。

アンソニー・ウィリアムは素晴らしい才能に恵まれている。何年も苦しんできた多くの症状の隠れた原因を見つけてくれたことを、私は彼に一生感謝する。アンソニーの親切なサポートのおかげで、毎日症状が改善している。彼は素晴らしく頼りになる人物だ。

――モーガン・フェアチャイルド／俳優、作家、講演家。

私と話し始めて3分以内に、アンソニーは私の健康問題を正確に言い当てた。彼は真に力のあるヒーラーである。メディカル・ミディアム（医療霊媒）としてのアンソニーの能力は唯一無二であり、人々を魅了せずにはいられない。

――アレハンドロ・ユンガー医学博士／『ニューヨーク・タイムズ』ベストセラー『Clean』、『Clean Eats』の著者であり、大人気の「クリーン・プログラム」の創始者。

アンソニーはその類いまれな才能により、今日の科学より何光年も先を行く情報を現代へ伝えるパイプの役割を果たしてくれている。

――クリスティアン・ノースロップ医学博士／『ニューヨーク・タイムズ』ベストセラー『女が40代になったら知っておきたいこと』、『女性の生き方を変える更年期完全ガイド』、『Women's Bodies, Women's Wisdom』の著者。

『メディカル・ミディアム』シリーズの『Thryoid Healing（甲状腺の癒し）』を読んで以来、甲状腺に対するアプローチと治療の幅が広がり、そのおかげで患者に大きな価値を提供できるようになった。患者の治療結果を目の当たりにし、私はやりがいと喜びを感じている。

――プルーデンス・ホール医学博士／内科診療所 The Hall Center 創設者兼医長。

アンソニーの特別な才能と、思いやり深いミディアム（霊媒）としての役割を通じて、私たちに癒しの知恵を与えてくれる慈悲の聖霊《スピリット》を発見したことにより、私たちはどれほど恩恵を受け、感動を与えられてきたことであろう。彼の著書は、まさに「未来の知恵」と言うべきものである。現代、利益追求のために優秀な人々が生命の要素に手を加えるようになり、古代仏教の医学書が予言していた多くの原因不明の病が蔓延するに至った。そのような病に関する、明確かつ正確な解説をアンソニーのおかげで私たちは読むことができる。これはまるで奇跡である。

――ロバート・サーマン／コロンビア大学インド・チベット仏教学部ツォンカパ教授およびチベットハウスUS代表。ベストセラー『Love Your Enemies』共著者であり、『Inner Revolution』著者。ポッドキャスト

Bob Thurman のホスト。

アンソニー・ウィリアムは才能あるメディカル・ミディアムであり、現代に生きる誰もが影響を受ける原因不明の病から回復するための、効果的かつ極端過ぎない方法を伝えてくれる。私は彼と個人的な親交があることに非常に感謝している。自分と家族の健康のためにすべきことを知る上で、彼はこれ以上ないほど頼りにできる貴重な情報を常に与えてくれる。

――アナベス・ギッシュ／俳優。主な出演作品はドラマ『Xファイル』、『スキャンダル』、『ザ・ホワイトハウス』、『ミスティック・ピザ』。

アンソニー・ウィリアムは人々を助けることに人生を捧げており、実際に多くの人々の人生に大きな変化をもたらした貴重な情報を提供してくれる。

――アマンダ・デ・カディネット／The Conversation および Girlgaze Project の創設者兼CEO。『It's Messy』および『#girlgaze』著者。

アンソニー・ウィリアムをとても敬愛している。娘のソフィアとローラが彼の著書を私の誕生日にプレゼントしてくれ、読み始めたら本を置くことができなかった。ずっと体調を改善する方法を模索していたのだが、『メディカル・ミディアム』を読んで初めてそれがわかった。アンソニーが伝えてくれる情報のおかげで、子供の頃に罹《かか》った病気の原因であるエプスタイン・バール（EB）・ウイルスが残っているせいで、何年も経った現在、再び健康に影響が出ていることがわかったのだ。『メディカル・ミディアム』は私の人生を変えた」

――キャサリン・バック／俳優。主な出演作品はドラマ『ザ・ヤング・アンド・ザ・レストレス』や『爆発！デューク』。

数年前に罹った深刻な脊椎の病は安定しているものの、筋肉の衰えや神経のダメージ、体重増に悩んでいた。

ある晩、親しい友人が電話で、アンソニー・ウィリアムの『メディカル・ミディアム』を読むように強く勧めてくれた。読んでみると腑に落ちる部分が山ほどあったため、そこに紹介されている健康法を少しずつ始めてみた。幸運なことにアンソニーの診断を直接受ける機会にも恵まれた。彼の霊視は正確で、私の健康を予想もしなかったほど改善することに繋がった。体重は健康的に減少し、自転車に乗ったりヨガをしたりすることができるようになり、ジムにも再び通い出し、エネルギーは常に安定しており、眠りも深くなった。毎朝、彼の健康法を行うたびに、私は微笑んで『アンソニー、この健康の贈り物をありがとう』と呟いている。

――ロバート・ウィズダム／俳優。主な出演作品ドラマ『エイリアニスト』、『フレークド』、『ローズウッド～マイアミ私立検視ラボ』、『ナッシュビル』、『THE WIRE／ザ・ワイヤー』、映画『Ray／レイ』。

この混乱の時代、健康分野でどんどん新しい情報が出てくる中で、私が頼りにするのはアンソニーが提供してくれる深い真実の情報である。彼の奇跡とも言える素晴らしい才能は、何よりも明確である。

――パティ・スタンガー／リアリティ番組『ミリオン・ダラー・マッチメイカー』ホスト。

私は自分や家族の健康のためにアンソニーを頼りにしている。医者に何もできない時でさえ、彼には問題の原因や健康を回復するための方法がわかっている。

――チェルシー・フィールド／俳優。主な出演作品はドラマ『ＮＣＩＳ：ニューオーリンズ』、『Secrets and Lies』、『WITHOUT A TRACE／ＦＢＩ失踪者を追え』、映画『ラスト・ボーイスカウト』。

アンソニー・ウィリアムは、私たちの体や自らに対する理解を格段に深めるきっかけを現代医療にもたらしてくれた。アンソニーの仕事は病の治療における新しいフロンティアの一部であり、豊かな思いやりと愛を持って彼はそれに従事している。

――マリアン・ウィリアムソン／『ニューヨーク・タイムズ』ベストセラー1位『Healing the Soul of America』、『The Age of Miracles』、『愛への帰還――光への道「奇蹟の学習コース」』の著者。

アンソニー・ウィリアムは寛大で思いやりのある指導者だ。彼は病からの回復を模索している人々を助けることに人生を捧げている。

——ガブリエル・バーンスティン／『ニューヨーク・タイムズ』ベストセラー1位『The Universe Has Your Back』、『Judgment Detox』、『どんなときでも、小さな奇跡は起こせる』の著者。

本当に効果のある情報。アンソニー・ウィリアムが世の中のためにしてきた計り知れない貢献を考えると、この言葉が思い浮かぶ。何年間も病気やブレインフォグ、疲労感で苦しんできた古い友人を彼が助けるのを目の当たりにしたことで、私はこのことを何より明らかに知ることができた。友人は数え切れないほどの医者やヒーラーに助けを求め、様々な健康法を試したが、何も彼女を助けることはできなかった。アンソニーに出会うまでは。しかし彼のアドバイスに従うと、驚くほど効果があった。癒しを求めるすべての人にアンソニーの著書や講演会、診断を受けることをお薦めしたい。

——ニック・オートナー／『ニューヨーク・タイムズ』ベストセラー『The Tapping Solution for Manifesting Your Greatest Self』、『タッピング・ソリューション：ストレス・フリー 1分間の奇跡』の著者。

神秘的な才能というものは、道徳的な誠実さと愛が伴って初めて完全なものとなる。アンソニー・ウィリアムは癒しそのものの人柄や、神から贈られた才能、道徳心を兼ね備えている。彼は本物のヒーラーで、学ぶ努力を怠らず、そうして得た情報を世の人々のために提供してくれる。

——ダニエル・ラポルテ／ベストセラー『White Hot Truth』、『The Desire Map』の著者。

アンソニーは予言者であり、癒しの賢者である。その才能は並外れており、彼のアドバイスのおかげで私は何年も苦しんできた健康問題に正確に対処でき、それを解消するに至った。

——クリス・カー／『ニューヨーク・タイムズ』ベストセラー『Crazy Sexy Juice』や『Crazy Sexy Kitchen』、

『Crazy Sexy Diet』の著者。

アンソニーが自信という薬を見事にたっぷりと私に注入した12時間後、昨年から続いていた耳鳴りが治まり始めた。今後前進して行くために彼が与えてくれた洞察に対し、驚きと感謝と喜びでいっぱいである。

——マイク・ドゥーリー／『ニューヨーク・タイムズ』ベストセラー『Infinite Possibilities』著者。宇宙からのメッセージを翻訳した『宇宙からの手紙』も好評を博している。

アンソニー・ウィリアムが推奨する健康増進のための自然療法はすべて効果がある。私の娘が試したところ、彼女の健康は驚くほど改善した。自然の材料を使うアンソニーのアプローチは、体を癒す効果に何よりも優れた手段である。

——マーティン・D・シャフィロフ／WealthManagement.com サイトによる米国ブローカー・ランキング1位、および投資情報誌バロンズによる資産運用顧問ランキング1位獲得経験のある投資顧問。

病気予防と治療に関するアンソニー・ウィリアムの貴重なアドバイスは、現存する他のものより何年も進んでいる。

——リチャード・ソラゾ医学博士／腫瘍学、血液学、栄養学、アンチエイジングの分野で活躍するニューヨーク州公認医。アンチエイジング専門家。『Balance Your Health』著者。

アンソニー・ウィリアムは現代のエドガー・ケイシーである。類まれな精度と知識で人の体の状態を読み取ることで、非常に腕の良い西洋医学と代替医療の医者にも不可解な病の真の原因をアンソニーは特定することができる。彼が提供するアドバイスは実用的かつ核心を突いており、21世紀でもっとも優れた能力を持つヒーラーだと言える。

——アン・ルイーズ・ジトルマン／『ニューヨーク・タイムズ』ベストセラー作家であり、健康と癒しに関する著書は30冊以上。有名な「ファットフラッシュ・デトックス&ヒーリング・プラン」創始者。

ハリウッドのビジネスウーマンとして、私は価値について熟知している。アンソニーの顧客には、いわゆるミステリー病を治すために、アンソニーに出会う前に100万ドル以上を費やした人もいる。

——ナンシー・チェンバーズ／ドラマ『JAG』出演、ハリウッド映画プロデューサー、起業家。

アンソニーの霊視を受けた際、私の体に関する自分しか知らない事柄を彼は正確に言い当てた。この親切で優しく、ユーモアのセンスがありながら控えめで、非常に寛大な人、同時に私たちの常識を覆す能力を有する類まれな才能に恵まれ、別世界から来たような人に、自分自身ミディアムである私でさえ大きなショックを受けた。彼は真に現代のエドガー・ケイシーであり、彼が現代に存在していることは私たちにとって素晴らしい恵みである。私たちは自分で理解している以上の存在だということをアンソニー・ウィリアムは証明してくれる。

——コレット・バロン＝リード／ベストセラー『Uncharted』の著者であり、TV番組『Messages from Spirit』のホスト。

量子力学者なら誰でも、私たちがいまだ理解できない事象が宇宙には存在することを知っている。アンソニーもそれらを理解していると心から感じる。彼はもっとも効果的な癒しの方法に直感的にアクセスする驚くべき能力を持っている。

——キャロライン・リーヴィット／作家。代表作に『ニューヨーク・タイムズ』ベストセラー『The Kids' Family Tree Book』、『Cruel Beautiful World』、『Is This Tomorrow』、『Pictures of You』等がある。

【編注】

本書の医学的な記述については著者の意図を汲み、忠実に訳しましたが、必ずしもすべてが科学的に証明されたものではないことをご理解、ご了承ください。特に、聖霊《スピリット》しか知らない概念、病名等については、現代医学の用語として存在しないものもあり、医学用語の造語法に準じるなどして表しています。

また、本書に記載されている情報は、聖霊《スピリット》から著者にもたらされたものであり、医師による診断やアドバイスに代わるものではありません。本書のみに頼って自己診断はせず、まずは専門家の診断とアドバイスを受けてください。

健康問題で苦しんできた世界の何十億もの人々へ。本書はあなた方のために書きました。誠実に話を聞いてもらうこと、真剣に受けとめてもらうこと、そして病から回復する自由を与えられることはあなたの権利なのです。

——メディカル・ミディアム、アンソニー・ウィリアム

セロリジュースは地球上に生きる私たちに差し出された道しるべであり、答えを見つけることを諦めてしまった人々に対する〝答え〟です。

——メディカル・ミディアム、アンソニー・ウィリアム

メディカル・ミディアム――セロリジュース　目次

✣レシピ材料の計量について✣

〈ご注意ください〉
アメリカ（本書）と日本の「カップ」は
分量が異なります。

レシピ再現にあたり、計量しやすさを重視し、材料の分量は日本の標準単位に換算して表記しています。カップについては、原書のまま「カップ」と表記していますが、規格がアメリカと日本では異なり、日本では１カップは 200ml、アメリカでは１カップは 236.59ml（本書では 240ml で換算）です。

※アメリカ規格の計量カップは日本でも購入可能です。

詳しい換算方法は巻末の参考資料**〈単位換算表〉**を参照してください。

あなたは〝あなた自身の健康を最もよく理解している専門家〟であり、あなたが健康を取り戻した体験には大きな意味があります。あなたの体験談はあなたが思う以上に役立ちます。今この瞬間、どこかで誰かがあなたの話を聞くのを待っているのです。それを聞けば、彼らは本書にある人生を変える〝薬〟について知ることができるのですから。

――メディカル・ミディアム、アンソニー・ウィリアム

第1章　なぜ「セロリジュース」なのか？

セロリジュースは今、何百万もの人々が健康を取り戻すのを助けています。

「本当に？　セロリジュースが？」

「セロリジュース」の噂を耳にしていなくても、あるいは耳にしていたとしても、あなたはそう思うかもしれませんが、これは本当です。

「うちの冷蔵庫でしなびかけている、あの何の変哲もない野菜が役に立つだって？」

その通り。誰も目にとめず、過小評価され、ほとんど使われていないあのハーブ（そう、セロリはハーブです）、たまにツナサラダに入っていたり、料理の詰め物に混ざっていたり、アンツ・オン・ア・ログ（丸太に見立てたセロリにピーナツバターを塗り、上にアリに見立てたレーズンを並べたおやつ）にして食べたりするあのハーブは、生活に正しく取り入れさえすれば、実は誰が考えているよりも素晴らしいパワーを発揮する可能性を秘めているのです。

私は何十年もセロリジュースを比類のない癒しの万能薬として人々に勧めてきました。健康問題を抱えた人であれ、活力と輝きを取り戻したい人であれ、セロリジュースは一つの答えでした。私はずっと、セロリジュースのおかげで人々の人生が好転するのを目の当たりにしてきました。

最初の健康に関する著書である『メディカル・ミディアム――医療霊媒』（ナチュラルスピリット刊）を通して、私はセロリジュースをよりたくさんの人々に広め始めました（それ以降に著したすべての書籍でもセロリジュースを取り上げました）。セロリジュースは万能なので、いかなる疾患にも効果を表します。そして今、メディカル・ミディアム（医療霊媒）の健康法の実践者たちが、この癒しの方法を広めることを自らの任務だと受けとめていることに私は驚いています。セロリジュースを実際に試してみて、その効果を実感した世界中の実践者たちは、セロリジュースに関する情報を広め、効果を証言しています。何万人もが、ビフォー、アフターの写真をＳＮＳに投稿し、肌荒れが治ったことや、目の輝きが増したこと、丈夫になったことや活力を取り戻したことを証言しており、人々を驚かせています。それらの体験談には、「セロリジュースが命を救ってくれた」というものまであり、まさに圧倒されます。かつて苦しみの中に生きていた人々が健康を取り戻し、友人や家族にその経験を惜しみなくシェアしているのです。そのような運動（ムーブメント）が今、始まりつつあるのです。

セロリジュースが人々の注目を集める様子を見て、これは一時の流行で、そのうちに消え去るのでは、と思うかもしれません。でも安心してください。これは一時の流行りではありません。セロリジュースが流行り始めたのは、他のトレンディな健康法のように資金提供を受けたからではなく、人々の健康回復に実際に効果があるからです。セロリジュースは私が人々に推奨し始めた頃に比べ、現在ではさらに有益で重要な存在となりました。今後数十年先には、さらに不可欠なものになるでしょう。本書を数年後に再び読んだとしても、その時代でさえ役立つ真の健康回復の情報が書かれていることを実感するでしょう。食や栄養に関する理論はどんどん変わっても、セロリジュースを飲むことは決して時代遅れになりません。それはいかなる時代であっても、健康と活力を維持するための非常に重要な生活習慣なのです。他の流行りの健康法が一時的に過熱し、すぐに廃れていくのは、そもそもそれらが〝本当の答え〟ではないからです。しかしセロリジュースは違います。セロリジュースは永遠に続く真の答えです。

セロリジュース療法のはじまり

初めてセロリジュースを人に勧めるよう私が聖霊《スピリット》に促されたのは、１９７５年のことです。家族が階段から落ち、腰にケガを負ったのですが、その炎症を鎮めることが目的でした。当時は、「セロリジュース療法」など誰も聞いたことがありませんでした。さらに１９７７年に家族ぐるみで付き合っていた友人が重症の胃酸逆流に苦しんでいたときに、セロリジュースを勧めたこともはっきりと憶えています。

13、14歳になる頃には、私は地元のスーパーで商品の補充係として働いていました。そこで私は、頼まれれば客の健康相談に乗り、その人たちを生鮮食品売り場まで案内しては症状や病気に合わせて必要なものを選んでいました。もっと効果的に人の役に立てないだろうか、と上司に相談されたので、私は「そうですね、ジューサーがあれば助かります」と答えたところ、上司はジューサーを購入してくれました。

関節炎や痛風、糖尿病、胃腸障害などの症状がある客から相談を受けた場合、必要であれば、私は生鮮食品売り場でセロリを一株掴み、洗ってジューサーにかけ、何も加えずストレートのまま大きなコップに注いでその客に渡しました。常にマジックナンバーである「16オンス（４８０ml）分」のジュースを作り、この「ハーブ薬」を売り場通路ですぐに飲んでもらいました。セロリに対して過敏症のある人は数口《くち》飲んでもらったあと、買い物をしながら、さらに五、六口《くち》ゆっくりと飲み、帰りの車の中で、あるいは帰宅後に飲み終えるように指示しました。上司はレジ係に、ジュース一杯につきセロリ一株分の代金だけを請求するよう伝えました。客の中にはセロリジュースを飲んで店をあとにする頃には、すでに様々な症状が改善しているのを感じる人もいました。

私は、「何か甘味を加えてもらえませんか」という質問も何度も受けました。当時は野菜や果物を搾《しぼ》ってジュースを作ること自体、聞いたことのある人は少なく、新鮮な野菜だけのジュース、なかでもセロリだけのジュースという概念には馴染みがなかったのです。皆、ニンジンやリンゴ、ビーツなどを加えて味を変えたがりましたが、私はいつもこう答えました。「そうすると効果がなくなってしまうのです。セロリの癒しのメカニズムである〝ナトリウム・クラスター・ソルト（sodium cluster salts）〟の働きを邪魔してしまうからです」（これについてはのちほど詳細に解説します）。

ときには親が子供にジュースを飲ませることもありました。子供が咳《せき》をしていれば、私が作ったセロリジュースを母親がその子に飲ませました。そういった親たちはセロリジュースが効果を発揮するのを実際に見たり、体験したことがあったので、私を信頼していたのです。セロリジュースは子供にもとても効果がありました。甘いものの食べ過ぎでぐずっている子供にも、私はセロリジュースを作り、その子供に飲ませるよう親にアドバイスしました。飲むとすぐに子供は落ち着き、機嫌が良くなります。セロリジュースは血糖値の急激な上昇・下降により精神が不安定になっている場合にも、驚くべき安定剤の役目を果たすからです。

私はジューサーを洗い、さらにセロリジュースを作るために、いつも店中を行ったり来たりしていました。客の健康相談を受けることにも時間が取られていたので、商品補充という私の担当業務は他の人が代わるよう、上司が取り計らってくれました。上司は、それまでこんなに多くのセロリを生鮮食品売り場に仕入れたことは一度もないと喜んでいました。

数年後、私はアメリカ国内の様々な健康食品店で講演を行うようになりました。参加者が50～500人集まる中、セロリジュースに何も加えず飲むことの素晴らしい効能について話すのです。1990年代、ジューサーが家庭にある人は滅多にいなかったので、私は小さくカットしたセロリをミキサーにかけて液状にし、それを濾《こ》してジュースにする方法を教えました。ジューサーもミキサーもないという人には、セロリを噛んで汁を飲み、残りカスは吐き出すようにアドバイスしました。セロリジュースを飲むことと同じではありませんが、それなりに効能はあります。その場合は、顎が疲れるのを避けるため、一度にではなく一日を通して数回に分けてセロリを噛むことを勧めました。

私がセロリジュースについて話すと、人々はしばしば唖然《あぜん》としました。セロリはジュースの材料として一般的ではなかったからです。当時、人々は大抵ビーツやニンジン、リンゴ、ときにはキュウリでジュースを作っていました。たまにそこにセロリを少し加えたものを飲むことはありましたが、〝セロリだけのジュース〟と聞いて人々は混乱しました。おいしそうに思えなかったからです。

ただ、サラダやスープに使われる野菜ということで、セロリはヘルシーだという認識はありました。おばあちゃんがよく作ってくれたセロリとニンジンで出汁を取った滋養たっぷりのスープを飲んだことがある、と言う人がいました。遠い昔、セロリが薬として使われていたと聞いたことがあると言う人もいました。ただ、世界の様々な地域で歴史的にセロリが利用されてきたという話に出てくるのは大抵「根セロリ」で、茎の部分を食べるために栽培されるセロリとはまったく別の植物です。つまり根セロリとセロリは同じ科に属しながらも種類の異なる植物なのです。根セロリは見た目がカブに似ており、その栄養は加熱することによって人体が利用できるようになるため、ジュースにするのは望ましくありません。根セロリは生では消化が難しく、加熱してもセロリやセロリジュースのような効能はありません。

セロリに対してこのように人々は様々な想いをもっていましたが、現実にはセロリに取り立てて注意を払う人など皆無で、私が推奨し始めたセロリジュースという概念は皆、思いもよらないものでした。セロリとセロリジュースは完全に異なるもので、それぞれの持つ価値も違います。搾《しぼ》りたてのセロリジュースが病気治療に用いられたことはそれまでなく、しかもこれほどの量が飲まれることもありませんでした。セロリを一株ジュースにした人がいたとしたら、きっとそれは冷蔵庫でしなびかけていたセロリを見つけ、完全に傷んでしまわないうちに早く使う必要があったからでしょう。それに多分そのジュースにはニンジンかリンゴも加えられたはずです。

ですから、私がセロリジュースを人々に勧めると、懐疑的な目で見られることが往々にしてありました。よくあったのは「セロリ……ジュースですか⁉」という反応でした。セロリはスティック状にしてディップを付けるか、料理の具材の一つとして食べるのが一番だと人々は完全に思い込んでいたため、混ざり気のないシンプルなセロリジュースが持つ癒しの力を理解してもらうのはほとんど不可能でした。医者やその他の医療従事者は取り合ってもくれませんでした。

一方、私の話を真剣に聞いて実践した人々の結果は目を見張るほどでした。私は遠方まで赴き、家族経営の小規模な、または大型の健康食品店、さらには小さな劇場や教会の地下室に至るあらゆる場所で、セロリジュースの作り方を教え続け、あらゆる病気を癒すセロリジュースの力や、『メディカル・ミディアム』の書籍シリーズで取り上げている情報を広めました。

１９９０年代初期に、セロリをミキサーにかけてから濾《こ》してジュースを作る方法を実演し、その効能に関する、まるで論文のような内容を伝えたある講演のあと、20代後半の若い女性が話しかけてきました。

「私は依存症に苦しんでいます」と彼女は言いました。「あらゆるものに対する中毒です。依存症になりやすいタチなのです」

「だったら毎日セロリジュースを９６０mlほど飲んでください」と私は彼女に言いました。

１カ月後、同じ健康食品店を新たな講演のために訪れました。80ないし90人の参加者の中から、例の若い女性が再び私に近づいてきました。「私のこと覚えていますか？」と彼女は尋ねます。

「依存症に苦しんでいましたね。調子はいかがですか」と私は言いました。

「あなたのおかげで依存症は治りました」と彼女は答えました。

「私のおかげ？」

「はい。セロリジュースを飲むようにアドバイスしてくれましたよね」と女性は言います。

「セロリジュースであなたの依存症が治ったのですね。だからと言って飲むのをやめないでくださいね」と私は伝えました。

「これまで人生で１カ月として苦しまずにいられたことはありませんでした。幼い子供の頃からです。もうセロリジュースを手放すことはできません」と彼女は最後に言いました。

長年の経験を経て、セロリジュースには悪循環を断つ特別な力があることを私は発見しました。依存の対象がケーキやクッキー、ポテトチップスなどの具体的な食べ物であれ、過食であれ、麻薬、処方薬、怒り、喫煙、その他のいかなるものであれ、まず鬱《うつ》症状から始まることがよくあります。そうでなかったとしても、依存症によって鬱病になってしまうこともあります。ある行動の引き金となった思考や感情、そしてある思考や感情の引き金となった行動は、もはや止めることが不可能だと感じられるかもしれません。しかし、セロリジュースはその悪循環を断ち切り、依存症や不安神経症、鬱を一気に改善し、その人が足場をしっかりと再建するのに役立つのです。

しかし、疑り深い人は常に存在します。そのような講演会では、「セロリだって？　ばかばかしい。セロリなんて何の役にも立たないさ」と思っているような顔付きの人もよくいました。笑い飛ばす人もいました（いまだにそういう人はいますが、多くの人々がセロリジュースによって健康になった体験を公言するようになってからは、笑って片付けるのが難しくなってきました）。講演を聴きに来たり、私のオフィスを訪れたりする人の中には、これまで飲んでいたニンジンジュースや処方薬をやめてセロリジュースを飲む、という考えを好まない人もいました。

一方で柔軟な人々もいました。「私はとても具合が悪く地獄の苦しみを味わってきました。今日ここに来ることさえ非常に苦労しました。本当に辛くてあなたの前にこうして立っていることもままなりません」と私に語るような人々です。現在でも当時と変わらないのは、病気になった人は以前ならやろうとしなかったことでも、健康を取り戻すためなら何でもやってみようと思う、ということです。

「これまでどのようなことを試してみましたか」と私は尋ねます。

「あらゆることをやってみましたが、何も効果がありませんでした。でもこれからも何でも試してみるつもりです」とそのような人々は答えます。

そこで私はセロリジュースを勧めるのです。

「セロリジュースですね」と彼らは勇敢にも受け入れます。「効果があるようにも思えないし、まずそうだけれど、やってみます」

健康を取り戻したいという欲求はとても強いので、人は、本当に効果のある療法を求めて、自分のいかなる常識の壁をも取り壊し、従来の方法以外のやり方や代替医療でさえ試そうと思うのです。そしてセロリジュースを実際に試した人々は、計り知れないほどの効果を実感します。本書にあるガイドラインに従い、空腹時に480mlのセロリジュースを飲むことを日課にした人々は、その健康効果に驚きました。ようやく彼らの症状は改善し始め、予想以上の素晴らしい健康を手に入れたのです。

私は何年も人々にこの秘密の健康法を勧めてきました。1990年代後半までに、セロリジュースが何千人という人々を助けるのを私は目の当たりにしました。それまでに、セロリジュースが改善できなかった症状や病状、疾患等は一つもありません。セロリジュースはそれほど頼りになる存在になったのです。

その後何年も、私はセロリジュースを推奨し続けてきました。同時に、メディカル・ミディアムの実践者コミュニティ［編注：実践者がインターネットなどで情報の共有などを行う場］も築かれつつあります。家庭用ジューサーやジューススタンドも一般的になり、セロリジュースを飲むことがより簡単になりました。私が子供の頃にセロリジュースを推奨し始めた時代から、拙著を出版し始めた２０１５年までに、何十万もの人々に健康に関するアドバイスを提供し、セロリジュースが大勢の健康回復の基盤としての役割を担うのを見てきました。

『メディカル・ミディアム』シリーズが出版されると、コミュニティのメンバーにも新しい波が訪れました（セロリジュースは常に私が人々に勧めてきた本当に効果のある療法だったので、シリーズのすべての巻で取り上げました。それほどに万能で重要なのです）。テクノロジーの進化のおかげで、読者はセロリジュースを試し、効果を感じると、インターネット上でその体験を公開して多くの人とつながり、励まし合うことができるようになりました。そうやってセロリジュース療法を試し、その体験をネット上でシェアする人々が増えるとともに、セロリジュース運動は勢いを増していきました。

　そして世界中でさらに多くの人々がジューススタンドを訪れてはセロリジュースを注文するようになったのです。「セロリだけのジュースですか？」――ジューススタンドの店員には理由《わけ》がわかりませんでした。店員は毎日何時間も、何年にもわたっていろいろなジュースを作ってきましたが、そんなジュースの注文を受けたことはなく、なぜ人々がそのようなジュースを飲みたがるのか理解できませんでした。食料品店では、家庭でセロリジュースを作る人々が買い占めたためにセロリが品切れになりました。生鮮食品売り場の店員も、急にセロリが売れるようになったことに驚きました。セロリジュースの効果が次から次へと証明されたため、その需要も高まり続けたのです。

　セロリジュースはとうとう人気の健康法になりました。理由は単に「効果がある」からです。ジュースタンドのメニューにも加わり、多くの記事にも取り上げられました。しかし、セロリジュースから効果を得る人々が増えるのは嬉しいことですが、注目が集まるにつれ、誤った情報も出回るようになりました。セロリジュースについて理解しようと、正確なアドバイスを求めている人々にとって、この状況は混乱をもたらすものでした。

本書では、セロリジュースの本来の明確なガイドラインを解説し、できる限り多くの疑問に答えられるよう、これまでに開示されてきた範囲を超えてセロリジュースの癒しの効果をお話しします。読者の皆さんが明確な理解と確信をもって前進できることを願って。

セロリの見方を変える

セロリジュースの驚くべき効能と、それを最大限に引き出すための重要なガイドラインについて解説する前に、セロリそのものについて話す必要があります。セロリはそれほど人気があるわけではありませんが、役立つ存在だとは思われていないます。ピーナツバターを塗り、レーズンを散らして食べるのに最適ですし、エッグサラダに混ぜると歯ごたえが増します。スープの出汁を取るのにも、バッファロー・ウイングやカクテルのブラッディー・メアリーの飾りつけにもぴったりです。モデルが体重コントロールのためにセロリを食べるというのを聞いたことがあるかもしれません。セロリはカロリーが低く、おばあちゃんの家でセロリが入った野菜スープを食べる機会に恵まれた人は、セロリは滋養も豊富だと実感しているので、ヘルシーだと思っていることでしょう。しかし、もしあなたが地球上にある次なる優れた万能薬を見つけるミッションを与えられたなら、おそらくあなたは、セロリなんて頭の片隅にも浮かばず、ジャングルへ向かうことでしょう。セロリがこの地球に存在する驚くべき癒しの源の一つであるにもかかわらず……。

セロリジュースがそれほどの効力を持つとは信じがたい、というのは理解できます。食料品店で数えきれないほど何度も目もくれずに通り過ぎたあの何の変哲もない緑の株。一度に1、2本しかいらないので、いつも使い切れないあの野菜。なぜそんなものが知られざるスーパーフードだなんていうことがあり得るのでしょうか。しかし本当に、セロリは知られざる奇跡の食べ物なのです。あなたがセロリを控え目な脇役の食材だという目でしか見なくても、セロリの真の性質と効能を理解しなくても、セロリジュースはあなたの役に立つはずです。問題は、皆、すぐに諦めてしまうことなのです。もしセロリジュースに十分なチャンスを与えてやらなかったら、どうやってあなたを助けられるでしょう。セロリには効力がありそうもないと言って真剣に捉えなければ、健康へつながる道から外れることになります。セロリなんてなくてもかまわない、どうせツナサラダに少しだけ混ざっているだけの存在だ、と思うならば、あなたは貴重なチャンスを逃すことになるのです。

セロリジュースを1度や2度だけでなく、継続して飲み続けることでその恩恵にあずかることができる理由を知りたければ、セロリを新たな角度から見る必要があります。セロリには真の可能性があり、私たちが健康を手に入れる上で役立つ力があることを理解しなくてはなりません。セロリに敬意を払わないことは、自らの健康増進への道を蔑《ないがし》ろにすることと同じです。私たちは自らと他人に対して敬意を持つように教えられてきました。それはこの世で生きる上で大切なことの一つだからです。同様に私たちはこの健康の源である奇跡のハーブに対して最高の敬意を払うべきです。というのは、それが「私は健康になりたい」、「私の愛する人に健康を取り戻してほしい」と意思表示していることに他ならないからです。

自分が健康だと思っている人はセロリジュースを疑いたくなるかもしれません。ただし、もしあなたが自分の人生にはセロリジュースは必要ないと感じても、少なくともセロリジュースを飲んで健康を取り戻した人の話には敬意を払ってください。病気に苦しみ、セロリジュースによって文字通り命を救われた人の気持ちを考えてください。ただのジュースじゃないか、という考えに陥らないでください。セロリジュースのおかげで健康を取り戻した慢性疾患に苦しんでいた人々のことを、あるいはそのおかげで自分の子供や家族、友人が救われたという人々のことを考えてください。ひどい皮膚病や深刻な偏頭《へんず》痛《つう》、人生を楽しむことを妨げるほどの悲惨な疲労・倦怠感から回復するための方法の一つとしてセロリジュースを利用した人々について考えてください。健康を取り戻すためにセロリジュースを利用している人々に対してオープンな心で接してください。

絶対に病気には罹《かか》らない、またはいかなる症状に苦しむこともない、という確証のある人はいません。私たちは生まれたときからすでに毒素や病原体を体の中に持っており、毎日のように新たな毒素や病原体に曝《さら》されています。最高の自分でいよう、良いことを引き寄せよう、というポジティブ思考で努力を維持しても、人生における様々な障害をいつもコントロールできるわけではありません。ときには道に開いた穴に足を取られたり、つまずいたりして転んでケガをすることもあります。どんな場合にも、セロリジュースは私たちが回復する上で最強の味方になるのです。将来、あなたの健康に何か問題が生じても、セロリジュースはいつも待っています。または、今からセロリジュースを飲み始め、問題が生じないよう予防することもできます。病気ではないからといって、あなたが健康であるとは限りません。何年かあとに深刻な病気に罹り、やっとセロリジュースの価値に気づくことになるまで待つ必要はありません。そんなことが起こる前に行動すれば、大事に至らずに済みます。病気予防のために、心身の健康を維持するために、また本来のあなた自身でいるために、今からセロリジュースを役立てることができます。今日から毎日セロリジュースを飲めば、大切な人生の時間を増やすことができます。セロリジュースは最強で最高の自分を実現するための素晴らしい手段の一つです。セロリジュースにチャンスを与えれば、それはこれまでに経験したことのないほどの力をあなたに与えてくれるはずです。

健康を取り戻すのを何よりも助けてくれるあの威風堂々とした植物は、わざわざジャングルの奥地まで行かなければ見つからないというものではありません。それはすでにあなたの目の前にあります。セロリは食料品店の棚で忍耐強く、日の目を見る時を待ち望んでいる、その役目を果たすことを待ち望んでいる奇跡の存在です。ただ認められ、何も加えずにジュースにされ、空腹時に飲んでもらう。それだけを望んでいるのです（そして本書で紹介するセロリジュースは、常に混ざり気のないストレートのセロリジュースで、空腹時に飲むべきものだということを覚えておいてください。本書を読み終えるまでには、あなたもその理由を理解するエキスパートになっているはずです）。とうとう、あなたの人生が前進し、豊かになるために役立つセロリジュースの力が認められる時が来たのです。

本書の使い方

本書は慢性的な症状や疾患を根絶するため、また世界的なセロリジュース運動（ムーブメント）の火付け役となるために書かれています。長年、健康問題に苦しんできた何十億もの人々にとって簡単に実行できて大きな効果のある基本的なツールを提供するために、本書は世に出されました。何十億もの人々――それは地球の人口の半分などというものではなく、ほぼ4分の3もの人々が、少なくとも一つのどうしても治らない症状や疾患に苦しんでいることを表していて、このままでは残りの4分の1も何かしらの症状や疾患を患う可能性があります。つまり何か策を講じなければ、まもなく世界の全人口が慢性的な症状や疾患に苦しむことになります。セロリジュースを飲むことはその策であり、健康を取り戻すための手軽な最初のステップなのです。本書はあなたが自らの慢性的な症状や疾患を覆し、愛する人友人や家族を病《やまい》から守り、病から回復するチャンスを与えるために、セロリジュースに関するあらゆる疑問に答えます。

まず、次の第2章でセロリジュースの効能について説明します。セロリジュースの価値とその理由がここで明らかになります。そこでは病原体と闘うナトリウム・クラスター・ソルトや胃腸の働きを助ける消化酵素、内分泌系のバランスを整える植物性ホルモン、免疫力を高めるビタミンCなどに関して解説しています。セロリジュースの効能について知ると、さらに飲み続けたくなるでしょう。体が必要とするものや健康が回復するメカニズムを理解すると、癒しのプロセスがさらに活性化されます。

もしあなたが何らかの症状や病、その他の健康問題に苦しんでいるとしたら、第3章「症状や病状の緩和」を特に興味深く感じることでしょう。そこでは何十種類もの健康問題の真の原因と、セロリジュースがその一つ一つを解消するのに具体的にどう役立つのかを説明しています。私がいつも言うように、あなたの足かせになっているものの正体を知ることは、それを取り除くための重要なカギになるのです。

第4章「セロリジュースの効能を得るために」ではセロリジュースの作り方の手順や飲むべき量（子供の年齢に応じた量のガイドラインを含む）、また、飲むタイミングについて紹介しています。例えば、ショットグラス一杯分ほどのセロリジュースをときどき飲むというのはいくらかの効果はありますが、目に見える健康上の変化は得られない、といった内容です。ほとんどの人は体に膨大な量の毒素が溜まっているため、時折少量のセロリジュースを飲むだけではあまり意味がありません。タイミングや量に関する正確なガイドラインが必要であり、それが4章にあります。また、運動をする場合やサプリメントを摂取する場合のセロリジュースの摂り方、ジューサーの選び方、妊娠中や授乳期に飲む場合の安全性、セロリの効能を引き出すために繊維を取り除く理由、空腹時に飲むことが大切である理由など、アドバイスや疑問への回答も山ほど紹介しています。本章には非常に重要な情報が詰まっているため、何度も読み返すことをお勧めします。

第5章「セロリジュース・デトックス」ではセロリジュースによるデトックスについてお話しします。セロリジュースの効能を引き出す正しい飲み方を知りたいと思っているなら、5章で紹介されている毎日のステップを行うとセロリジュースがさらに効果を発揮します。このデトックス法はシリーズの『Liver Rescue（肝臓の癒し）』（ナチュラルスピリットより刊行予定）にある肝臓のための朝の食事法をもとに考えられています。

第6章「健康状態の改善とデトックス反応」ではセロリジュースの効果が感じられるまでの時間や、それが作用している間に体に出る影響に関する疑問に答えています。この分野には誤解が多いため、セロリジュースに対する体の反応の解釈の仕方を理解しておくことが重要です。特にセロリジュースを初めて飲む人は、それが病原体を殺し、体の各系統を浄化することにより、好転反応を経験するかもしれません。具体的には、不快な味覚が生じたり、体臭が増したり、頻尿になったり、というようなことが起こります。好転反応が起きている最中、体内では〝癒し〟が起きています（好転反応が起こらなくても同じです）。第6章は癒しのプロセスの理解を促し、そのプロセス全体を通してサポートする内容になっています。

第7章「噂、懸念、誤った通説」では、このタイトルが示す内容そのものを取り上げます。セロリジュース運動は「純粋な決意」の象徴でもあります。これが人気を博したのは、人々が、セロリジュースに助けられた感謝の気持ちを込めて、セロリジュースを周りに広めることを決意したからです。結果が出たことがセロリジュースが流行している理由です。一方、資金援助によって裏付けられた流行りの健康法から恩恵を受けている人々は、セロリジュースを脅威に感じているでしょう。セロリジュースの流行を素直に信じられない疑り深い人もいます。そのため、セロリジュースに対する疑念や誤った情報が出てきました。本章はそのようなことに対する直接的な答えを提供します。安心してセロリジュースを飲み続けたい、または周りからセロリジュースに関する質問をされたときに答えられる準備をしておきたい、と感じている人にとっては、7章にその答えがあります。

あなたが取り入れている食事法が低炭水化物、高脂肪、高タンパク質の食事、ヴィーガン、植物性食、ケトン食［編注：摂取エネルギーの大部分を脂肪で摂るという食事療法］、パレオ食［編注：動物性タンパク質を中心に摂取し、穀類や糖質を避ける食事療法］であれ、あるいは実践している健康法がアーユルヴェーダ、漢方療法、西洋医療、代替医療、機能性医学であっても、セロリジュースはそこに追加することが可能であり、生活の一部にするべきものです。長期にわたって飲み続けると、より素晴らしい結果を得られるでしょう。さらに健康になりたいと感じる人は、第8章「健康を取り戻すためのさらなるアドバイス」にたくさんのアイデアが紹介されています。セロリジュースは健康回復のためのスタート地点を照らし、病に苦しむ人がはじめの一歩を踏み出すのを助ける素晴らしい灯台となります。世の中の流行はたくさんありますが、セロリジュースほどパワフルかつ速やかに問題の根に作用し、結果を出す健康法は存在しません。10年、15年、20年も病気が治らなかった人が、セロリジュースを飲んで初めて回復し始めることもあります。セロリジュースはあなたに安定をもたらし、癒しの道へと導いてくれる唯一無二のツールです。セロリジュースをもたらした根源（聖霊《スピリット》）はどんなものより本物で、より効率的に健康になることを可能にする知恵を持っているのです。

しかし、セロリジュースに注目が集まるにつれ、ますます混乱も生じています。健康を取り戻すために必要な知恵――理論や一時の流行でない真の健康の原則――は、セロリジュース療法は〝自分たちの功績だ〟と主張する筋の出現により、しばしば混迷の渦に巻き込まれるようになりました。

これは、病気と診断され、他に良くなる方法はないものかと必死に探している母親、父親、子供、大学生、社会人、高齢者など、あらゆる人々にひどい混乱をもたらします。癒され、健康を完全に取り戻すことを望んでいるのであれば、セロリジュース療法を実践する傍ら、その情報源（聖霊《スピリット》）が提供する有益な情報をさらに深く知る必要があります。第8章はそのための章です。セロリジュース運動も同じ慈悲《コンパッション》の聖霊《スピリット》が主導していることを理解し、さらに、その運動を補う同じ源からもたらされる他の様々な癒しの情報を知ることはとても大切です。

セロリやセロリジュースが常に手に入るわけではないことも私は知っています。畑が嵐に見舞われたり、旅行中でジューサーが手元になく、新鮮なセロリジュースを作ってくれる店も近くになかったり、ということもあり得ます。第9章「セロリジュースの代わりになるもの」では、そのような緊急時にセロリジュースの代わりになるものをいくつか紹介します。

最後に、セロリジュースが最高の癒しの手段だという証拠はどこにあるのかと訝《いぶか》っているのであれば、第10章「癒しの運動《ムーブメント》」で私がどこから情報を得ているのかについて説明しています。セロリジュースを飲んで健康を取り戻しつつある世界中の何百万もの人々の経験も証拠の一つです。彼らの経験を聞いたり、公開されている体験談を読んだり、もちろん自分で実践してみたりすることで、セロリジュースの効力の揺るぎない証拠を手に入れることができるでしょう。

勝利に向かって

あなたが今、人生においてどのような状況にあるとしても、セロリジュースは役立ちます。新たな食事法の流行を知ると、すぐにそれに飛びついたり、あるいは制限を設けず、好きなように食べる食事法に戻ったりというように、人々の食事の選択は頻繁に変化します。あなたが食べ物と現在どのような関わり方をしているにせよ、セロリジュースを生活に取り入れることはできます。セロリジュースはどのような信条にもとらわれない、健康のための真の答えなので、いかなる場合においても飲む人を勝利に導いてくれるのです。

セロリジュースを生活に取り入れた人々を見て感じるのは、健康が増進したこと以上に、内部から発せられる光が増している、ということです。セロリジュースそのものが、地球上で私たちに与えられた灯台のような存在で、答えを探すことを諦めてしまった人々への真の答えであるということを覚えておいてください。

セロリジュース療法を始めたばかりの人々を、私は心から歓迎します。すでにセロリジュースのことを周りに広め、導いている人々に対しては、心からの感謝を捧げます。新米であれベテランであれ、本書の読者の皆さん一人一人が、この癒しの運動の大切な一員です。

シリーズ第2作目の『メディカル・ミディアム――人生を変える食べ物』（ナチュラルスピリット刊）の中で、いかなる病に対してもセロリジュースが持つ効能に関して、私はいくらでも話すことができる、セロリジュースは史上最強の癒しの薬だと書きましたが、それは私の心からの言葉です。それが本書という形で具体的に結実しました。本書にはセロリジュースについてこれまで開示されていなかった新しい情報や、読者の皆さんの疑問への回答も満載です。私はあなた方一人一人に対する敬意を込めて本書を書きました。

第2章　セロリジュースの効能と成分

セロリは未知の領域です。十分な研究がなされておらず、毎日セロリを食べることが私たちの健康にもたらす効果が解明されるのはまだ先なので、セロリがどれほど栄養豊富な食べ物であるかをきちんと理解している人がいないのです。

私たちになじみのある「セロリ」そのものの研究が十分されていないのに、つい最近までまったく目立たない存在だった「セロリジュース」が、その力にふさわしい注目を科学の世界から向けられない、というのは想像に難《かた》くないでしょう。科学的な研究はセロリとセロリジュースを同一視する傾向があります。実際にセロリの研究をして、新鮮なセロリジュースがもつ栄養成分を、その結果をもとに表示しさえすれば十分だと思われるかもしれませんが、それは大きな誤りです。セロリジュースは〝ハーブの抽出液〟であり、セロリそのものよりもずっと優れているからです。セロリジュースはセロリとは切り離して研究されるべきで、そうすればその特殊な癒しの力が発見され、世界がそれを知ることとなるでしょう。

この原稿を書いている時点では、「16オンス（480ml）」の搾《しぼ》りたてのセロリジュースを毎日空腹時に飲むことの効能についての厳密な、査読済みの研究はまだなされていませんが、そのような研究が行われる日が来るならば、研究の方法が極めて重要になります。二重盲検《にじゅうもうけん》法［編注：薬の効果を客観的に評価するための試験方法。効果を判定する薬と偽薬を被験者に無作為に与え、また、効果を判断する医師にもいずれの薬であるかを伏せてテストすること］を行う場合、研究者が何を飲ませているのか、被験者も何を飲んでいるかをわからないようにするので、技術者は実験に使うセロリジュースの味や色を添加物を使って偽る可能性があります。そうするとセロリジュースの純度が損われ、その結果、力も失われてしまいます。あるいはそのような問題を回避するため、被験者はセロリのエキスを固めた錠剤を投与されるかもしれませんが、錠剤には搾《しぼ》ったばかりの16オンス（４８０ml）のセロリジュースと同じ効能はありません。万が一、セロリジュースの効能に疑問を投じる研究結果が出されたとしたら、その研究の方法に注目してください。厳しい基準を用い、敬意を持って行われた研究の結果だけが価値があるのです。

現在のところ、耳にしたことのあるセロリに関する研究は、セロリの茎、葉、種、あるいはセロリの粉末を水に溶いた液体を用いて行われています。これらのどれにも、搾《しぼ》ったばかりの新鮮なセロリジュースと同じ効能はありません。さらに、このような研究は人の病を治癒させるという観点から行われてはいません。肉の保存料の材料としてのセロリの研究では、その結果が誤って解釈され、セロリに含まれる硝酸塩が体内で毒性のある亜硝酸塩に変化するという説を生み、人々の不安を煽《あお》っています（しかし第7章「噂、懸念、誤った通説」を読めば安心するでしょう）。このような研究は大抵、齧歯《げっし》類（ネズミなどの小動物）を用います。そして先述したように、セロリの茎一本を実験室で研究したからといって、セロリジュースの研究をしたことにはなりません。それらは同じものではないのです。むしろ天と地の差があります。なかなか〝飲み込めない〟（シャレです）と思いますが、本当なのです。たとえ茎を噛んでも、ジュースを飲むことによって得られるのと同じ栄養素を摂取したり、セロリが本来持っている力を解き放ったりすることはできません。

いつの日か、医科学研究は「セロリジュースのおかげで健康になった」という何百万もの人々に追いつくでしょう。セロリジュースのおかげで、かつてないほど活力とスタミナが溢れていると実感し、慢性や急性の病気から回復し、人生を取り戻したという経験をした人々です。そしていつの日か、医科学の世界はセロリジュースが単なる一時の流行ではないことに気づくでしょう。そのとき初めて、セロリジュースは現代人が健康を取り戻すための重要な手段の一つであると、客観的に理解できるようになるはずです。

それが実現するまでは、医科学の専門家はセロリジュースには問題があるとする理論で人々の不安を煽り続けるでしょう。この世界は時折、少々後戻りすることがあります。科学の探求は賞賛に値するものの、それには人間の能力の限界がつきまとうという事実を忘れてはなりません。科学の探求は人間によってなされるものであり、私たちが理想とする完全に独立した公平なプロセスを踏むわけではありません。科学者は莫大なプレッシャーをかけられています。研究は資金を必要としますが、それはいつも公正かつ公平な提供者から与えられるわけではありません。資金源や利権は研究成果や結果の解釈に影響を与えるのです（詳細は第10章「癒しの運動《ムーブメント》」参照）。

新鮮なセロリジュースを作るのはとても簡単で、誰かに利益が出るものでもないので、利益率の高い他の健康関連商品を脅《おびや》かします。そのため、この流れを自然消滅に導こうと、セロリジュースの問題点を見つけようとする研究に資金を提供する利権団体が出てくるでしょう。病気治癒に本当に効果のある一匹狼のような療法に業界は好意的ではありません（ここで言う一匹狼とは、特許や金融システムに縛られていない、という意味です）。セロリジュースを錠剤にし、瓶に詰めて高額の商品にするのも間違いです。そうは言っても、それを実行する人はいるでしょう。セロリジュースが慢性疾患を患う人々にどのような影響をもたらしているのかを真に理解することなく、セロリジュースやセロリを利用して利益を得ようとする動きがすでに存在します。病気に苦しむ人々が長い間探していた希望と癒しをもたらす答えを手にする権利が、やっと訪れようとしているというのに。

最終的には人々は真実にたどり着くでしょう。このような邪魔が入っても、セロリジュース——加工などをされておらず、混ざり気のない新鮮な本物のセロリジュース——の効果に一点の曇りもないことは、答えを求める人々にはわかります。彼らはいかなる不安も根拠のないものであること、セロリジュースがこれからもずっと奇跡の療法であり続けるということを理解しているのです。

そしてセロリジュースの癒しの効果には具体的な理由があることも理解されるようになるでしょう。効果をもたらすのは、セロリジュースの主要成分で、その成分によってこの世界的な癒しの流れが起きているのです。セロリが健康的な理由はビタミンAとビタミンKを豊富に含むからだと多くの栄養士が言うでしょう。確かに、セロリにはそれらのビタミンが含まれますが、それはすべての野菜やハーブにも言えることです。ただし、セロリ以外のそれらの食べ物を食べても、健康を奇跡的に取り戻す人はいません。栄養成分データだけではセロリというハーブ薬によって人々の人生が好転しつつある理由を説明できず、そのせいで、懐疑的な人たちはこれほどまでに混乱しているのです。セロリジュースの力には、まだ誰も知らない側面があります。まだ解明されていないセロリの力について、セロリジュースの成分を紹介しながら掘り下げていきましょう。

ナトリウム・クラスター・ソルト

ナトリウム、特にセロリに含まれるナトリウム・クラスター・ソルト（sodium cluster salts）（まだ発見されていないナトリウム）に関して本書全体を通して解説しています。ナトリウム（塩分）が原因で健康を害したことがある人は、この名前を聞くだけで不安になるかもしれませんが、セロリが含有するナトリウムは体に良いので安心してください。塩分を控えた食事をしている人がセロリジュースを飲んでも問題はありません。塩分を含む食べ物を食べることとは異なるからです。それが食卓塩でも、あるいはヒマラヤ岩塩やケルト海塩のような、より健康的な塩であったとしてもです。私たちの体はよくある塩を加えた食べ物は好みませんが、セロリジュースが含むナトリウムは自らの〝仲間〟として受け入れます。

セロリジュースはあなたの味方です。実際に、セロリジュースを飲むことで、何年も臓器に溜まっていた結晶化した有毒な塩分が排出されます。セロリジュースを飲み続けている人が血液検査を受けると、ナトリウムの値が高いという結果が出るかもしれませんが、この検査によって検知されるのは、実はセロリジュースがまとめて体から排出しつつあるこの古い毒性のある塩分なのです。あなたがまだ食卓塩を摂取していても、血液検査でナトリウム値が高いという結果が出るかもしれませんが、血液検査はこの二つの違いを検知できるほど精巧にはできていません。

血液検査でセロリジュースが含むナトリウムが検知されることはありますが、私が「マクロ・ナトリウム（macro sodium）」と名付けたものであり、とても健康的で、私たちの体が必要とする一般的な植物性のナトリウムです。マクロ・ナトリウムは本当に体に良く、バランスを整えてくれるため、これが原因で血液検査のナトリウムの値が異常に高くなることはありません。また、原因はセロリジュースが含有するナトリウム・クラスター・ソルトでもありません。そもそも血液検査はナトリウム・クラスター・ソルトを検知する目的でデザインされていません。なぜならナトリウム・クラスター・ソルトはいまだ科学の研究では見つかっていないナトリウムのサブグループの一つだからです。

セロリジュースの有益な成分であるマクロ・ナトリウムによって血液の状態が安定することはあっても、ナトリウム値が上昇することはありません。とは言っても、安定するのに少々時間がかかったり、安定していたものが再び不安定になることもあります。その理由は前述の通り（1）食卓塩は巷《ちまた》に溢れており、容易に摂り過ぎてしまい、それが血液検査の結果に出る、（2）セロリジュースが臓器深くに入り込み、何年も溜まっていた有毒な塩分（ナトリウム）を掻き出すため、血液検査の解釈を誤らせる、というものです。

セロリジュースの有益なナトリウムの複雑な構造は、他の種類のナトリウムより優れていて、働きも役割も異なります。これはナトリウムの中でも唯一、言わばメーカーも型式も異なるようなものであり、神経伝達物質［編注：神経細胞間で情報を伝達する化学物質］の重要な成分、いや、むしろ究極の神経伝達物質そのものなのです。そのため、セロリジュースは地球上最もパワフルな電解質飲料と言えるのです。それよりも優れている、あるいは同等のものは他にありません。

私がナトリウム・クラスター・ソルトと名付けた、セロリジュースが含有するいまだ発見されていないナトリウムのサブグループについて、より詳しく見てみましょう。「ナトリウム」と「ソルト（塩・塩分）」という言葉は同じものを意味すると感じられるかもしれません。しかしこの名前（ナトリウムに〝群れ、塊《かたまり》になる〔クラスター〕〟ソルト）は、それがセロリジュースの中にあるマクロ・ナトリウムの周りに〝群がる〟無機塩類だということを意味しています。つまり、ナトリウム・クラスター・ソルトは、セロリが含むナトリウム元素を取り囲み、それとは独立して別の作用をする化合物の集合体なのです。そして、その全体は太陽系のような規則正しい構造で配置されています。常に活動している生命体であるこれらの集合体の塊の中には微量ミネラル〔編注：生命活動に必要なミネラルだが、体内に保有される量が少ないミネラル〕も存在しますが、ナトリウム・クラスター・ソルト自体に結び付く微量ミネラルもあれば、塊の中にただ浮遊しているだけのものもあります。

これらの塊は私たち人間が利用できる〝情報〟を持っています。これは珍しいことです。というのも、通常、植物は自らのことしか考えないものだからです（人間に多少似ているかもしれませんね）。植物が持つ情報は、主に栄養を摂取し生存するという、生息環境において生命を維持するためのものです。しかしセロリは違います。セロリが持つ情報の一部は人間のため、あるいはセロリを食べる動物のためのものなのです。ナトリウム・クラスター・ソルトもセロリを守ったり、セロリが成長する間、セロリの生命を維持するために存在するわけではありません。ナトリウム・クラスター・ソルトは私たち人間のために存在し、体内に入ると利用可能となる私たちの健康にまつわる情報を備えているのです。それは、セロリという植物（ハーブ）それ自体のもつ情報とセロリが成長する過程で吸収した太陽からの情報、セロリが存在する意味や、セロリを食べる生き物にそれがどのように役立つのかに関する情報、私たち人間の寿命を延ばすという複雑な仕事に関する情報です。たとえ痩せた土壌で育ったセロリにもクラスター・ソルトは存在します。

ナトリウムはすべて同じというわけではありません。海に存在するものであろうと、野菜や土壌、岩石、湖などいかなる場所に存在するものであろうと、すべてのナトリウムは同じナトリウムだと思われるかもしれませんが、実は違います。研究者が実験室の精密機器を使用してセロリジュースを分析したら、ジュースが含有するナトリウムの中に様々な種類のソルトがあることを発見することでしょう。そしてそのナトリウムが集まり、まさに一丸（集合体＝クラスター）となって働いていることもわかるでしょう。そのような特徴を持つハーブや野菜、鉱物は他には存在しません。海水の塩分でさえ、この慎ましいハーブが含有するナトリウムと同じ働きはしません。

また、セロリジュースのナトリウム・クラスター・ソルトは、血液や臓器を流れている間に、毒素の力を抑え込みます。ナトリウム・クラスター・ソルトが毒素に触れると、毒素の攻撃性が失われ、毒性を弱めるため、毒素による人体の細胞や内臓組織への影響が少なくなるのです。

有毒な重金属の毒素はセロリジュースのナトリウム・クラスター・ソルトが作用する毒素の代表です。重金属は破壊力のある電荷を帯びており、肝臓の細胞や脳細胞、その他の体中の細胞にダメージを与えますが、クラスター・ソルトは重金属の帯電を鎮め、活動を抑え、攻撃性を弱め、体の中に溜った銅や水銀、アルミニウムなどの毒素を安全なレベルまで抑えます。

ナトリウム・クラスター・ソルトはさらに好ましくない細菌やウイルスとも闘います（この効能に関

しては次の章で詳しく説明します)。連鎖球菌のような厄介な病原体には、ナトリウム・クラスター・ソルトに対し、医薬品の抗生物質に対するように耐性や免疫ができることはありません。ですからセロリジュースを継続して飲むことで、クラスター・ソルトは効果を発揮し続けます。セロリジュースの無機塩類は、小腸や結腸を通りながら、さらに血液に取り込まれ、肝門静脈を通って肝臓へ吸収されてからも、細菌、真菌、ウイルスの異常増殖を抑制します。この無機塩類は強力な解毒薬であり、体の免疫系の働きを強化するのです。

また、無機塩類であるナトリウム・クラスター・ソルトは肝臓が胆汁を分泌するのを助けます。クラスター・ソルトが胆汁に混ざることで、胆汁自体が強化され、その一方でセロリジュースが肝臓自体を活性化させるので、肝臓が正しく機能し、より効率的に胆汁を分泌することができるようになるのです。これが、セロリジュースが肝臓にとって特別に素晴らしいものである理由の一つです。

まとめると、次のようになります。

セロリジュースのナトリウムは生命力のあるセロリの水分に存在します。その「生きている水分」の中では、クラスター・ソルトがしっかりとナトリウムにつながっています。すなわち、クラスター・ソルトがナトリウムの周りを取り囲んでそれを支えているのです。同時に、クラスター・ソルト自体も数種のナトリウムから成り立っています。数種のナトリウムが一体となりながらも互いから独立している、という構造をセロリジュースは持っています。医科学研究はまだこの事実を発見していません。「セロリはナトリウムを含む」という以上のことを研究していないのです。セロリのナトリウムはそれほど単純ではありません。表面的な解析では単なる塩分に見えますが、より深く研究すれば、セロリジュースが含む数種類のナトリウムを見分けることができるはずです。そうすれば、ナトリウム・クラスター・ソルトの健康への効能を発見することに一歩近づけます。

医学によって発見されるまで何十年も待たずに、あなたはすでにこの事実を手に入れました。ナトリウム・クラスター・ソルトの驚くべき効能について、本書を通して（特に次の章「症状や病状の緩和」で）非常に多くのことを学べるでしょう。

補因子ミクロ微量ミネラル

ナトリウム・クラスター・ソルトの塊に含まれる微量ミネラルについてお話ししましたが、私はそれに「補因子ミクロ微量ミネラル（cofactor micro trace minerals）」という名前を付けました。いまだ発見されていないこれらの微量ミネラルには、クラスター・ソルトと結び付いているものや、先に説明したナトリウムの化合物の中に浮遊しているものがあり、消化機能の大きな助けになっています。医科学研究でまだ解明されていない胃酸の成分の状態を回復させるのです。私たちの胃に存在する塩酸は、実は7種類の酸の複雑な混合液なのですが、セロリジュースは減少したそれらの酸を回復させ、増やす働きをします。

まず、補因子ミクロ微量ミネラルが胃腺の細胞に入り込んで栄養を供給し、細胞を活性化し、適切に働くよう促します（私たちの胃腺細胞の質はそれを構成するミネラルによって決まります）。すると胃腺は7種類すべての酸を、最も良質な形で産生することができるようになり、胃酸が胃や十二指腸、さらに小腸にいる有害な病原体を死滅させることが可能になります。これはナトリウム・クラスター・ソルトが病原体を死滅させる力とは異なります。ナトリウム・クラスター・ソルトは腸管まで移動する間に直接ウイルスや細菌を無害化しますが、補因子ミクロ微量ミネラルは胃が自らを守るためにより強力な塩酸を分泌する手伝いをすることで、腹部の有害な病原体を一掃するための胃酸の力を強化するのです。

体のその他の部位にもそれぞれの免疫系があり、それらもセロリジュースの補因子ミクロ微量ミネラルに助けられています。例えば、補因子ミクロ微量ミネラルが肝臓独自の免疫系を補強することで、リンパ球（白血球細胞）も強化され、連鎖球菌のような侵入者を撃退することができるようになります。肝臓はさらにセロリジュースの微量ミネラルを利用して、連鎖球菌のような有害な病原体を徹底的に破壊する化学兵器を作り、防衛のみでなく攻撃も行います。

電解質

電解質［編注：代表的な電解質にはナトリウム、カリウム、マグネシウム、クロールなどがある］はなぜ重要なのでしょうか。体は電気的な信号（インパルス）で動いていて、体液に含まれる電解質によって神経間に電気が流れ、体中の細胞に情報が伝達されるからです。また、電解質によって細胞に酸素が供給されます。電解質のおかげで細胞は毒素を排出することもできます。電解質は、体のすべての機能において、細胞間のコミュニケーションの一部を担っています。例えば、私たちは「トイレに行きたい」などと考えると、脳から体に電解質を介して電気インパルス（信号）が送られて、トイレまで行くことができるのです。

ある飲み物に電解質が入っていても、それは活性化した完全な形の〝生きている〟（生命力のある）電解質であるとは限りません。それは電解質の一部分であったり、分離された微量ミネラルであったりすることがよくあります。つまり電解質の一部の構成要素でしかないのです。セロリジュースには活性化した〝生きている〟電解質、ナトリウム・クラスター・ソルトが完全な形で含まれています。だからセロリジュースは究極の電解質の摂取源なのです。

脳内の「神経伝達物質の成分」は電解質でできています。セロリジュースの完全な電解質が体に入ることによって、神経伝達物質の成分が十分補充され、機能不全に陥っている神経伝達物質が活性化されます（神経伝達物質をハチの巣に例えると、神経伝達物質の成分〔電解質〕はハチの巣に命を吹き込み、活性化させるハチのようなものです）。セロリジュース以外のものが偶然、神経伝達物質を補強することもあります。食べ物に含まれていたカリウムや飲み物に入っていたマグネシウム、海塩が含有するナトリウム、というように電解質の一部のかけらが浮遊し、他の電解質の成分と結び付くこともあるのです。これらの構成要素は体中に散らばりますし、体は常にそれらを利用しようとしますが、大抵の場合は神経伝達物質を補強するには量が足りません。血液や内臓に十分な活力を与えることができるのはセロリジュースに含まれる完全な電解質のみです。それ以外のいかなる食べ物やハーブ、飲み物も完全な神経伝達物質の成分を作るために活性化された電解質を同時に供給することはできません。セロリジュースに含まれる完全な電解質は、脳をこれ以上にないほど活性化します。セロリジュースの電解質が神経に到達し、しっかりと付着すると、電気インパルスによって神経を活性化し、まるで照明のスイッチがオンになったような状態になります。それによって私たちにはこれまでなかったほど回復するのです。脳内の神経伝達物質が満たされて回復し、正常に機能するようになると、私たちも最高のコンディションを維持することができるようになります。さらにセロリジュースの電解質には体を維持するための豊富なミネラルが含まれています。飲むだけで必要なものすべてが揃い、すぐに効果を発揮し始めるのです。

植物性ホルモン

セロリジュースには、膵臓や視床下部、下垂体、松果体、甲状腺、副腎など内分泌系のすべての腺に栄養と活力を与える、まだ発見されていない特有の「植物性ホルモン」［編注：植物自らが作り出し、生命活動を維持するために欠かせない物質］が含まれています。これは体内のバランスを整えるのにセロリジュースが奇跡的な力を発揮する理由の一つで、セロリジュースが、癒しの力で病からの回復を可能にする大きな要因です。

そしてこれは、セロリジュースが自己免疫疾患に苦しむ人々にとって、癒しをもたらす魔法のボタンである理由です。自己免疫疾患やその他のウイルス性疾患に罹《かか》っている人は、内分泌系の問題を抱えているからです。セロリジュースに含まれるナトリウム・クラスター・ソルトと植物性ホルモンが共働し、自己免疫疾患にワン・ツー・パンチを食らわせるのです。ナトリウム・クラスター・ソルトが自己免疫疾患の原因となっている病原体の活動に打撃を与える一方で、セロリジュースの植物性ホルモンが甲状腺などの内分泌系に入り込み、強化・安定させます。機能が低下した腺があれば、セロリジュースを毎日飲むことでこのホルモンが徐々に腺に浸透し、バランスを取り戻すのを助けます。逆に過活動の腺に対しては、少しずつ浸透したホルモンがそれを落ち着かせるよう作用します。この植物性ホルモンはさらに、自己免疫疾患で苦しむ人だけでなく、程度に差はあれ誰もが経験する内分泌のリズムの乱れにも大きく役立ちます。弱った副腎から機能が低下した甲状腺に至るまで、内分泌の問題は非常によく見られます。この植物性ホルモンはそういった問題を解消するのです。

セロリジュースはいまだ研究されていない、または医科学研究の分野として成り立っていない植物性ホルモンを豊富に含みます。体に良い植物性ホルモンはいくつかありますが、このように内分泌系を助けるものはたった一つしかありません。また、セロリジュースに含まれる有益な植物性ホルモンは、男女両方の生殖器系も強化します。この植物性ホルモンは生殖ホルモンの分泌のバランスをコントロールし、生殖器系全般を刺激します。他の植物のホルモンはその植物自体とその成長のためだけに存在するので、これはとても珍しいと言えるでしょう。セロリに含まれるホルモンにはセロリのためだけに存在するものもありますが、薬になる、人間に役立つ植物性ホルモンも含まれているのです。セロリはこのように病気などで苦しむ人々の体を整える作用があるので、他のハーブや野菜とは一線を画します。それは私たちにとって究極の植物薬を提供してくれます。

ハーブの多くは一度にそれほど大量に摂取できるものではありません。しかし、セロリジュースは他のハーブよりずっと多くの量を摂取しても安全なので、薬効成分も多く摂り入れることができます（正しい摂取量に関しては次章で説明します）。科学がセロリの薬効成分である植物性ホルモンを発見し、それが人間の体にもたらす恩恵を研究するための予算を確保するまでには、この先何十年もかかるでしょう。それまで待たなくても、あなたはすでにその知識を手に入れ、速やかに実践に移すことができます。

消化酵素

セロリジュースに含まれる消化酵素は、胃の中にある食べ物を分解するためのものではありません。その機能はもっと意外でユニークなもので、小腸に入る際、周囲のpHがわずかに変化しただけで活性化します。このような変化をする消化酵素を持つ食べ物は他にありません。

また、セロリジュースの酵素は良い意味で〝伝染力〟があるため、それほど大量に摂らなくてもめざましい効果が消化器系に現れます。これは例えると、ステージ上のコメディアンのようなもので、彼がジョークを飛ばすと会場全体が笑いの渦に包まれるという状況に似ています。つまり、セロリジュースの酵素一つだけで、小腸に以前から存在していた、いくつもの弱った消化酵素に再び活力を与え、活生化させることができるのです。

小腸に存在する酵素の中には食べ物から取り込まれたものの他に、膵臓が分泌したものも多くあります。また、肝臓が分泌するいまだ発見されていない酵素も多くあります。この三つ目のタイプの酵素を分泌する肝臓の化学的作用はまだ解明されていません。この酵素は血液検査の際に耳にする肝酵素とは違い、肝臓で産生され、胆汁に混ざって小腸に放出されるのです。膵酵素とも完全に異なります。この肝臓が分泌する消化酵素を発見し、それが何であるのかを理解するための研究は、現状、医科学研究における優先事項ではありません。しかし、数十年後には医科学の世界で肝臓が分泌する胆汁に、このような消化酵素が存在するという事実が発見されるでしょう。

肝臓が働き過ぎて弱っていると――ほとんどの人がそうですが――消化酵素は本来の力を発揮できず、消化や脂肪分解を適切にサポートすることができません。セロリジュースの酵素はこれらの弱った酵素を刺激し、きちんと仕事ができるようにします。さらに小腸に棲みついている食べ物に含まれていた酵素も刺激します。そもそも、セロリジュースそのものが肝臓の活性剤であり、飲むことでより強い消化酵素を含む胆汁が肝臓から分泌されるようになります。そして、セロリジュースの酵素は膵臓を強化し、膵酵素も活性化します。消化のプロセスが非常に複雑で、胆汁や塩酸でも処理できない特定の栄養素も存在しますが、セロリジュースが含む酵素にはそういった栄養素の分解や消化、吸収を助ける優れた力もあります。どれほど偉大な力があるかがわかりますね。でもこれだけではないのです。

食べ物が胃に入ったあとに起こるすべてを医科学研究がまだ解明していないという事実を憶えていますか。理論はありますが、科学は答えをすべて知っているわけではありません。これらの働きをするセロリジュースの消化酵素は1種類ではなく、3種類ありますが、科学の世界ではまだ発見されていないため、これらにはまだ名前がありません。

これらの3種類の未発見の酵素がセロリジュースには含まれています。前述したように、セロリジュース以外のものから発生した効力が低下した消化酵素に、セロリジュースの酵素は再び息吹を与えます。

さらにこれらの酵素は腸管内にある有害な酸や粘液を減らす上でも一役買っています。ほとんどの人の体内では、小腸の上部に粘液や毒性の酸が充満しています。セロリジュースの酵素は酸を分解、減少させてバランスを改善し、同時に腸管の粘液を侵食、分解し、腸管から排出する上で重要な役割を果たします。粘液がなくなれば、セロリジュースのナトリウム・クラスター・ソルトが病原体に容易に接触できるようになり、小腸にいる連鎖球菌（小腸内細菌増殖症〔ＳＩＢＯ〕の原因）のような病原体や他の有害な細菌、ウイルスを破壊することができるのです（しばしば腸の具合が悪いのは寄生虫が腸にいるからだと断言する人もありますが、本当に寄生虫がいれば保菌者にはわかります。ひどく体調を崩し、病院のお世話になるからです。これを聞いて、それでもなお、自分のお腹の不具合はその寄生虫が原因だと思うのであれば、大丈夫、セロリジュースはそれも解決します）。

実はセロリジュースには20種類以上の酵素が含まれていますが、そのほとんどがまだ発見されていません。それらの酵素はすべて腸内の老廃物の分解に寄与していますが、人間の健康に不可欠であるにもかかわらず、存在を認識されていません。３種類の名前のない酵素はセロリジュースの舞台裏での働きの多くを担っており、小腸で効力を発揮し、そうとは知らない人々の回復に陰ながら役立っているのです。セロリの生育地や種類、水分や養分が豊富な土壌で育ったか否かによって、そのセロリが含むこれら3種類の消化酵素の量が増減する可能性があるので、あなたが飲んでいるセロリジュースは他のものより優れた力を持つ可能性もあります。３種類の酵素のうちの一つか二つだけ、平均より含有量が高いというセロリもあります。セロリによって様々なのです。いずれにせよ、すべてのセロリにこれら3種類の特別な消化酵素が含まれています。

抗酸化物質

セロリジュースに含まれる抗酸化物質の働きの一つは、体内に溜まっている有毒な重金属の周りに蓄積している脂肪分を除去することです。一般的に重金属が蓄積する場所は脳と肝臓です。脂肪は有毒な重金属に吸盤のようにくっつき、そのために金属の酸化が起こります。有毒な重金属は破壊的な性質を持ち、脂肪や他の有毒な重金属に非常に攻撃的な反応をするため、その過程で酸化が起こるのです。すると、体内で重金属が錆《さ》び、成分が漏れ出し、周囲の組織にダメージを与えます。脂肪は吸収力が非常に高いため、極めて脂溶性の高いこの漏れ出した有毒成分を取り込んでしまいます。その結果、脂肪堆積物はとても毒性の高いものとなり、ＥＢウイルス（エプスタイン・バール・ウイルス）や帯状疱疹ウイルス、ヒトヘルペスウイルス6型（ＨＨＶ-6）など、脳に到達し、自己免疫疾患を含むおびただしい数の病や症状を引き起こす病原体の栄養源になります。

体内に蓄積した重金属とその酸化は、ブレインフォグ（頭の中にモヤがかかったようになり、思考が困難になる症状）や記憶障害、抑うつ症、不安神経症、双極性障害、ＡＤＨＤ（注意欠如・多動症）、自閉症、またアルツハイマー病や筋萎縮性側索硬化症（ＡＬＳ）、パーキンソン病などの重度の精神的・肉体的な疾患の知られざる主要因にもなります。セロリジュースに含まれる抗酸化物質は、体内に蓄積した重金属を囲む脂肪堆積物を除去し、さらに重金属を特別な膜で覆うことにより酸化を抑え、重金属の劣化を防ぎます。さらにセロリジュースの抗酸化物質に付随するナトリウム・クラスター・ソルトが、有毒な重金属の毒素による破壊性、攻撃性を弱めます。破壊力が軽減すると、セロリジュースの特殊な抗酸化物質は重金属の酸化をよりいっそう効果的に防止することができます。これは症状や障害、病《やまい》の進行を食い止める、セロリジュースならではの知られざる効能の一つです。

ビタミンC

抗酸化物質、特にビタミンCと言われてセロリを思い浮かべる人はおそらくいないのではないでしょうか。セロリに含まれる微量のビタミンCなど大した事はない、と多くの人は思うかもしれませんが、実は正反対なのです。セロリジュースのビタミンCはトマトのそれより優れています。ブロッコリーやオレンジのビタミンCよりもです。なぜなら、セロリに含まれる特有のビタミンCは、体が利用できるようにするために肝臓でメチル化〔編注：DNA中の塩基の炭素原子にメチル基修飾が付加される化学反応。細胞の分化において極めて重要な役割を担う〕する必要がないからです。すなわち、セロリジュースのビタミンCはすでにメチル化され、体がすぐに利用可能な形になっているため、他のビタミンCより免疫系が活性化するのに大いに役立つのです。

病や症状に苦しむ人のほとんどは、肝臓に毒素や病原体（ウイルス、細菌、重金属や殺虫剤、除草剤の毒素、過去に体内に侵入したDDT〔超強力殺虫剤〕の毒素や微量の放射線までも）が充満しており、肝臓の機能が低下しています。また、私たちが自ら、高脂肪の食事（たとえ健康的な脂質であっても）を毎日摂ることで肝臓に大きな負担を強いていることは言うに及ばずです。大抵、栄養素のメチル化は肝臓で起こりますが、医科学研究は、ビタミンやミネラルを体がすぐに使えるようにするこの肝臓の変換作用において、肝臓がどれほどの役割を担っているかを解明していません。非常に多くの人々の肝臓が疲弊し、機能低下を起こしていることを考えると、肝臓が持つこの重要なメチル化の働きがうまくいっていないケースはおびただしい数になるでしょう。つまり、ある食べ物から摂取するビタミンCは役に立つものの、肝臓はそれを処理しなければならず、すでに肝臓に与えられている果てしない「することリスト」にさらに項目が追加されることになり、肝臓は最高のパフォーマンスを発揮してそれをこなすことはできなくなるのです。

セロリジュースに含まれるビタミンCは、体がそれを利用するために、順応、変換、メチル化のプロセスを行う必要がありません。すでに十分メチル化されているのです。セロリジュースのビタミンCは、他の野菜や果物のビタミンC（これも重要です）と比べてもこの意味で特別なのです。この事実は、セロリジュースを飲むと速やかに癒しが始まる理由の一つです。

このビタミンCはセロリジュースに含まれるナトリウム・クラスター・ソルトとも特殊な関係を持っています。クラスター・ソルトは、セロリジュースが含む他の栄養素を包み込んで体中に届けるビタミンCと共に、免疫系がそれら二つを最も必要としている箇所へ移動することができるのです。セロリジュースのビタミンCは、量が多いほど体の役に立ちます。なお、セロリジュースに含まれるビタミンCはそれほど多くないと思われるかもしれませんが、セロリ一株が含むビタミンCの量は予想をはるかに上回ります。セロリ一株から取れる４８０mlのジュースにはメチル化されたビタミンCが多量に含まれていて、空腹時に飲むことで免疫系が瞬時に活性化するのです。

自己免疫疾患で苦しむ人々は体内にウイルス、または細菌の量が多く、肝臓が働き過ぎで機能が低下しており、血液中に毒素、特にウイルスの死骸である毒素が充満しているために、デトックスが困難な傾向にあります。神経毒や皮膚毒、その他のウイルスの老廃物で汚染された血液により、多発性硬化症（MS）からライム病に至るまでの様々な病気が引き起こされる可能性もあります（医者や血液検査ラボが検査でウイルスの副生成物を検知しているということは、これらの病が実はウイルス性ということを解明していることを意味しているわけではありません。検査は単に炎症マーカーの異常を検知しているだけです）。ウイルス量が非常に高い体内で特に大量のビタミンCの処理をするのは困難です。しかしセロリジュースに含まれるビタミンCは違います。いかなる理由で体調が思わしくない人でも、負担なく簡単に体が利用できます。さらにセロリジュースのビタミンCは体から容易に排出されますが、その過程で血液中のウイルスの老廃物に付着し、腎臓や皮膚等の排出器官へ到達し、そこから体外へ排出されるまでしっかりとそれらを掴んで離さないのです。自己免疫疾患はウイルスの老廃物によって悪化し続けるので、それを除去するこのビタミンCは非常に有益です。ウイルスによって生じる他の疾患で苦しむ人々にとっても、セロリジュースのビタミンCは解毒剤の役目を果たし、回復を促します。

プレバイオティクス

市販のプレバイオティクス〔編注：大腸に共棲する有益な細菌の栄養源となり、増殖を促進し、健康増進、維持に役立つ成分〕食品も体内の有害細菌を飢餓状態に追いやり、少なくとも一時的には衰弱させるため、善玉菌のコロニーが活性化されます。しかし、セロリジュースがもつプレバイオティクスは、他のプレバイオティクスよりも数段上の働きをします。悪玉菌を飢餓状態にさせるだけでなく、それを積極的に分解して弱体化し、破壊するのです。

さらにセロリジュースは、腸内の有害な細菌の〝エサ〟を除去ます。悪玉菌のコロニーは消化管の中にある腐敗した食べ物が溜まった場所に棲みつくこともあります。この〝隠しポケット〟にある腐敗物は悪玉菌の非常食なのですが、セロリジュースはこのようなポケットに投げ入れられた手榴弾のようなもので、長い年月を経て消化管に溜まった干からびた脂質やタンパク質を分解、除去します。セロリジュースによる最初の細菌一掃の動きを生き延びた悪玉菌も、こうして栄養源を断たれてしまいます。これがナトリウム・クラスター・ソルトのデトックスの力なのです。

そして、他のいかなるハーブや果物、野菜、プレバイオティクスにもない特別な力もあります。セロリジュースは分解された有害な細菌の死骸を、腸内の善玉菌の〝エサ〟に変えるのです。悪玉菌にナトリウム・クラスター・ソルトが浸透すると、それを善玉菌が取り込めるようになります。なぜなら、セロリジュースのナトリウム・クラスター・ソルトは破壊した有害な細菌から毒素を取り除くからです。細菌の細胞は空洞になり、善玉菌にとって〝おいしい栄養源〟となるのです。

セロリジュースに含まれる生物活性水《せいぶつかっせいすい》

セロリジュースはほとんどが水分だと耳にするかもしれませんが、そこにはこの目立たないながら非常に優れたハーブと、それが持つ人体への効能についての最も重要な理解が欠けています。セロリジュースに水分が含まれているのは本当ですが、それはプールの水とは異なります。水槽の水とも、水道水とも、雨水とも違います。セロリジュースの水分と同じ水が流れている水流は地球上どこを探してもありません。つまり、私たちが通常思い浮かべる水とは根本的に異なるのです。セロリジュースは生きており、呼吸している液体なのです。セロリジュースの水分は独特な形で生命力を保持する「生物活性水」なのです。

セロリジュースと水は性質が非常に異なるため、それらを混ぜるのはよくありません。ですから、私はセロリジュースを水で薄めることや、氷を入れることを勧めないのです。普通の水をセロリジュースに加えると、その効能が失われてしまいます。さらに、セロリやセロリジュースを乾燥させ、あとから水を加えることにも反対です。そうしても、普通の水には生命力がないので、グラス一杯のセロリジュースと同じものにはならないからです。搾《しぼ》ったばかりのセロリジュースに含まれる水分には生命力があります。そのため、それを飲む人の命の支えとなるのです。セロリジュースは水と同じだと言うことは、その素晴らしさを認めないことになります。自分の娘が一生懸命に仕上げた学校の課題を、クラスメイト全員のものと代わり映えしない、意味のない作品だと本人にコメントするようなものです。あなたはそんなひどいことは言わないでしょう。娘さんの課題はクラスメイトの誰のものとも完全に異なる、唯一無二の素晴らしい作品です。

ですから、水を一杯飲むことは、セロリジュースを一杯飲むことと基本的に同じだと誰かが言ったとしても、セロリジュースの効能を疑う必要はありません。セロリジュースは体を癒す力のある液体であり、セロリというハーブの命や生育の過程のストーリー、エネルギー、栄養素すべてが詰まった素晴らしい強壮剤なのです。セロリは生育する間に摂取した水分を力あるものに変容させる努力をしてきたのです。それをまるでなかったかのように、セロリジュースを侮辱するべきではありません。セロリジュースは、グラス一杯の水にわずかな栄養素を加えたものと変わらないのでは、と心配する必要もありません。

グラス一杯のセロリジュースは有益な情報でいっぱいです。知性で溢れています。微量ミネラルとナトリウム・クラスター・ソルトが豊富に含まれています。しかしそれだけではありません。セロリジュースの生物活性水は、生命力が豊富な栄養素と植物性化合物が、すぐに体の隅々まで行き渡ることができるような形で保持されている独特な構造をしているのです。この水は生きており、特別な仕組みを持っており、それは数年後、科学の研究対象となることになるでしょう。

血液の水分も飲み水とは違います。それは生命力の構成要素です。血液の一部である限り、その水分はもはやただの水ではありません。セロリジュースも同じです。血液が私たちの生命力の源であるように、セロリが含む水分はセロリという植物が持つ生命力の源として理解されるべきです。セロリジュースの生命力は私たちの生命力の源である血液と交わり、一つになるよう創られているのです。私たちは生物なので、この生きている水を摂取することは、普通の水を飲むよりも体に良いのです。セロリジュースに含まれる生物活性水は、単なる活性水以上の働きをし、それ自体が命なのです。

第3章ではあなたの苦しみを証明します。あなたの苦しみは本物であり、あなたはそれから解放されるべきです。あなたの体はこれまでずっと耐えてきました。適切な情報が与えられれば、あなたは癒されるのです。

——メディカル・ミディアム、アンソニー・ウィリアム

第3章 症状や病状の緩和

本章では、なぜ人は病に罹《かか》るのか、また、どのようにすれば今度こそ健康を取り戻せるのか、その方法について説明します。

症状や疾患、障害・病《やまい》（特に慢性のもの）につけられた名称は、その背景にある真の原因に関する情報を必ずしも語っているとは限りません。医科学研究はまだ解決策を探している段階であり、今のところ、理論上の原因しかわかっていないからです。健康問題で苦しむことは非常に辛い経験です。身体的、または精神的な苦痛に加え、自分の体の「健康を取り戻す力」を信頼することができなくなる、苦しみを理解してくれるどころか、軽んじたり疑ったりする人々に対応しなければならない、など感情的試練にも直面するからです。何らかの理由で自分はその病に罹って当然の人間なのだろうか。自分のネガティブな思考によって症状を引き起こしてしまったのだろうか。人の注意を引くために病気のふりをしているのだろうか。このような考えを患者に植え付けてしまうような矛盾や混乱が世の中には溢れています。答えを探して、病のミステリー（謎の原因）を解く努力をしながら、孤独や軽視に耐えるには精神的に強くある必要があります。本章では、与えられたページ数を最大限に使って、病のミステリーを解き明かしながら、慢性疾患の真の原因とその苦しみが本物であることを解説し、セロリジュースがあなたの治癒、あるいは症状の緩和にどう役立つかという情報を紹介します。本章ではあなたの苦しみを照明します。あなたの苦しみは本物であり、あなたはそれから解放されるべきです。あなたの体はこれまでずっと耐えてきました。適切な情報が与えられれば、あなたは癒されるのです。

読者の中には、慢性のミステリー病［編注：Mystery Illness／本書では、原因不明の症状を引き起こす、現代医学では全容を解明できていない不可解で謎の多い病をこのように表現している］の謎を解き明かす『メディカル・ミディアム』の書籍シリーズについて知らない人も多くいると思います。現在すでに米国だけで何千人もの医者が（そして世界では当然もっと多くの医者が）、同書籍シリーズを診察室に常備し、患者を助ける際に参考にしています。それは過去何年間も、患者たちが主治医にこれらの本を見せ、自らの症状が改善したことを話し、そこにある情報を参考に診療を行うよう医者に懇願してきたからです。本が出版される前にも、私は長い間、医者たちが慢性のミステリー病の患者を助ける際に、時代の先を行く医療情報を提供しながらサポートしていました。

もしあなたの健康問題が本章のリストになかったとしても心配無用です。スペースがあればすべての病を記載できたのですが、ここで説明できなかった症状や病の原因に関しては、シリーズの他の書籍に治療法とともにより詳細に説明しています。また、本章にあなたの問題が取り上げられていないからといって、セロリジュースがその問題に役立たないということではありません。そこで読むのを諦めないでください。おそらく、リストの中に少なくとも一つは経験したことのある症状があるでしょう。その症状を解消することで、健康が全般的に改善していくのです。

では本題に入りましょう。これからあなたは約１００の症状や病気の真の原因を知ることになります。

きっとそのほとんどに驚くことでしょう。もし、あなたが「突発性」や「原因不明」などという言葉を聞き慣れているなら、そしてなぜ自分の関節が痛むのか、あるいはなぜ子供の頃、母親が倦怠感に悩まされていたのか、なぜ姉がなかなか子供を授かることができなかったのか、なぜ叔父が耳鳴りに苦しんでいるのか、なぜ従兄弟が複数の自己免疫疾患を患っているのか、なぜ甥が不眠症なのかについて真に理解することができずにいたのであれば、これから、それぞれの病において、あなたや家族が健康を取り戻すために、セロリジュースがどのように病の原因に働きかけるのかも紹介していきます。

依存症

依存症（中毒）はしばしば栄養不足により悪化します。栄養素を変換し、血流にのせて適切に脳やその他の部位に送ることができない機能不全に陥っている肝臓が、依存症の大きな立役者です。肝臓や脳に大量に蓄積した水銀や銅、アルミニウムなどの重金属の毒素もそうです。感情の抑制や無理な妥協、ストレス、ケガも依存症の発症に関係しています。セロリジュースはそのすべてを解消します。

セロリジュースは、ブドウ糖の吸収機能などすべての肝臓の機能を安定化させます。これがとても重要である大きな理由があります。依存症を患うほとんどの人の体内ではインスリン抵抗性［編注：インスリンは血中のブドウ糖を細胞内に取り込むのを助けるホルモン。「インスリン抵抗性」はインスリンの作用が十分に発揮できない状態を指す］も起きているからです。セロリジュースはインスリン抵抗性を緩和して細胞がブドウ糖を受け入れるのを助けるので、インスリンのみに頼らなくて済むようになります。

また、セロリジュースは神経を修復し、神経伝達物質を栄養で満たすことで、脳を活性化します。さらに脳内に蓄積した有毒な重金属の力を抑え込み、攻撃力を低下させ、脳から除去します。同時に、重金属が互いにぶつかり合ったり、干渉したりすることで生じる副生成物を体外へ排出されるよう促します。そして、セロリジュースの植物性ホルモンは脳細胞の保護にも役立ちます。感情的な苦しみを抱えている人の脳細胞の劣化を遅らせ、新たな細胞の誕生を促すので、精神的なバランスと落ち着きを取り戻すことができるのです。さらに、依存的な行動を調整する役目を担う副腎が過活動、もしくは活動が低下している場合、セロリジュースの植物性ホルモンは副腎のバランスも整えます。これにより副腎機能も改善、強化、再活性化され、依存症も改善します。

また、セロリジュースは、アシドーシス［編注：血液中の酸と塩基バランスにおいて、酸が優位に傾いている状態。酸性血症ともいう］を軽減して血液と体全体をアルカリ性に変えるので、タバコやチョコレートのもうひとかけに手を伸ばす必要性を感じなくさせ、依存症による衝動的な行動を抑制します。また、セロリジュースは依存症による苦しみに大いに関係のある過去に摂取した薬物やその他の薬剤の毒素も、体から除去します。セロリジュースによってそれらが肝臓や血液から排出されることにより、依存症状の再発率も低下します。

副腎疾患

副腎疲労、ストレス、虚弱体質など

セロリジュースは副腎のいかなる機能不全も改善します。慢性的な「闘争・逃走反応」〔編注：危機的な状況において、逃げるか闘うかを自らに迫る自律神経反応で、呼吸が早くなったり、心拍数の増加や血圧が上昇したりする〕状態や病によって傷ついた副腎細胞、そして弱った副腎全体を修復してくれるからです。医科学研究は副腎がどれほど私たちに役立っているか、また、副腎が分泌する私たちの活動のすべてをサポートしている何十種類もの多様で複雑なホルモンの混合液のことを知りません。副腎は生殖器系を凌《しの》ぐほど多くのホルモンを分泌していて、私たちが苦しみや愛、喜び、幸福感などを感じているとき、あるいはトイレに行ったり、シャワーを浴びたり、歯を磨いたり、食事をしたり、食べたものを消化したりという活動をしているとき、またはその他いかなる行いをしているときでも、特殊な混合液を分泌し、私たちの体がきちんと働くよう助けているのです。

副腎は左右に二つあります。この二つの副腎はそれぞれ異なる種類のホルモンを分泌します。片方が働き過ぎて衰弱し、アドレナリンの分泌量が減ると、もう片方がより懸命に働いて結局自らも弱ってしまいます。セロリジュースの成分は副腎に浸透し、そこにある細胞を満たして癒し、栄養を与え、介抱します。セロリジュースに含まれるナトリウム・クラスター・ソルトは副腎の回復に献身的な力を発揮するので、「ナイチンゲール・クラスター・ソルト」というニックネームを付けたいくらいです。

ナトリウム・クラスター・ソルトは副腎にとって奇跡とも呼べるほどの存在です。海塩や岩塩は体に良いと評判で、私たちはしばしばそれらが最も良い塩だと崇めます。海塩や岩塩が塩の中で最も良質だということに間違いはありませんが、それらに含まれるナトリウムは薬効のあるタイプではありません。セロリジュースに含まれるナトリウム・クラスター・ソルトが持つような力は、それらにはないのです。

ナトリウム・クラスター・ソルトは微量ミネラルと結び付いていますが、その結び付き方は他のいかなる食べ物や塩には見られません。この特別なナトリウム・クラスター・ソルトは副腎が再び活性化するよう立て直すと同時に、副腎が健康で強い新たな細胞を速やかに作り出すのを助けるのです。

また、セロリジュースは副腎のバランスを整え、衰弱している副腎がそうでないもう片方と同レベルの強さを回復するのを助けます。さらに、医科学研究がまだ発見していない二つの副腎間のコミュニケーション機能が正常に働くようサポートします。このコミュニケーションを可能にしているのがセロリジュースのパワフルな電解質です。セロリジュースの無機塩（電解質に含まれる）が副腎の一方に入り込み、最初の副腎の情報を持ったまま血流にのってそこから出て、もう一方の副腎に入ります。副腎疲労に関する詳細は本章、およびシリーズ第1作目『メディカル・ミディアム』の「副腎疲労」の章を参照してください。私たちの毎日の活動を支える56種類の特殊なアドレナリンとインスリンの混合液に関する情報があります。セロリジュースは副腎を修復する素晴らしい恵みであり、これを飲んでいれば、私たちは副腎の機能不全や副腎疾患などの病の心配はなくなります。

アルツハイマー病などの認知症、記憶障害

記憶障害は、昔の記憶を思い出すことができなかったり、つい最近の出来事を憶えていなかったり、その二つが交互に起こったりと様々な様相を呈します。忙し過ぎて持ち物を失くしてしまったり、混みあったショッピングセンターのどこに車を停めたか忘れてしまったり、というレベルの話ではありませ

ん。ただそのように、多忙でストレスを抱えているなかで一度にしなければならないことが数十個もあるという場合にも、セロリジュースは役立ちます。一方、アルツハイマー病などの認知症のように深刻な記憶障害の原因は、知る人ぞ知る、脳に蓄積した有毒な重金属です。そのなかでも最も一般的なのは水銀とアルミニウムであり、銅、ニッケル、カドミウム、鉛、ヒ素と続きます。脳に蓄積された重金属の量も種類も人それぞれで、その状態も、異なる種類の金属が重なり合っていたり、隣り同士で互いに触れ合っていたり、混ざり合って合金になっていたりします。

それらの金属が酸化すると、特に記憶能力に問題が生じます。金属は酸化すると流出します。車の表面にある金属の一部が錆びているところを想像してみてください。その部分は硬くなって浮いてきます。基本的にはこのようなことが、顕微鏡やナノスケールのレベルで脳内でも起こっているのです。この酸化反応の大きな原因の一つに、血液中の多量の脂質（健康的脂質であるかないかにかかわらず）が挙げられます。自分が食べた物に含まれているのが高品質の油やナッツ、シード類、アボカド、チーズ、卵、鶏肉、魚、牛肉の脂質、あるいは植物性油などの硬化油脂（トランス脂肪酸）やケーキ、クッキー、ドーナツ、その他の揚げ物の脂質のどれであるかは関係なく、血液に取り込まれた脂質は脳内に溜まった有毒な重金属を酸化させます。すると有毒な重金属は有害な形で分解し始めます。つまり錆びて変形し、分解し、流出して広がるのです。地球上で最もパワフルな電解質であるセロリジュースは、このようなダメージも修復します。

セロリジュースのいくつかの微量ミネラルからなら成る「混合液」は、単に神経伝達物質の回復を助けるというだけでなく、それ自体が〝完全な〟神経伝達物質の成分を供給します。酸化して錆びた金属の漏出《ろうしゅつ》は神経伝達物質を汚染し力を弱めるため、その成分を供給する働きはとても重要です。さらに、セロリジュースは体内の有毒な重金属の酸化流出液を神経から除去します。これも、神経は重金属の流出液が押し寄せると機能を維持することができなくなるため、非常に重要な働きです。また、セロリジュースは体内の酸化物質に結合してそれを中和し、毒性も和らげます。神経に付着している傷ついて衰弱した神経伝達物質を活性化し、完全な神経伝達物質の成分を供給することで、記憶力の向上を助け、アルツハイマー病の診断を覆すことさえできるのです。

あなたがこれまで有毒な重金属に晒《さら》されていないと思うなら、もう一度よく考えてみてください。缶詰のツナを食べたことはありませんか？　アルミ缶入りの飲み物を飲んだことはありませんか？　アルミホイルで包まれた、あるいはアルミホイルに包んで調理されたおやつやサンドイッチを食べたことはありませんか？　非常に純度が高いとは言えない水、世界中の何百万というレストランで出される水道水を飲んだことはありませんか？　医薬品を摂取したことはありませんか？　これらの日常的な行動によって重金属は体内に入り込みます。そう、医薬品でさえ重金属を含んでいるのです。排ガスやジェット燃料から出る気体を含む、私たちが吸う空気にも、微量の有毒な重金属が含まれています。また、私たちは水銀や銅を筆頭にあらゆる金属を体を通して先祖代々受け継いでもいます。鬱《うつ》病は脳に溜まった有毒な重金属が原因である可能性があります。不安神経症も然《しか》りです。人によってはこのような重金属の影響を即座に受けます（年齢に関係なく、青年でも酸化ストレスが起こることがあります）。あるいは何年もかかって影響が出始める場合もあります。その違いは、脳のどの部分に金属が溜まっているか、いつから溜まり始めたのか、どれほど酸化しているかに関わっています。それらの重金属が分解され、形状を変え、酸化し、周囲の脳組織に侵入してそこに充満し、神経や神経伝達物質に影響を与えると、多くの人が苦しんでいる記憶障害が生じるのです。神経伝達物質が減少し衰弱すると、記憶障害の前後にブレインフォグの症状も出てくる可能性があります。

アルツハイマー病などの認知症、その他の記憶障害をもたらす病気の深刻さを考えると、週にセロリジュースを60 mlほど飲んだだけでは効果がありません。次の章にあるような重度の症状の場合は、同章のセロリジュースをより多く摂取するというアドバイスと、さらに第8章の重金属デトックス・スムージーについて読んでください。

筋萎縮性側索《そくさく》硬化症（ALS）

筋萎縮性側索硬化症（ALS）はいまだに謎の病です。体の中で起こっている異常の真の原因に基づいて診断が下されている病ではありません。ALSの診断を受けた人は神経的な症状を複数患っていることがあります。そしてこの病は深い謎に包まれているため、しばしば医者が症状を実際に見て確認しただけで診断が下されます。

筋萎縮性側索硬化症（ALS）の真の原因は脳内のウイルス感染で、脳内のヒトヘルペスウイルス6型（HHV-6）と体内の別の部位に感染している一つか二つの別のウイルス（帯状疱疹やEBウイルスなど）が原因となっている場合が最も一般的です。ウイルス性神経毒は筋萎縮性側索硬化症（ALS）の症状を引き起こし、特にそのような神経毒は体内に多量の有毒な重金属（アルミニウムを筆頭に水銀、銅の順）がある場合にのみ作られます。これらの金属同士の反応により腐食が起こり、神経に負担をかけます。腐食した重金属は脳に溜まっていることも多いため、ＨＨＶ-６の格好の〝エサ〟になります。さらに体内の別の部位では、重金属とそれが腐敗した堆積物はこの病に関連するヘルペスウイルスのエネルギー源となります。

筋萎縮性側索硬化症（ＡＬＳ）を患う人々のほとんどは体中にダメージが生じています。体全体に様々な欠乏症があり、慢性的な炎症も生じているため、ダメージの種類も様々です。そのような患者で肝臓がうまく機能している人は皆無で、そのために肝臓が栄養素を変換して細胞に取り入れることが困難になり、欠乏症を引き起こすのです。セロリジュースの栄養素（特有のビタミンＣなど）や化合物のほとんどは肝臓で変換する必要がないため、体にとって非常に吸収・利用しやすく、筋萎縮性側索硬化症（ＡＬＳ）に苦しむ人はセロリジュースの薬効を享受することができます。セロリジュースはまさに神からの贈り物とも言うべき存在なのです。

筋萎縮性側索硬化症（ＡＬＳ）の症状改善も神経の再生も、強力な抗ウイルスプログラムと適切な重金属デトックス療法によって実現することができます。これらの実践方法は、シリーズ別巻『Thyroid Healing（甲状腺の癒し）』（ナチュラルスピリットより刊行予定）と『メディカル・ミディアム』を参照してください。セロリジュースもこの癒しの過程をより短縮するツールです。筋萎縮性側索硬化症（ＡＬＳ）患者の神経に欠乏しているものは速やかに補給する必要があり、セロリジュースはそれをサポートする最適な電解質になります。

セロリジュースが含むナトリウム・クラスター・ソルトやそれに付随する微量ミネラルは、ナトリウム・クラスター・ソルトが備えている独特の〝高速運搬機能〟によって、神経に不足している抗酸化物質や、体が利用しやすいビタミンC、その他の栄養素を容易に届け、補給するのみでなく、周囲の脳組織も活性化し、保護します。さらに、ナトリウム・クラスター・ソルトは、完全な形の神経伝達物質の成分も供給することができるのは言わずもがなです。これにより、筋萎縮性側索硬化症（ＡＬＳ）の患者の体内に必ず存在する傷ついた神経は、癒しに向かう機会を与えられます。セロリジュースの摂取量を毎日９６０mlに増やし、同時に毎日重金属デトックス・スムージー（第８章参照）を飲み、シリーズ他巻で推奨されているものを摂取することは、筋萎縮性側索硬化症（ＡＬＳ）で苦しむ人々に多いに役立つでしょう。

自己免疫疾患

自己免疫疾患と診断された人は、自分の体が自らを攻撃しているせいでその症状が起きているわけではないことを知ってください。体は自分自身ではなく〝病原体〟を攻撃しているのです。自己免疫理論は１９５０年代に流行り始めましたが、当時も現在も、これを証明する科学的な根拠はありません。自己免疫疾患が深刻であるのは確かです。自己免疫のせいだと言われるものは、いかなるものでも深刻です。それらの症状は実際に存在し、病《やまい》は本物であり、人々は本当に苦しんでいます。しかし「自己免疫」という言葉は誤りです。何年も前にこのような病に罹る人々が増え始めた頃、もし医科学研究がもっと進んでいれば、「ウイルス免疫」という言葉を使ったことでしょう。体が攻撃しているのは侵入者、最も一般的なものはウイルスだからです。

患者に、体が自身を攻撃しているのだと説明する医者が悪いわけではありません。彼ら自身も、自己免疫の罠にはまっているのです。医学校は何百もの疾患の真の原因をまだ知らないため、医学生に教えることができないのです。研究者たちは真の原因がわからないと、患者の免疫系が自らの内臓や腺、組織を破壊しているに違いないと結論付けます。患者の体がおかしいのだと説明するのが最も理に適っているように思われるからです。これが本当であれば、患者にそう説明する必要がありますが、これは真実ではありません。〝自分の体が自分を攻撃している〟と患者が耳にするだけでも、癒しの過程を邪魔してしまいます。

これは特に今日、自己免疫疾患の診断を受けている若い世代に言えます。体に欠陥がある、または体が自分を攻撃しているというメッセージは、若いほど自己認識に確固たる影響を与えます。自らの自己免疫疾患が遺伝的なものだと（これも誤りです）耳にすることも状況を複雑にします。若い女性が医者から橋本病という診断を受け、自分の免疫系が甲状腺を破壊していると言われ、さらにこの欠陥は彼女の遺伝子という神経線維に書きこまれている、などと言われたら、ショックを受け病からの回復だけでなく、まったく別の次元の癒しも必要になるでしょう。

自己免疫疾患と診断されたら、誰でも希望を打ち砕かれてしまいます。唯一の救いは自分の苦しみが認められ、名前が与えられた、という点のみです。さらに医科学研究が慢性疾患を明確に理解し、患者に対して「おっしゃる通り、あなたの苦しみは本物です」と言えるようになればいいのですが……。実際には、これらの症状は体が病原体を発見して破壊するために抗体を作っている、つまり免疫系が病原体を攻撃していることが原因です。これらの病原体は捉えどころがなく、日常的に感染するよくあるウイルスだけで何百種も存在し、毎年新たな種が登場します。それらは人間の内臓をはじめ様々な部位にダメージを与え、医者はこの説明のつかない炎症を発見しては、自己免疫疾患の診断を下します。

医者が自己抗体、つまり「自分の体を攻撃するために自身の免疫系が作った抗体」を特定したと考えているなら、それは間違いです。それは真の抗体であり、それら免疫系が作ったのは、自分の体を攻撃するためではなく、ウイルスを攻撃するためだからです。そのようなウイルスは通常、体の奥深くに隠れており、現代の医療検査では発見できません。

事実、炎症を起こしているのはそれらの検知されない病原体です。免疫系が攻撃相手を間違えているのではありません。炎症を起こすと言われている食べ物のせいでもありません。ある種の食べ物が炎症の原因となるのは、それが病原体の〝エサ〟になるからで、栄養を得た病原体が体に炎症を起こさせているのです。免疫系の仕事はウイルスと細菌を探し出して破壊することですが、免疫力が弱まると、この仕事を行うのは難しくなります。しかし、免疫力が低下したからといって、免疫系が体に対して攻撃を開始したりはしません。その陰には常に隠れた病原体が存在するのです。

自己免疫疾患と名の付く病に苦しむ人は誰もが、内分泌系の問題を抱えています。セロリだけが有する植物性ホルモンはこの問題を改善するのに不可欠です。これらの植物性ホルモンは内分泌腺の一つ一つに入り込み、それをサポートし、強化し、過不足のないようにバランスを整えます。副腎から膵臓まで内分泌腺のバランスを整えることにより、ホルモン分泌の量も最適化されます。

前述したように、自己免疫疾患を患う人は誰もがウイルスに感染しています。ＥＢウイルスのようなものに慢性的に軽度に感染している場合もあれば、ヒトヘルペスウイルス6型（ＨＨＶ－６）のようなウイルスにより重度の感染をしている場合もあります。帯状疱疹ウイルスによる三叉神経の神経痛に苦しんでいる人もいれば、ＥＢウイルスによる多発性硬化症（ＭＳ）を患う人もいます（以前は自己免疫疾患と考えられた病は片手でおさまるほどしかありませんでしたが、現在は数十種類にもおよびます。今後も増え続ける傾向にあり、ある時点で医科学研究で解明できない病のほぼすべてが、証拠もないまま自己免疫疾患であり、遺伝的疾患だと診断されるようになるでしょう）。これらを含むあらゆる状況において、セロリジュースのナトリウム・クラスター・ソルトは究極のウイルス破壊ツールとなります。

人々はセロリジュースを飲むと炎症がやわらぐと感じるようになります。炎症はウイルスが原因で起こるので、クラスター・ソルトがウイルスの外膜を壊すと、それは衰弱・死滅し、原因不明の炎症が緩和するのです。その上、ウイルスが有毒な重金属のような毒素を取り込み、神経毒などを排泄すると、クラスター・ソルトはその毒素に付着します。この「ウイルス性神経毒」は、自己免疫疾患における医科学研究が解明していないものの一つです。実際は、それらの神経毒が自己免疫疾患を患うすべての人の神経系に炎症を生じさせているのです。セロリジュースのクラスター・ソルトはその原因（ウイルス）を破壊し、神経毒の老廃物を除去し、神経系が正常に機能できるようにすることで、人々が健康を取り戻すのに大きな役割を果たします。

医学が自己免疫疾患と呼ぶ症状の克服を可能にするのは、このセロリジュースの植物性ホルモンとナトリウム・クラスター・ソルトの相互作用です。さらに、医科学研究の分野では未発見の、最もよくあるタイプの自己免疫疾患の原因や、セロリジュースがその治癒にどう役立つのかについて、より具体的に説明していきます。状況の深刻度により、セロリジュースの摂取と並行して、『メディカル・ミディアム』シリーズ他巻にある治療法も用いる必要があるかもしれません。

線維筋痛症

セロリジュースは線維筋痛症の原因となるＥＢウイルスの神経毒の破壊力を抑制するので、この疾患の治療に高い効果があります。神経に付着するこの神経毒は、線維筋痛症の症状の一つである末梢神経や中枢神経の炎症の原因になります。セロリジュースが体内に入ると、ナトリウム・クラスター・ソルトが神経毒に付着し、安全にそれを体外に排出するので、ＥＢウイルスの神経毒による神経への影響が緩和されます。さらに、線維筋痛症の患者の肝臓には毒素が充満しているにもかかわらず、医者がそれに気付いていないことがよくありますが、セロリジュースはウイルスが肝臓内で作る神経毒が体中の神経に到達する前に肝臓を浄化することによって、毒素の大部分を除去します。セロリジュースを一定期間飲み続ければ、体全体の痛みが減少し、特に線維筋痛症患者に特有の「圧痛点」と呼ばれる痛みが強く出る箇所が大幅に減ります。

ライム病

セロリジュースはボレリア菌やバルトネラ菌、バベシア原虫のような病原体も破壊します。細菌感染の疑いがあれば、セロリジュースを摂取するのが正しい対処法だと言えるでしょう。

しかし、ライム病は慢性的なウイルスによる感染だというのが本当のところです。細菌感染の診断を受けても、本当はライム病の症状はウイルス感染が原因なのです。ボレリア菌のような細菌が検出されたとしても、それはライム病患者の症状の原因ではありません。ライム病の症状は神経性で、細菌は神経毒を産生しないため、神経的症状が生じることはありません。ウイルスが水銀やアルミニウム、銅などの有毒な重金属を取り込み、同時に患者が摂取したグルテンや卵、乳製品の脂質、曝露した殺虫剤、除草剤、防カビ剤の毒素などが肝臓や体内のその他の部分に影響を与えている場合に、ウイルスがライム病の原因となる神経毒を作るのです。

具体的には、ライム病ではヘルペス科のウイルスのみが問題となります。つまりEBウイルスやその60種類以上もの株や変異株、発疹や膿疱《のうほう》の出ない種類も含めた帯状疱疹ウイルスすべて、ヒトヘルペスウイルス6型や7型（HHV-6やHHV-7）の複数の変異体、現状では未発見のヒトヘルペスウイルス10型から16型（HHV-10からHHV-16）のウイルスです。これらのウイルスが排出する神経毒によって体中の神経系が炎症し、ライム病の神経性の症状を引き起こすのです。そのため、ライム病患者の多くはやがて多発性硬化症（MS）や関節リウマチ（RA）、橋本病、線維筋痛症、筋痛性脳脊髄炎／慢性疲労症候群（ME／CFS）など、他の慢性疾患の診断も受けることになります。これらを含む多くの疾患の原因はEBウイルスであり、ライム病も例外ではありません。これらの病はすべて同じ源に端を発しているのです。

医者はこのことを知りません。教えられたことがあるとしたら、上記の症状はEBウイルスと関係がある、という程度です。EBウイルスがこれらすべての病のまだ発見されていない原因だということは解明されていません。そのため、診断が下されることによって理解がさらに曖昧になり、過ちが犯されるのです。私たちが知っておくべきことは、ライム病患者が経験する様々な神経症状は、慢性的な軽度のウイルス感染で、ウイルスが好物の〝エサ（毒素）〟を食べ、神経毒を排出しているために起こっているという事実です。

ライム病に対する古い考え方にまだ固執していたとしても、先述したようにセロリジュースは役立ちます。なぜならセロリジュースにはボレリア菌やバルトネラ菌、バベシア原虫、または混乱状態の医学がライム病と結び付けようとしているその他のあらゆる菌を根絶やしにする力があるからです。ライム病がウイルス性の病であることをあなたや主治医が信じられないからといって、セロリジュースに対する信頼を失わないでください。セロリジュースは強力な抗菌作用があるので、細菌性の病の治療にも役立つのです。

ところで、これも先述したことですが、『メディカル・ミディアム』シリーズが出版されてから、それを読んで診断の参考にしている医者が現れつつあります。彼らは特にそのなかのライム病のガイドラインに興味を持っています。つまり、ライム病が細菌性だという理論より、ウイルス性だとする説のほうが納得がいく、と言うのです。この情報を支持する医者は今では何千人にものぼります。ライム病に関するこの未来の進んだ情報、すなわちライム病はウイルスが原因であるということをあなたが信じるなら、あなたのライム病治療にセロリジュースは大いに役立ちます。自己免疫疾患の導入部にあったように、セロリジュースは強力な抗ウイルス薬なのです。

多発性硬化症（ＭＳ）

　セロリジュースは多発性硬化症を患う人の治療法としても素晴らしいものです。その理由はたくさんあります。多発性硬化症（ＭＳ）の真の原因は、ＥＢウイルスが神経毒を放出し、中枢神経系に炎症を生じさせているというものです。セロリジュースのナトリウム・クラスター・ソルトはウイルスの動きを阻害し、その力を弱め、ウイルスの外膜を分解し、破壊します。ウイルス量が減少すれば多発性硬化症（ＭＳ）の症状も緩和し、患者の苦しみは軽減します。

　また、セロリジュースは多発性硬化症（ＭＳ）を患う人の体内にある毒素の排出を促します。患者の肝臓にはウイルス性の毒素やウイルスの破片、有毒な重金属やその他の肝臓に負担となる物質が溢れており、肝臓の働きを緩慢にさせています。セロリジュースは肝臓を浄化し、これらの毒素を無害化し、それらに付着し体外へ排出されるよう導きます。

　このようなウイルスや毒素の浄化作用によって、多発性硬化症（ＭＳ）の主要な症状の一つである炎症が抑えられます。ミエリン鞘《しょう》や関節にある神経が起こしている一時的、あるいは慢性的な炎症も、セロリジュースにより緩和します。

　多発性硬化症（ＭＳ）の患者はまた、内分泌系のバランスが乱れているため、内分泌腺の強化を助けるセロリジュースの植物性ホルモンが役立ちます。さらに、セロリジュースに特有の生物学的利用能［編注：ここでは投与された栄養素などが、どれぐらい体内に吸収され、作用するかを示す指標］の高いビタミンＣは、体がすぐに吸収・利用することができます。ビタミンＣなどのほとんどの栄養素は肝臓で蓄えられ、変換されて初めて体が利用できるようになりますが、セロリジュースのビタミンＣは変換の必要がありません。体に取り込んでそのまますぐに免疫系を強化することができるのです。これは多発性硬化症（ＭＳ）を患う、つまり体がＥＢウイルスと闘っており、免疫系に強力なサポートを必要としている人にとって、この上ない援軍だと言えます。

セロリジュースだけでも、多発性硬化症（ＭＳ）の治療において最も効果のあるツールの一つになりますが、『メディカル・ミディアム』シリーズにある、この病を根本から解消する他のツールと併用すれば、多発性硬化症（ＭＳ）に苦しむ人々はこの病の様々な症状から完全に自由になることができます。

筋痛性脳脊髄炎／慢性疲労症候群（ＭＥ／ＣＦＳ）、慢性疲労免疫機能不全症候群（ＣＦＩＤＳ）、全身性労作不耐性疾患《ろうさふたいせい》（ＳＥＩＤ）

近年、慢性疲労症候群（ＣＦＳ）を言い換えた病名が右記のようにいくつか登場しました。この中には、慢性的に疲れており、脚がセメント袋を引きずっているかのように重く感じられ、一定時間起きていることや眠ることができず、日常生活を送ることさえ困難になる多くの症状に苦しんでいる、と患者が訴えたことを、医科学研究がようやく信じるようになって生まれた診断名があります。さらに医学界がこのような病状を真剣に受けとめるようになると、脳の炎症が要因の一つであることに気づき、「脳脊髄炎」（脳と脊髄の炎症）のような病名が使われるようになりました。慢性疲労症候群（ＣＦＳ）を医学界が認めるかなり前に、私はこれが〝本物の病〟であることを知っており、神経系の炎症によるものだと説明していました。この病は、私がこれまでずっと言ってきたようにＥＢウイルスが原因で、これは、この病を患う世界中の何百万という人々すべてに言えることです。より深刻な筋痛性脳脊髄炎／

慢性疲労症候群（ME／CFS）の場合は、EBウイルスの中でももう少し攻撃性が高く、神経系全体に炎症を起こさせる強い神経毒を放出する特定の株が原因です。脳の神経でさえこの影響を受け、ブレインフォグの症状が出たり、頭が混乱したり、歩行の際、力強く歩くことができなくなったりします。

あらゆるウイルス感染と同様、この場合もセロリジュースが最強の武器になります。EBウイルスはセロリジュースに含まれるナトリウム・クラスター・ソルトの攻撃を避けることができません。筋痛性脳脊髄炎／慢性疲労症候群（ME／CFS）を患う人の免疫系は弱っていますが、セロリジュースの微量ミネラルは白血球を力づけます。セロリジュースのビタミンCを栄養にして免疫系は強化され、病気の原因であるEBウイルスを探し出して破壊することができるようになるのです。

現代において、筋痛性脳脊髄炎／慢性疲労症候群（ME／CFS）を患う人のほとんどは、ライム病の診断も受けていることにもお気づきでしょうか。この関係がわかりますか？　この二つの病の背後には、昔からずっとEBウイルスが存在しているのです。これらは二つの異なる病だと誤診されてきましたが、もう皆さんもおわかりの通り、両者の原因は同じです。セロリジュースはEBウイルスによる神経系の病を癒すのにめざましい効果を発揮するので、筋痛性脳脊髄炎／慢性疲労症候群（ME／CFS）であれ、ライム病であれ、または両方を患っている場合であれ、治療に非常に役立ちます。

関節リウマチ（RA）、乾癬《かんせん》性関節炎（PsA）、強皮症《きょうひ》

これらの病による関節痛はEBウイルスによって引き起こされた炎症が原因です。関節リウマチ（RA）と乾癬性関節炎（PsA）は患者自らの免疫系が関節を攻撃している病だと誤解されているのは、

医科学研究が自己抗体だと思い込んでいる抗体を特定したからです。しかし、先述したように、それらの抗体は免疫系が標的を誤ったためにできたものではありません。ＥＢウイルスが関節と神経の炎症を引き起こしているため、体ではなくそのウイルスを攻撃するよう、免疫系がそれらの抗体を作ったのです。セロリジュースは抗ウイルス性が非常に高いため、体からＥＢウイルスを除去し、関節リウマチ（ＲＡ）と乾癬性関節炎（ＰｓＡ）の症状を緩和します。

ところで、乾癬性関節炎（ＰｓＡ）は、言われているようにカルシウムの結石が原因で起こるものではありません。肝臓にひそむＥＢウイルスが体内の銅と水銀を取り込んで増殖し、血液中に神経毒を放出、その神経毒が関節部に溜まっているのが本当の原因です。この場合、ＥＢウイルスは皮膚症状を引き起こす皮膚毒も放出し、関節周囲の皮膚に湿疹となって現れます。乾癬性関節炎（ＰｓＡ）は患者の肝臓に溜まっている毒素の量と体が感染しているウイルスの量により、様々な形で発症します。セロリジュースはその要因となる銅と水銀の毒素を肝臓から除去するので、それだけでも、有毒な重金属というウイルスの好物の〝エサ〟がなくなり、ウイルスの量が低下します。同時に、セロリジュースのナトリウム・クラスター・ソルトは体のあちこちに溜まっているＥＢウイルスの除去も促すので、患者はようやく快方に向かうことができるのです。

強皮症の場合、体内の水銀や銅を取り込みながら増殖するＥＢウイルスのある種の株が放出した皮膚毒、神経毒が原因となっています。この株は特に農業用の殺虫剤や防カビ剤の毒素を好んで取り込み、栄養にします。その結果、皮膚毒が放出され、皮膚の熱感と深部組織の痛みの原因となります。セロリジュースの浄化作用は肝臓内の殺虫剤や防カビ剤、除草剤の毒素を無力化し、体からの排出を促します。

さらに、セロリジュースは皮膚毒を排出する働きも助けるため、強皮症の症状を緩和します。

自己免疫の働きの異常による皮膚疾患

典型的な皮膚疾患

私が「典型的な皮膚疾患」と呼ぶものには様々な種類があります。これは一般的なEBウイルスが肝臓内に堆積したアルミニウムや銅、殺虫剤の毒素を取り込んで増殖し、乾燥肌やフケ、肌が荒れて皮膚が斑点状に変色するなどの症状を起こす病気です。セロリジュースはこのような軽度のEBウイルス感染からの回復を助けつつ、一方で長年体内に蓄積したDDTなどの殺虫剤の毒素を除去し、体内のアルミニウムや銅の有害な副産物を無毒化します。

脂漏性皮膚炎は脂肪肝やその予備軍であることが原因で起こり、血液もドロドロになっています。この症状にはウイルスは関わっていません。肝臓に溜まったあらゆる毒素が体外に排出される代わりに体の表面の皮膚に到達するため生じるのです。セロリジュースはこの溜まり過ぎた毒素を排出し、肝臓細胞を若返らせることによって肝臓を活性化します。そのおかげで肝臓は、その多くが医科学では未発見の、2000以上ある化学的機能を果たすことができるようになります。その中でも重要なものの一つに、肝臓が皮膚などの他の臓器に栄養素を送るという機能があります。これがうまく機能できるようになれば、脂漏性皮膚炎は改善します。

アトピー性皮膚炎、乾癬、酒皶《しゅさ》、光線角化症

アトピーや乾癬は、肝臓がヘルペス科のウイルスに軽度感染していることが原因です。なかでも最も一般的なのはEBウイルスです。そのウイルスが、肝臓に蓄積した有毒な銅や水銀を〝エサ〟として取り込み、〝排泄〟すると、排出された重金属は皮膚毒に変わります。そのような皮膚毒が溜まり肝臓から流出すると、体の外側、最終的には真皮の下層に到達します。体はその皮膚毒を皮膚から排出しようと押し上げますが、これによりアトピーや乾癬など100種類近い湿疹の症状が皮膚の表面に生じます。しかし、これらのいかなる湿疹も、免疫系が皮膚を攻撃しているから起こっているのではありません。それはアトピー性皮膚炎や乾癬の本当のメカニズムを理解していない誤った解釈です。

セロリジュースは皮膚の栄養になるため、飲むと皮膚に驚くべき改善が見られます。飲み続けることでアトピーや乾癬も消滅します。セロリジュースのクマリンという成分が皮膚の内側を通って皮膚の表面（肌）に到達するので、皮膚を内側から生き生きと蘇らせるのです（クマリンの詳細については第7章を参照）。これにより、皮膚細胞の衰えや死滅も減少し、皮膚の神経、血管、血液の循環が強化されます。セロリジュースの特殊なビタミンCは、肝臓特有の免疫系が体内のいかなるウイルスとも闘えるよう、その回復を助けます。

酒皶《しゅさ》はアトピー性皮膚炎の一種で、顔や首が様々な形状で赤くなります。セロリジュースが、主に水銀によって形成され、EBウイルスの〝エサ〟となる小腸の毒素の排出を促し、ナトリウム・クラスター・ソルトが腸のウイルス量を下げ、水銀の毒素や副生成物を無力化させると、酒皶《しゅさ》も改善し始めます。さらにEBウイルスの〝エサ〟のもととなる卵や乳製品、グルテンなどの食品を除去すると、そのプロ

セスが早まります。

光線角化症もアトピー性皮膚炎の一種です。これは水銀やある種の銅の毒素を取り込んで増殖するウイルスの軽度の感染が原因です。セロリジュースは酒皶《しゅさ》やアトピーを改善するのと同じように、重金属を排出し、隠れたウイルスを破壊し、光線角化症の症状を改善します。

さらに深刻なアトピー性皮膚炎や乾癬を患う人は、大抵、肝臓により多くの有毒な重金属やウイルスが存在します。そのような人がセロリジュースを飲み、肝臓の浄化が始まると、有毒な重金属の排出とウイルスへの攻撃が開始され、その結果、大量のウイルスが死滅します。ウイルスが死滅することによって通常より多くの皮膚毒が放出されるので、アトピー性皮膚炎と乾癬が大幅に悪化したように思われることがありますが、これは一時的な好転反応だということを覚えておいてください。この場合は、セロリジュースの量を減らし、様子を見てください。セロリジュースは最終的に皮膚病を治してくれる最強の味方です。第8章「健康を取り戻すためのさらなるアドバイス」を読み、『メディカル・ミディアム』シリーズの他巻を参照し、皮膚の改善のためにできる様々な方法を学んでください。

人は健康に関するアドバイスを広く求め、効果のあまりない方法も試したりします。セロリジュースのような新しい方法を始めると同時に、新しい食事法など他の方法も併用することもよくあります。しかし、そのような他の方法が病状を悪化させることもあります。セロリジュースを始めたばかりのときに症状が悪化すると、しばしばセロリジュースが原因ではないかと疑われます。もしセロリジュースに反応して症状が悪化していると思ったら、セロリジュースを飲み始めた頃に、他の食事法も始めなかったか思い出してください。セロリジュースのおかげでウイルスが大量に死滅したり、肝臓がデトックスされる結果としての好転反応ではなく、もしかしたらあなたがウイルスの〝エサ〟になる物を食べていて、そのために皮膚の症状が悪化しているということもあり得ます。健康に良くない食べ物を避ければ（第８章参照）、自らの癒しを助けることになります。

硬化性苔癬《こうかせいたいせん》

この皮膚疾患は銅や水銀、先祖から受け継いだＤＤＴ（超強力殺虫剤）の毒素と、ウイルスの軽度感染の相互作用により起こります。セロリジュースは肝臓に蓄積したＤＤＴの毒素や有毒な重金属を分解、除去し、同時にウイルスの量を低下させるので、摂取し続けることで患者は快方に向かいます。

全身性エリテマトーデス型湿疹

このタイプの湿疹はＥＢウイルスが水銀やアルミニウムを取り込み、皮膚毒を産出し、その毒素が皮膚の重要なリンパ腺が集中している部位に到達することで起こります。全身性エリテマトーデスという診断のもとになる、蝶が羽を開いたような形をした湿疹（蝶型紅斑《こうはん》）や、他の形状の湿疹が顔に表れます。繰り返しますが、これは体が自らを攻撃しているのではありません。軽度のウイルス感染が原因なのです。全身性エリテマトーデスを患う多くの人々は、血液検査でＥＢウイルスに感染していることが検知されます。それでも大抵は、検知されたＥＢウイルスが紅斑と関係づけられることはありません。全身性エリテマトーデスの患者がライム病専門医を訪ねたとしたら、ライム病という診断も受けるかもしれません。患者に出ている症状がすべて同じ源、つまりＥＢウイルスから発生しているとは、ここでも気づかれないのです。セロリジュースはこれらすべての症状に効果があります。ナトリウム・クラスター・ソルトは症状の根底にあるウイルス感染を緩和し、湿疹を生じさせている皮膚毒を中和するからです。

白斑《はくはん》

セロリジュースは、白斑の原因となる血液中に浮遊するアルミニウムの副産物を無毒化するので、この病の治癒にも役立ちます。医科学研究は、白斑の原因がヒトヘルペスウイルス6型（HHV－6）やEBウイルスなどのウイルスで、それらが肝臓などに溜まったアルミニウムや微量のホルムアルデヒドを〝エサ〟にし、アルミニウムが主成分の皮膚毒を排泄して、それが皮膚に侵入し、皮膚細胞のメラニン色素を破壊することで、このような症状を発症していることを知りません。このような経過をたどり、白斑や様々な皮膚の色素異常が起こるのです。免疫系が皮膚の色素を攻撃しているのではなく、れっきとした原因がある病気です。セロリジュースは原因であるウイルスを攻撃し、肝臓などに溜まったアルミニウムと微量ホルムアルデヒドの排出を促し、体を治癒へと導きます。

平衡機能障害

回転性めまい（メニエール病など）、浮動性めまい

平衡機能障害に悩む人は多く存在します。部屋がグルグル回るというような深刻な症状（回転性めま

い）を患う人もいれば、船の上で揺られている感覚のような軽い症状（浮動性めまい）の人もいます。ケガや脳震盪《のうしんとう》、脳腫瘍など、明らかにめまいの原因となるものがないのであれば、この症状は医科学研究学にとって謎に満ちたものになります。予期せぬ平衡障害はすべて、実は迷走神経と関係があります。

迷走神経は実は２本の脳神経で、脳幹から首、胸と降りてきて腹部までつながっている非常に繊細な神経です。体内でＥＢウイルスが放出した神経毒は、迷走神経の最大の敵の一つであり、それにダメージを与えます。ＥＢウイルスが活動すると、それが放出する神経毒は迷走神経に付着して腫れを起こさせます。神経の部位によって腫れの度合いは異なります。胃の近くの神経の枝分かれする部分で、その末端のみ腫れている場合もあれば、胃より高い胸のあたりの神経が腫れ、胸が締め付けられるように感じたり、呼吸困難に陥ったりする場合もあります。呼吸器の専門医に診てもらっても、肺には何も異常がないと診断され、この苦しみの原因はわかりません。神経毒が迷走神経の脳内の起点の部分に炎症を起こさせる場合もあります。これはむしろ、迷走神経に関係する脳の炎症と言えるもので、このために船の上で揺れているような感覚が起きたり、首をわずかに動かしたり、捻《ひね》ったりしただけで部屋が回転しているように感じ、吐き気をもよおしたりするのです。めまいや平衡機能障害の深刻度は、ＥＢウイルスが好んで隠れている肝臓の状態に左右されます。それを知るために、ウイルスを強化させる食べ物を食べていないか、ウイルスの〝エサ〟になる殺虫剤や防カビ剤にどれほど晒されてきたかを考える必要があります。

ところで、メニエール病はカルシウムの結晶や結石（耳石《じせき》）が剝がれて内耳に入ることが原因だと言われることがよくありますが、これは誤りです。めまいを訴えている患者が、医者から納得のいく答えを得たと感じられるように〝作られた〟理論なのです。実際、様々なめまいや他の平衡機能障害と耳石は何の関係もありません。メニエール病は軽度の慢性的なウイルス感染が原因のれっきとした神経の病気なのです。

セロリジュースは史上最高の抗炎症剤の一つです。セロリジュースはこれらの病のいずれの症状も安定させ、平衡機能障害の問題のすべての解消に役立ちます。セロリジュースの成分は簡単に脳に届き、その微量ミネラルが神経を回復させ、迷走神経などの中枢神経を含む神経全体に栄養を与えます。同時に、ナトリウム・クラスター・ソルトはEBウイルスを破壊するのみでなく、肝臓などに潜むある神経毒や殺虫剤、除草剤、防カビ剤、その他の毒素に付着して、体外への排出を促し、迷走神経への影響を緩和します。迷走神経が神経の表面に付着した神経毒に反応している場合、セロリジュースは磁石のように神経毒を引き寄せ、神経からそれを剝がします。要するに、セロリジュースはあらゆる汚染物質や毒素、特にEBウイルスに由来する神経毒を迷走神経から除去してそれを排出するのです。

腹部膨満感

セロリジュースが腹部膨満感を緩和する理由はたくさんあります。まず、セロリジュースを飲むと肝臓が活性化され、胆汁が増産され、貯蔵量が増えます。胆汁がより多く分泌されると、最近のハイファット（高脂肪）食事法の流行で多くの人が食べる脂肪（それが健康に良いか否かにかかわらず）を分解、消化する働きが強化されます。この豊富に分泌される胆汁は、腹部膨満感などの症状の原因となる日常的に食べている脂肪や、過去に食べて腸壁にこびりつき硬くなった脂肪を分解することができます。

また、セロリジュースは肝臓と同時に、胃腺（胃の内側をおおう粘膜を構成する分泌腺）も活性化します。これらの胃腺は、タンパク質などの栄養素を消化、分解するのに欠かせない胃液を大量に分泌しますが、タンパク質がうまく消化されず腸内で腐敗すると、ガスが発生し腹部膨満感につながります。事実、多くの慢性的な腹部膨満感はこれが原因です。セロリジュースのナトリウム・クラスター・ソルトは胃腺に入り込み、細胞に栄養を与え、保存料や天然香料（天然フレーバーとも呼ばれていますが、実際は化学調味料がたっぷり入っています。詳細は『メディカル・ミディアム』参照）などを含む食品に用いられる毒性の化学物質からもたらされたいかなる毒素も排出させます。胃腺に活力が戻ると、より強力な塩酸（実は7種類の酸からできています）をよりすばやく分泌できるようになります。これにより、タンパク質の分解が促されるのです。

セロリジュースは、小腸内細菌増殖症（ＳＩＢＯ）の原因となる連鎖球菌のような病原体も殺します。体に必要のない連鎖球菌のような細菌のコロニーは、腸内にある未消化のタンパク質や脂肪を取り込み、アンモニアを放出します。そのアンモニアは消化管を上昇しながら、胃や口にまでたどり着き、歯茎が痩せたり虫歯になったりなどのダメージを与えます。セロリジュースは連鎖球菌などの病原体を死滅させ、その消化酵素は腸管での食べ物の消化を助けるので、膨満感が緩和されます。

腹部膨満感の原因（「胆汁の不足」「胃の塩酸の不足」「病原体によるアンモニアの放出」）のうちの一つか二つ、あるいはすべてを同時に抱えている人もいますが（ほとんどの場合、二つ以上です）、原因にかかわらず腹部膨満感は大抵、肝臓病の初期徴候です。セロリジュースは肝臓を助けるので、この事実を知るとなおさら摂取する必要性を感じるのではないでしょうか。

ブレインフォグ

ブレインフォグ（頭の中にモヤがかかったようになり、思考が困難になる症状）には大きく分けて二つ原因があり、患者がそのうちの一つだけを抱えている場合もあれば、両方が混在している場合もあります。まず、ブレインフォグの主な理由の一つに、一般的なEBウイルスが肝臓に棲みついている軽度のウイルス感染が挙げられます。私たちが日常生活を送りながら体に摂り込んでいる毒素、つまり薬や有毒な重金属（水銀、アルミニウム、銅等）、溶剤、石油化学製品等の毒素をEBウイルスが取り込むと、神経毒が放出され、それが血液に侵入して脳に到達し、電気インパルスの振幅を減衰させ、ショートさせたり、神経伝達物質の力を弱めたりします。その結果、ブレインフォグが起こるのです。しかし、医科学研究はこの原因にまったく気づいていません。

ウイルス性のブレインフォグを抱えている人は、通常は脳自体にウイルスは存在しません。その代わり、肝臓がウイルス感染を起こしているのです。セロリジュースに含まれる化合物は肝門静脈を通り肝臓に入ります。そこからナトリウム・クラスター・ソルトが肝臓にあるウイルス性の神経毒に付着して無力化し、同時に、脳に到達しブレインフォグを引き起こす前にEBウイルスも無毒化します。

ブレインフォグの二つ目の理由は脳に蓄積している有毒な重金属です。水銀とアルミニウムは脳に溜まっている最も一般的な重金属で、これらは電気インパルスの働きを妨げます。電気インパルスは有毒な重金属の堆積物にぶつかるとショートする傾向があり、その結果、明確な思考をするのが困難になります。ブレインフォグは一般的に考えられているよりも複雑なのです。その症状は何百種類もあり、人によって経験する症状も異なります。なお、ブレインフォグがそれほど多様な症状をもたらす理由の一つは、重金属が脳内で蓄積する場所が人により異なるからです。脳全体に散らばっているような人もいれば、特定の箇所に集中している人もいます。さらに、脳に存在する重金属の種類や組み合わせ、量も人によって異なります。

セロリジュースに含まれるナトリウム・クラスター・ソルトは、神経伝達物質と電気インパルスの働きを強化し、それにより神経物質が早く、より遠くまで到達することができるようになります。正しい燃料があれば、電気の源である脳内の「炎」はより明るく燃え盛り、思考が明晰になります。その炎の正しい燃料を、セロリジュースのナトリウム・クラスター・ソルトは供給するのです。さらにナトリウム・クラスター・ソルトは重金属を無毒化し、脳から剝がし、根こそぎ排出します。

脳内に蓄積した重金属の酸化もブレインフォグの原因になります。酸化の原因が重金属の劣化であるにせよ、脂肪過多の食事による血液中の高脂肪分であるにせよ、有毒な重金属は酸化するとその成分が漏出《ろうしゅつ》し、さらに脳機能を阻害します。セロリジュースはそのような酸化物質を無害化して分解するため、神経や脳組織の内側や表面に付着していた重金属は消え、脳細胞が重金属汚染から解放されます。その結果、電気インパルスや神経はより自由に機能を果たすことができるようになり、ブレインフォグの緩和につながるのです。

もろい爪、爪甲縦条《そうこうじゅうじょう》、爪白癬《はくせん》

セロリジュースは、肝臓を修復することによって、弱くもろい爪や縦に筋のある爪（爪甲縦条）などの爪のダメージを改善します。そうです、肝臓から毒素を流し出すことによって、爪が健康になるのです。その効果の理由は、体にとっても大切なミネラルである亜鉛にあります。肝臓は食べた物に含まれる貴重な亜鉛を探しては取り入れ、体の癒しに使える形に変換します。肝臓の機能が鈍っておらず、良好であれば、このように変換された亜鉛を血管に送り、爪の改善に役立てることができるのです。亜鉛は体にとって大切なミネラルです。爪に問題があるということは、肝臓に問題があり、そこに亜鉛が不足していることのサインです。セロリジュースには体がすぐに使える形で亜鉛が含まれており、爪の改善に大きな効果があります。

爪が白癬菌という真菌に侵されている場合（爪白癬）も、セロリジュースを飲み続けることによって改善します。ナトリウム・クラスター・ソルトは体に必要のない真菌を分解・破壊します。症状が重度の場合、さらなる治療法を行う必要がありますが、セロリジュースの摂取と他の治療法を組み合わせると、本当に劇的な効果が現れます。詳細については第8章「健康を取り戻すためのさらなるアドバイス」を参照してください。

癌《がん》

ほとんどの癌の原因はウイルスです。そうでない非常に珍しい癌は、有毒な化学薬品、または工業化学物質が引き起こしています。アスベストはウイルスが存在しなくても癌が発生する原因となる毒素の例ですが、癌の大多数はウイルスが関わっています。より具体的には、ウイルスが毒素を取り込んで癌を作り出しているのです。しかし、ウイルスと毒素が同時に体内にあるからといって、必ず癌になるわけではありません。あるウイルスが突然変異した特定の株によってはじめて癌が生じ、強力な毒素というウイルスの〝栄養〟が十分にある場合のみ、発病に至るのです。

ある特定の攻撃性の高いウイルス株が、ある特定の強い毒素を取り込むと、ウイルスは毒性の老廃物を排出しますが、それは、ウイルスが〝食べた〟毒素よりもさらに毒性が強くなります。この老廃物は健康な細胞を繰り返し毒で攻撃します。こうして健康な細胞は死滅し、その死骸はウイルスがより活性化するための燃料となります。このサイクルは細胞が突然変異し、癌細胞になるまで続きます。一方でウイルスも突然変異し、最終的に癌細胞に変化します。ウイルスや毒素は体内のどこにでも移動することができるため、このプロセスは体内のあらゆる箇所で生じる可能性があります。

セロリジュースは最も効果のある癌予防の薬の一つです。セロリを毎日２、３本食べることも非常に健康的ではありますが、セロリジュースのような薬効はありません。次の章で推奨されている量のセロリジュースを飲めば、癌を予防あるいは治療しようとしている人に二つのことが起こります。まず、ウイルスの燃料となる毒素（体の外から侵入する環境ホルモンや、重金属、薬剤、プラスチック、その他の石油製品などに含まれる毒素）が排出されます。セロリジュースはこれらの毒素に付着し、それらを分解し、肝臓などから排出させます。体内の毒素の量が減ると、癌を予防できる確率が高まります。すでに癌と闘っている場合は、進行を遅らせ、上述した毒素を除去することでさらなる癌の発生を防ぎます。さらに、セロリジュースは抗ウイルス性があり、そのナトリウム・クラスター・ソルトは、攻撃性の高いウイルスを破壊する助けとなります。そのようなウイルスは毒素を食べてはさらなる毒素を排泄し、細胞にダメージを与え、変性させ、最終的に癌細胞に変えてしまいます。セロリジュースはウイルスを無力化し、癌が形成されたり、広がったりするのを阻害するのです。セロリジュースは毒素とウイルスの両方に効果を発揮します。

また、セロリジュースに含まれるビタミンCは容易に体に吸収され、癌を撃退する細胞の栄養源となるパワフルな抗酸化物質です。セロリジュースの植物性ホルモンは内分泌系を修復し、過活動を抑え、体の「闘争・逃走反応」を防ぎます。このストレス反応が起こると、恐怖の感情がアドレナリンの放出を促し、それが癌細胞の燃料となるので、植物性ホルモンのこの働きは重要です。

癌を患う人のほとんどは、自然療法あるいは西洋医療、またはそれら両方の分野で、高度に訓練された思いやりある医療専門家の治療を受けていることでしょう。現在行なっている癌治療法にセロリジュースを加えることを、ぜひ主治医に伝えてください。癌を克服したサバイバーの場合は、セロリジュースはウイルスの燃料となる毒素を集めて体外へ排出するので、再発予防に素晴らしい効果を発揮します。

悪寒、のぼせ、寝汗、ほてりなどの体温の変動

悪寒、のぼせ、寝汗、ほてり、などの体温の変動による症状はすべて、様々な毒素により肝臓の機能が低下していることに関係しています。毒素には、長年のストレス反応により分泌された毒性のホルモンや、水銀、アルミニウムなどの有毒な重金属、ＥＢウイルスやヒトヘルペスウイルス6型（ＨＨＶ-6）、帯状疱疹ウイルス、サイトメガロウイルス（ＣＭＶ）までをも含むウイルスの有毒な老廃物、薬剤や殺虫剤、除草剤、防カビ剤など様々なものが含まれます。大抵の人の肝臓はすでに高脂肪の食べ物（ヘルシーと言われる脂肪の場合でも）から自らを守ろうと必死で闘っています。その上、これらすべてにいっぺんに対処しなくてはならなくなると、肝臓も限界となりますが、これが人生のどの時点で起こるかは人によって違います。先祖から受け継いだ毒素によって生まれつき肝臓の動きが鈍い人は、悪寒やのぼせのような前述の症状が早いうちから現れます。多くの人は、30代後半から40代の初め、または50代で現れ始めます。

セロリジュースはこれらの症状すべてに効きます。肝門静脈を通って肝臓に入り、ダメージを受けた肝臓の細胞を生き返らせ、活力を与えます。毒素や細胞の残骸を剥がし、移動させ、神経毒や皮膚毒のようなウイルスの老廃物の毒性を中和し、脂肪細胞を分解、除去します。この結果、血液がきれいになり、血液が肝臓に再度流れ込むときには、毒性も低下しています。つまりセロリジュースは、ほとんどの人が長年肝臓に蓄えてきた毒素を減らし、肝臓を蘇らせるのです。肝臓が再生することにより、これ

らの「体温」にまつわる症状は改善します。また、セロリジュースを飲むだけでなく、食事を見直すとも大きな助けになりますので、第8章「健康を取り戻すためのさらなるアドバイス」も参照してください。

寒さ、暑さ、日光、湿気に対する過敏症、手足の冷え

気温に影響を受けやすい人は通常、神経系が過敏になっています。体の様々な箇所の神経やその末端、三叉神経からその他の顔面神経や坐骨神経に至るまで炎症を起こしているので過敏になっているのです。セロリジュースはその炎症の元に作用します。

極度の寒さや暑さに耐えられる人は、気温10度でも、痛みを感じるほど寒いという感覚が理解できないでしょう。風も、顔面神経が過敏になっている人にとっては噛みつかれるような刺激を与えます。そのような過敏症を患う人は、頻繁に頭痛や偏頭痛を起こしたり、平衡感覚が鈍ってめまいがしたり、定期的に回転性めまいを起こすことさえあります。また、寒い気候で気力、体力を消耗する一方、暑い気候でも同じくらい不調を感じます。長時間、日光を浴びることに非常に敏感な人もいれば、湿気に耐えられない人もいます。これらの症状にどのような名前を付けたとしても、あるいは医者が何という診断名を与えたとしても、その原因はどれも神経過敏です。

神経過敏の原因が身体的なダメージによるものではない場合、体内のウイルス量が高く神経が炎症を起こしているのです。EBウイルスのようなウイルスは、多くの神経過敏の原因です。それらのウイル

スは神経毒という老廃物を出し、神経毒は血流にのって移動し、神経に付着しては様々な規模の炎症（体の状態やウイルス量によって異なります）を起こさせます。これによって気温への過敏な反応が起こるのです。手足の冷えはこのようなウイルスの神経毒と、肝臓が活力を失っているために血行不良が起きていることが原因です。

セロリジュース特有のナトリウム・クラスター・ソルトはとても働き者で、直ちに神経毒に付着し、それを無毒化して攻撃性を低下させ、排泄や発汗によって体外へ排出されるよう促します。これにより神経の緊張が解け、回復に向かうことができるようになり、体中の神経の炎症がおさまっていきます。そうなると、湿度の高いときに体の自然な反応として浮腫《むく》んだとしても、神経へ以前ほど圧力がかからなくなるため症状に苦しむことがなくなります。さらに体中の神経を攻撃している神経毒が減少すると、寒さ、暑さに晒されても神経はより迅速に回復し、痛みや疲労・倦怠感が緩和されます。

絶え間ない空腹感

内臓にブドウ糖が不足すると、肝臓の栄養、特にグリコーゲン（貯蔵多糖類）を新たに貯蔵することが急務になり、絶え間なく空腹感を感じるようになります。しばしば肝臓は、長年の高脂肪型の食事により蓄積された脂肪細胞や毒素などのトラブルメーカーでいっぱいです。そのため、肝臓が食べた物からブドウ糖を受け取ることが困難になっており、常にたくさん食べているにもかかわらず、空腹を感じるようになってしまうのです。セロリジュースは肝臓からの毒素の排出を促し、脂肪細胞を分解して除去し、

「新鮮な果物やイモ類、カボチャなどデンプン質の野菜」に含まれるブドウ糖の吸収とグリコーゲンの貯蔵を再開できるようにします。私はこれらを「理想的な必須炭水化物（critical clean carbohydrates：CCC）」と呼んでいます。

便秘

排便がなくお腹が張っているようなとき、セロリジュースに含まれる消化酵素だけでも小腸内の食べ物の分解を助け、消化の働きを促します。さらにセロリジュースは慢性的な便秘にも効果があります。

便秘に苦しむ人の肝臓は大抵、機能が低下しています。若い人の場合は、生まれたときから先祖から受け継いだ毒素で肝臓に負担がかかっている可能性があります。それほど若くない場合は、何十年という年月を経て徐々に肝臓が疲弊したのかもしれません。もしかしたら、生まれつき肝臓に問題がある上、これまでずっと高脂肪型の食事を摂り続けてきたため、肝臓が負担に耐えきれなくなっているのかもしれません。過剰に負担をかけられ弱った肝臓は、胆汁の分泌が低下します。胆汁は食事に含まれる脂肪を分解するために欠かすことができませんが、胆汁が減ると、脂肪は分解、除去されず、腸内で腐敗し、有害細菌コロニーの〝エサ〟になります。

他にも消化を阻害されるのは、胃の塩酸の働きが弱まったときです。ダメージを受け弱った肝臓を補うために、胃腺が何年も塩酸を過剰に分泌せざるを得なかったとしたら、胃腺も弱り、胃液の分泌が減ることによって、タンパク質（植物性、動物性にかかわらず）が適切に分解されなくなります。そのようなタンパク質は腸内で腐敗し、同じく有害細菌コロニーの〝エサ〟になります。

有害な細菌が消化管に広まると炎症が生じ、腸の蠕動《ぜんどう》運動が大幅に低下します。すると小腸と大腸に細菌が集まる場所や腸管が狭窄《きょうさく》を起こし、便秘がいっそうひどくなります。そのため、近年、特に代替医療の分野において、便秘を患う多くの人は小腸内細菌増殖症（SIBO）と診断されるようになりました。医科学研究の世界では、小腸内細菌増殖症（SIBO）の主な原因となる細菌が連鎖球菌であることや、連鎖球菌にもまだ発見されていない何十もの種類があることが解明されていません。

セロリジュースのナトリウム・クラスター・ソルトは病原体を倒す最強の戦士です。ナトリウム・クラスター・ソルトは直ちに、連鎖球菌などの有害細菌コロニーを破壊し始めるので、セロリジュースは便秘や小腸内細菌増殖症（SIBO）に対する不可欠な治療薬になるのです。連鎖球菌は抗生物質には耐性を持つようになりますが、セロリジュースのクラスター・ソルトに対して耐性を持つことはできないため、効果がなくなることはありません。さらに前章でも述べたように、ナトリウム・クラスター・ソルトは善玉菌の栄養にもなります。

また、セロリジュースは機能が低下した肝臓に活力を与えるため、胆汁の分泌が再び強化されます。胃腺も回復させるので、塩酸の分泌も正常化します。塩酸を産生する胃腺は、その組織の栄養になるセロリジュース特有の微量ミネラルを見つけて取り込みます。

ときには便秘の原因が小腸や大腸の〝ねじれ〟であることもあります。このねじれは腸閉塞とは違い、腸周囲の結合組織［編注：各器官や組織をつなぐ組織］が弱ったせいで軽度のねじれが生じ、排泄が困難になっている状態です。これも毒素の溜まった肝臓のせいであることがよくあります。肝臓が毒素を浄化する負担が過剰になってしまったために、腸の周りの結合組織が浄化しきれなかった毒素や細菌、ウイルスに満たされ、衰弱してしまうのです。なお、それらの病原体は腸内に溜まることもあります。

食事の内容も関係があり、食物繊維の足りない人は蠕動運動を促す食べ物を多く摂取しなければなりません。多くの人にとって簡単にできるのは、食事全体に植物性の食べ物を追加することです。セロリジュースも蠕動運動を促すのに目覚しい効果があります（セロリジュースは繊維を含んでいなくても蠕動運動を引き起こします。繊維に関する詳細は第4章にある「セロリの繊維に関する疑問」と第7章「噂、懸念、誤った通説」を参照してください）。セロリジュースは自然な蠕動運動を引き起こします。日々の食事から十分な食物繊維を得ていないのであれば、セロリジュースを飲むことで蠕動運動が促され、食べ物が腸内をスムーズに移動できるようになります。さらに、セロリジュースは腸の内壁を再構築し、周囲の結合組織を活性化させて、ねじれを解消します。

さらに、感情的な要因による便秘もあります。長時間我慢したり、心配、ストレス、裏切りなど感情的な苦しみを抱えていたりすると、腸が緊張して不安定になり、便秘になることがあるのです。このような場合は、セロリジュースは脳の状態を改善するという大きな役割も果たします。セロリジュースの強烈な電解質の力が神経伝達物質を再生し、脳を落ち着かせ、リラックスさせるのです。セロリジュースのナトリウム・クラスター・ソルトが神経に入り込み、栄養を与え、脳の状態が改善すると腸の働きが正常化されます。

糖尿病（１型、1.5 型、２型）、高血糖症、低血糖症

低血糖症や高血糖症、ヘモグロビンＡ１Ｃ値の上昇などのインスリン抵抗症の初期症状は、肝臓の機能低下が原因です。肝臓が弱ると、脂肪分解能力が低下し、大量の脂肪が腸や他の臓器の周り、血液中に溜まります。その結果、インスリン抵抗症が起こるのです。さらに、肝臓に脂肪が溜まると、貴重な備蓄グリコーゲンという形でブドウ糖を管理・貯蔵する力を失います。肝臓は、脳や心臓に脂肪が溜まり過ぎて負担にならないようにと、身代わりになって自らに脂肪を溜め込みます。セロリジュースは肝臓を回復させるので、肝臓はそのようにして蓄積した脂肪を分解して押し流すことができるようになります。活力を取り戻した健康な肝臓は、インスリン抵抗症を防ぐために、必要に応じてグリコーゲンを貯蔵したり放出したりすることができるようになります。

肝臓を回復させるというセロリジュースの働きは、２型糖尿病にも役立ちます。『メディカル・ミディアム』シリーズ全体で推奨されている正しい食事とともに、セロリジュースは2型糖尿病の治療にとても大きな効果があります。セロリジュースやその他の食事療法によって肝臓が健康を取り戻したら、肝臓を構成する細胞が集まった肝小葉《かんしょうよう》も活性化し、溜まっていた古い脂肪は肝臓から除去され、ブドウ糖の貯蔵機能も正常に戻ります。膵臓も急速に活性化し始めます。胆汁の貯蔵量も増え、脂肪の分解と除去の力が強化されます。血液中の脂肪が減ると、炭水化物（ヘルシーなものも含め）が体内に入っても、しばしば2型糖尿病を引き起こす原因となるインスリン抵抗症が以前ほど容易に起こらなくなり

ます。

1型と1.5型糖尿病（LADA：成人潜在性自己免疫糖尿病とも呼ばれます）の原因は、病原体や物理的刺激によって膵臓に与えられたダメージです。ウイルスは膵臓に侵入して攻撃し、炎症を起こさせます。それにより慢性的な糖尿病になることがあるのです。専門家は1型と1.5型糖尿病は自己免疫疾患であり、体の免疫系が膵臓を攻撃しているのだと言いますが、これは誤りです。膵臓が物理的なダメージを受けていない場合、実は膵臓を攻撃しているのは体に侵入した病原体なのです。そして免疫系が膵臓を救おうと反応しているだけなのです。これらの病原体はナトリウム・クラスター・ソルトに激しいアレルギー反応を起こすので、セロリジュースは体内で体が病原体を死滅させるのを助けます。それに、覚えているでしょうか。セロリジュースの植物性ホルモンは、膵臓を含む体内のすべての内分泌腺を安定させ、強化します。つまり、セロリジュースを一定期間飲むと1型や1.5型の糖尿病の症状が改善するのです。もちろん、膵臓の中のウイルス量を低下させるために脂肪の摂取を減らし、適切なサプリメントを摂るなど、患者が治療により役立つ食事法を行うことも大切です。こうしてインスリン抵抗症が減少するにつれ、不足を補うためのインスリンの投与の必要性も低下します。

そもそもセロリジュースは糖尿病患者が飲んでも安全なのか、と時折尋ねられることがあります。もうおわかりだと思いますが、答えは「イエス」です。セロリジュースは糖尿病患者にとって、神からの贈り物です。彼らにとって良くないのは、卵やチーズ、豚肉、牛乳、バターを摂ることです。その詳細な理由と糖尿病の様々な種類を網羅した解説は『メディカル・ミディアム』を参照してください。

下痢

セロリジュースを摂取すると下痢になるという噂がありますが、実際は異なります。セロリジュースは下痢を緩和するのです。セロリジュースを飲んだら下痢をするという人は、それは一時的な好転反応であり、その人の腸に有害な細菌（連鎖球菌など）や真菌が大量にいること、もしかしたら少量のウイルスや粘液が固まったもの、カビや酵母菌までもが存在していることを示しているのです。肝臓も病原体のみならず、洗剤から一般的な洗浄剤、化粧品、香水やコロン、水銀やアルミニウム、銅などの有毒な重金属、ガソリンのような石油化学製品、殺虫剤、防カビ剤、除草剤などの様々な毒素でいっぱいである可能性があります。過敏性腸症候群（ＩＢＳ）を患っている人は、腸管や胆嚢《たんのう》、肝臓がすでに炎症を起こしています。体内に毒素や炎症がそれほどまである状態でセロリジュースを飲むと、ナトリウム・クラスター・ソルトが病原体を死滅させ、肝臓を浄化するなど、あらゆる箇所に働きかけたときに、下痢が起こるのです。クラスター・ソルトには解毒剤の働きがあり、体がどれほど毒素に侵されているかにより好転反応も異なります。病原体やその他のトラブルの元となる物質で体が満たされているような人は、480mlより少ない量からスタートして徐々に量を増やしていくのが無難でしょう。

セロリジュースを飲まなくても下痢をしている場合、その原因は様々です。一般的なのは卵や、牛乳、チーズ、バターなどの乳製品、グルテン、大豆やトウモロコシなどの食べ物に反応して症状が出ているというものです。それらの食べ物は胃から大腸、肛門に至る腹部全体に棲みついている病原体の〝エサ〟になります。連鎖球菌はそのような〝食べ物〟が大好きな病原体の代表です。ＥＢウイルスや帯状疱疹ウイルス、そして好戦的で攻撃性の高い種類の真菌（無害なカンジダ菌は含まれません）も同様です。これらの病原体が増えると、有害な微生物を抑え込む良い微生物が不足し、消化器内のバランスが乱れてしまいます。その結果、有害な病原体がさらに増殖し、小腸や大腸が慢性的に炎症を起こします。腸管にできた嚢《のう》（袋状の穴）が膨らんだり、腸管が場所によって縮んだりする現象まで起こり、クローン病やセリアック病、小腸内細菌増殖症（ＳＩＢＯ）、過敏性腸症候群（ＩＢＳ）、大腸炎に至るまでの診断が下されることになります。症状は軽度の腹痛から重度の潰瘍、原因不明の軽い下痢が続く、といったように多岐にわたります。

セロリジュースはこれらの有害な種類の菌やウイルスを破壊し、除去することにより、下痢の治癒に役立ちます。病原体の力を弱め、分解し、消化器官からの排出を促します。さらにセロリジュースの微量ミネラルや、特殊な保護・強化作用を持つセロリジュース特有の抗酸化物質は善玉菌の〝栄養〟になり、善玉菌が増えて消化器の回復を助けます。病原体の量が減ると、肝臓や腸は活力を取り戻して毒素を排出し、慢性的な炎症は劇的に低下し、下痢がおさまります。炎症が胃腸にとどまらず膵臓にまで生じている場合でも、セロリジュースは原因となっている病原体を除去し、膵臓の組織を回復させます。セロリジュースを飲み続け、特に『メディカル・ミディアム』シリーズにある食べ物やサプリメントに関するアドバイスに従えば、下痢は完治します。まずは本書第8章にあるアドバイスを参考にしてください。

皮膚の乾燥とひび割れ

皮膚の乾燥は体の水分不足を示す初期信号です。慢性的に乾燥し、ひび割れた皮膚は、しばしば脂肪と毒素の両方で満たされている血液が原因です。脂肪は健康的な皮膚に欠かせない酸素が真皮に入るのを阻害します。ほとんどの人は食事とともに大量の脂肪を摂取しており、ヘルシーな脂肪でさえも血液の粘性を上げ、酸素を減らすため、毒素が増えます。これらの毒素は皮下組織を満たし真皮を押し上げるので、皮膚はそれを排出しようとしてひび割れが生じます。脂肪が大量に蓄積して活動が低下した肝臓に毒素が溜まると、血液が汚れ、酸素不足になるため、もれなく皮膚の乾燥とひび割れの症状が起こります。

セロリジュースは肝臓を浄化し、毒素に付着してその力を弱め、体外へ排出します。さらに血液中の脂肪に付着して血液から除去し、体外への排出を促進します。ただ、皮膚の乾燥とひび割れをすばやく治す方法はありません。なぜならウイルスの残骸や有毒な重金属などの毒素で満たされ、活動低下した肝臓を癒すのには時間がかかるからです。

肝臓は自ら、毎日多くの毒素を排出しています。多くの人に言えるように、肝臓が大量の毒素を抱えこむと、その日々の活動が阻害されます。そして、大量の毒素は、肝臓が処理しきれなくなると血液に入り込んで皮膚まで到達し、真皮に充満するようになります。肝臓に過度の負担がかかっているので、トラブルの元になる物質の力を弱める余裕がなく、毒素が真皮に到達するときにはより攻撃性の高いものになってしまうのです。

肝臓のデトックスを開始すると（第5章にあるセロリジュース・デトックスのように効果があり、安全で健康的なデトックス法であれ、巷《ちまた》に無数に存在する真に役立たないデトックス法であれ）、肝臓は毒素を排出し始めます。その間も、毒素が真皮に入り込み、皮膚から排出されるため、皮膚が乾燥してひび割れる状態がしばらく続きます。セロリジュースを飲んだり、メディカル・ミディアムが推奨する他の方法を忍耐強く真面目に続ければ、時間はかかっても肝臓と血液から十分に毒素が取り除かれ、皮膚の乾燥やひび割れは完治します。

摂食障害

摂食障害には様々な種類や原因があります。主な摂食障害は拒食症、過食症、そして食べ過ぎ（過食性障害）です。これらの原因は心身の苦痛や極度のストレス、有毒な重金属の影響、（外見に対する）社会的期待のいずれかであったり、このうちの複数の原因が混在している場合もあります。慢性疾患も、消化器の不具合や何をいつ食べたらよいのかに関して混乱を引き起こすことがあり、それが摂食障害につながることもあります。さらに、気づかない摂食障害というものも存在します。事実、地球上のすべての人はある種の摂食障害を抱えているのです。それほど深刻なものでも、明らかなものでもないかもしれませんが、確かです。子供時代の問題や有毒な物質の影響などが原因となり、食べ物に対して心理的な障壁や負のパターンができてしまうのです。

セロリジュースはこれらすべての解消に役立ちます。まず、神経の伝達を助ける神経伝達物質の成分を補充します。ナトリウム・クラスター・ソルトと付随する微量ミネラルは脳にとって最良の神経伝達物質の成分を供給します。さらに、セロリジュースは神経細胞を強化し、脳内の電気がより自由に勢いよく流れるようにするため、精神的な傷がより速やかに癒えるようになります。電気インパルスが水銀やアルミニウムのような有毒な重金属（摂食障害の多くの原因がこれです）に阻害されなければ、自然に健康的な思考パターンが戻ってきます。セロリジュースは脳にとって最良の電解質の源であり、様々な摂食障害を回復に向かわせることができます。

さらにセロリジュースの植物性ホルモンが内分泌系全体の回復を助けることは言わずもがなです。摂食障害に苦しむ人は内分泌腺、特に副腎が弱っていることが多く、植物性ホルモンは副腎の回復に必須の化合物を提供するのです。植物性ホルモンは脳細胞間のコミュニケーションを助け、摂食障害の患者が精神面の問題を克服する上でもさらに力を発揮します。

また、セロリジュースは胃の塩酸を強化するので、食べ過ぎに苦しむ人の回復を助けます。その上、腸管に棲みついている有害な細菌を死滅させ、腸管の炎症も抑えます。その結果、消化器に問題があり、正常に食べることができなかった患者も健康を取り戻し、食べ物に対して恐怖や混乱を感じることがなくなるのです。

浮腫《むく》み

目や顔、首、手、上腕、足、足首、ふくらはぎ、腿《もも》、腹部の浮腫みや腫れぼったさ

患者が浮腫みや腫れぼったさに苦しんでいるにもかかわらず、心臓病や腎臓病、その他の直接的な原因を特定できない場合、これは医科学の研究にとってミステリーです。何百万もの人々があらゆる種類の浮腫みを抱えながら生活をしているのに、医者はその原因を説明することができません。医者は浮腫みが薬剤の副作用でもあることは知っていますが、ある薬の直接的な副作用として浮腫みが挙げられていなくても、その薬に肝臓の機能を阻害したり弱らせたりする性質があれば、それを摂取することで浮腫みが生じる可能性がある、ということは知りません。しかし、薬剤が関与していようがなかろうが、心臓や腎臓に関係しない浮腫みのほとんどは肝臓に関係しています。

浮腫みの原因となる肝臓のメカニズムは一体どのようなものなのでしょうか。浮腫みも、毒素に侵され機能が低下した肝臓がもたらすものの一つです。この場合、肝臓がウイルス感染していることがほとんどで、医者はそれに気づかず診断もされません。浮腫みや腫れを訴える人は他の症状も患っていることがよくあり、それがすべて、この検知されないウイルスの感染が原因であることに誰も気づきません。例えば、橋本病や線維筋痛症、筋痛性脳脊髄炎／慢性疲労症候群（ＭＥ／ＣＦＳ）、ライム病、関節リウマチ（ＲＡ）、多発性硬化症（ＭＳ）を患う人は、軽度から重度の浮腫みがありますが、そのすべての元凶は肝臓のウイルス感染なのです。そして、そのウイルスの種類は一つとは限りません。ＥＢウイルスや帯状疱疹ウイルスの様々な種類の株や変種など、多岐にわたります。連鎖球菌も肝臓内に広がることがあり、ウイルスと細菌の両方が膨大な量の副生成物を放出したり、死骸になったりします。このように毒性のヘドロのような物質が大量に肝臓に堆積した際の体の防御機構の一つに、その毒素をリン

パ系に送る、という働きがあります。その結果、リンパ系はその毒素を薄めようと水分を吸収して腫れますが、リンパ系はウイルスや細菌の副生成物や残骸を大量に処理するように作られてはいません。リンパ系は日常的に接触する環境汚染物質や体が作り出す毒素、また食べ物から摂取した毒素を処理するようにデザインされているのです。リンパ系は日々押し寄せるトラブルに対処するという主要な責任を果たしつつ、病原体のサンドバッグとして大量のウイルスや細菌の老廃物の攻撃を受けとめる役割まで果たすようにはできていないのです。

セロリジュースはこれらの老廃物をリンパ系から流し出します。さらに肝臓に潜む病原体を分解、破壊し、ウイルスの量を低下させるとともに、肝臓やその他の臓器の毒素に付着して血液に送り込み、体外への排出を促し、量も減らします。その結果、浮腫みもおさまります。

ところで、浮腫みの中の水分はきれいなものではありません。浮腫みの症状を引き起こす水分は大抵、黄色く変色しています。また、毒素やウイルスの老廃物で汚染されているので、粘液化してネバネバしています。セロリジュースのナトリウム・クラスター・ソルトは毒素を中和し、体内の水分を浄化する特殊な力を持つため、そのような粘り気のある変色した水分も浄化・再生します。そのような水分が体内を流れると、それに含まれる溜まっていた毒素も容易に排出することができます。

精神的な症状

不安神経症、双極性障害、鬱《うつ》病、神経過敏、気分のムラ、罪悪感、悲嘆《ひたん》、イライラ

イライラしたり、落ち込んだり、不安になったり、常に罪悪感があったり、気分にムラがあったりという状態でいたい人はいません。誰もが気分良く、幸福感に満たされ、思考がはっきりとした状態で心穏やかに暮らしたいと思っています。心の健康（メンタルヘルス）について考えるとき、私たちはいつもこの事実を忘れてはなりません。精神的苦痛で苦しむ人に、私たちは気持ちの問題だとか、物事の見方を変えるべきだなどと言いがちです。女性の場合、ホルモンの問題だと片付けられることもよくありますが、これは、医科学が心の健康について完全には理解していないことを表しています。

セロリジュースは私たち誰もが求めている、気分の良さや幸福感、明晰な思考、穏やかな心をもたらす一助になります。精神的苦痛の影に潜む真の原因である毒素がもたらす問題に、直接セロリジュースが働きかけるからです。人生における困難な出来事や状況のために、イライラしたり、不安になったり、悲しくなったりすることは当然ありますが、この場合、因果関係は大抵はっきりしています。セロリジュースは、精神的苦痛を感じる感情中枢（扁桃体）を含む脳の組織を活性化するので、このような症状が解消します。

しかし、人生になんら変化はなく、心を乱すきっかけも見当たらないのに慢性的な精神疾患が現れた場合は、背景に、誰でも体内にそれぞれ様々な形で持っている毒素が関わっています。人によっては脳の神経伝達物質や神経に、よりダメージを与える毒素を保有しており、心の健康状態が人によって様々である理由になっています。

なお、ほとんどの人が共通して持っているのは、重金属、あるいはウイルス性の毒素、または両方であり、大抵の場合、それらは肝臓の中に存在します。では、「ウイルス性の毒素」とはどういうものでしょうか。ウイルス（肝臓に隠れるのが大好きです）は、肝臓に蓄積された有毒な重金属や多くの人が健康に良いと信じている卵の脂質、合成化学物質などの好物を取り込むと、神経毒を放出する傾向があります（多くの人が卵を食べることは健康的だと教えられているのは、とても残念なことです）。これらの神経毒は体中に広がり、脳に到達し、神経伝達物質の働きを阻害し、脳の電気インパルスを弱めます。これにより、神経過敏、不安神経症、双極性障害と診断されるような行動や、イライラしたり、気分にムラが出たりなど感情の起伏が激しくなることがあります。これらの症状の程度は、肝臓が有毒な重金属から受けている影響の度合いや肝臓に棲みついているウイルスの量、またウイルスがどのように変異しているかによっても異なります。

これらの神経毒を放出するウイルスの代表はＥＢウイルスで、それだけでも60種類の株が存在しますが、株によって好物の〝エサ〟が異なります。人によって異なる体内に抱えた有毒な重金属や殺虫剤、除草剤、その他の毒素と、感染しているウイルスの相互作用により、神経過敏や鬱病などの症状の重さも変わってくるのです。また、肝臓が高レベルのウイルス感染を起こしていて、ウイルスが好物の殺虫剤や除草剤の毒素、グルテン、卵、乳製品を貪り、その結果大量に放出された神経毒が血液に流れて脳に到達し、軽度の鬱病や双極性障害、不安神経症を起こしているということもあります。

人によって体内のウイルス量や有毒な重金属の量も違うので、精神的な症状も人によってまったく異なるのです。神経毒が脳を侵し、神経伝達物質の成分を減少させ、機能を弱め、神経細胞の電気インパルスの働きを阻害することによって、どのような症状が起こるのかは十人十色です。

脳に侵入した有毒な重金属にも同じことが言えます。水銀やアルミニウム、銅、その他の重金属がどのように堆積しているか、またどれくらいの量があるのかによって、鬱病や双極性の行動、重度の悲嘆、理由のない罪悪感などがどのように生じるか、さらにそれによりその人がどう影響を受けるのかが大きく異なります。重度の双極性障害や鬱病の場合、脳にある有毒な重金属の量が多い傾向があり、それが電気インパルスや神経伝達物質の経路をショートさせているのです。

一般的な気分のムラは、大抵の場合、体内に過剰な毒素が侵入し、肝臓の活動が緩慢になったことが原因で、それらの毒素はさらに肝臓の働きを阻害します。悲しみなどの精神的苦痛は肝臓内の有毒な重金属やウイルスとの相互作用により、さらにイライラや神経過敏、不安神経症を大幅に悪化させることもあります。

セロリジュースが精神的な症状を緩和させるタイミングは人によって異なります。飲み始めて一週間でイライラが改善する人もいますが、重度の不安神経症や鬱病、その他の深刻な精神疾患を抱えている人はより多くの時間を必要とするでしょう。いずれの場合も、飲み始めてまもなく症状は抑制され、耐えられるものとなっていき、改善します。

セロリジュースを飲むことは意識に新鮮な空気を送り込むようなものです。脳に入り込んで毒素を集めて除去し、何年も神経毒や有毒な重金属の堆積物に侵されてきた脳組織を浄化する洗浄剤の役目を果たします。精神の健康を取り戻すセロリジュースの力の秘密はナトリウム・クラスター・ソルトにありますが、それは神経伝達物質を活性化して増強し、古びた部分を再生し、さらに完全な神経伝達物質の成分を供給し、脳の神経が本来の機能を果たすことができるよう手助けします。また、このクラスター・ソルトは、水銀やアルミニウム、銅などの有毒な重金属を含む脳内の毒素を収集し、無力化して除去します。さらに、神経伝達物質や神経に侵入した神経毒に結び付いて排出を促し、同時に脳細胞を活性化します。

ほとんどの人の脳は誤った食事（本当に体に良い食事が何なのか教えられていません）や過度のストレス、毒素の侵入により栄養が不足しています。この状態が続くと脳疲労が起こります。セロリジュースは脳のマルチビタミンのようなもので、脳全体の細胞を活性化し、働きを促進させます。また、脳が自らを癒す力を取り戻せるよう、細胞の一つ一つに浸透して脳を回復させます。同時に、精神に支障をきたす要因にも働きかけ、それを解消します。

さらにセロリジュースのナトリウム・クラスター・ソルトは、神経毒のそもそもの原因である病原体（ウイルス）の量を低下させます。ウイルスの外殻を剝がして分解し、衰弱させるため、免疫系がウイルスを死滅させることができるようになるのです。しかも、セロリジュースは肝臓も浄化し、副腎のサポートもします。セロリジュースに含まれる微量無機塩類は副腎にとって最高の燃料となります。神経過敏や不安神経症、気分のムラ、罪悪感、悲嘆、イライラ、双極性障害、鬱病のいずれかの症状に苦しむ人は、副腎が衰弱しているか、副腎疲労まで起こしているという問題も抱えています。それらの症状に伴う負の感情のために、副腎が常に「闘争・逃走状態」になってしまうからです。精神的な症状に加え、疲労にも耐えるのは副腎にとって非常に困難です。セロリジュースが副腎を活性化し、強化すると、回復に不可欠であるエネルギーが体に満ちてきます。

目の疾患

目に良い食べ物というと、ビタミンAやベータカロテン、カロテノイドが含まれるオレンジ色や赤色の色素を持つ食べ物がよく思い浮かびますが、さらに良いのは、抗酸化物質を含むベリー類です。抗酸化物質は、例えば野生種のブルーベリーの青色や、ラズベリー、ブラックベリーの黒味を帯びた色として表れます。だとしたら、緑色のセロリジュースがそれらの豊かな色合いを持つ食べ物より効力があるというのは信じがたいでしょう。しかし、これは本当なのです。

目の健康は医科学研究がまだ気づいていない毒素によって影響を受けます。なかでも有毒な重金属の毒素は目にとって最も有害です。微量の水銀は、金属製アマルガムとして歯の詰め物に使われ、そこから容易に目の細胞に入り込みます（金属製の詰め物を除去してもらう際には気をつけてください。そのプロセスで水銀が体内に流出する可能性もあるからです。詳細は『メディカル・ミディアム』参照）。水銀はさらに飲料水や魚介類にも含まれており、先祖代々、受け継がれていきます。精子や卵子に媒介されて水銀が子宮の中で先祖から受け継がれ、目に影響を与えるというのが最も一般的な経路です。つまり先祖から遺伝するのは病気そのものではなく、重金属の毒素なのです。あらゆる目の変性疾患には水銀が関与していますが、医科学研究がそれに気づくのはまだ何十年も先になるでしょう。遺伝性だとされる謎の失明の背後にも重金属が関わっています。体内に蓄積されたアルミニウムが水銀との接触により腐食し、その結果作られた有害な副生成物に、視力に関わる目の細胞が汚染されていることが原因なのです。

また、目の健康にとって有害な要素にウイルスの活動があります。ヘルペスウイルスが何年も体内で活動していると、最終的にそれが目に影響を及ぼすことがあります。ヒトヘルペス１型（ＨＨＶ－１）および様々な帯状疱疹ウイルスやＥＢウイルス、サイトメガロウイルス（ＣＭＶ）、ヒトヘルペス６型（ＨＨＶ－６）はすべて、網膜や目の他の部位を徐々に変性させる有害な毒素と副生成物を作り出します。セロリジュースは視力や目の回復に最も力を発揮する栄養を供給するものの一つです。この点では、地球上で最も目を守る力が優れている野生種のブルーベリーと同等であるか、それを上回る力をセロリジュースは持っています。野生種のブルーベリーが目に良いのは、含んでいる抗酸化物質が作用するからですが、セロリジュースが目を癒す作用に優れているのは、銅の毒素を体外へ排出するのを促すからです。ナトリウム・クラスター・ソルトには目に不可欠な、微量亜鉛や微量銅などの微量ミネラルが含まれていますが、微量亜鉛は、視神経を含む目の内外に存在するいかなるウイルスの活動をも阻害し、一方で微量銅は毒性の銅に付着し、その堆積物を解体し、目の外に排出し、血流にのせて最終的に体外へ出るよう促します。さらに微量亜鉛は、腐食を起こし、目の変性疾患を引き起こすきっかけとなる水銀とアルミニウムとの反応を阻害します。

さらにセロリジュースのビタミンＣはナトリウム・クラスター・ソルトと結び付いて目の細胞に入り、は目の組織の再生と回復を助けます。いかなる目の疾患もビタミンＣ不足が関わっています。というのは、目の問題を抱えているほとんどの人が肝臓に問題があるからです。過剰な負担により、働きが緩慢になり、機能不全に陥っている肝臓は、入ってくるビタミンＣをカスタマイズできません。つまり正しくメチル化し、体が使いやすい形に変換することができないのです。セロリジュースのビタミンCはすぐに目の細胞に〝点滴〟を施し、病から回復させるか、少なくともその進行を食い止めることができます。視神経に信号を送る脳内の神経細胞に対しても、セロリジュースのナトリウム・クラスター・ソルトが持つ神経伝達物質を活性化する力が役立ちます。この働きだけでも、重症度にかかわらず目に関わる様々な症状の改善につながります。

では、セロリジュースがどのように具体的な目の病や症状に役立つのかを見てみましょう。自分の症状が以下に挙げる中になくても、セロリジュースは必ず役に立つので安心してください。

白内障《はくない》

肝臓に殺虫剤や除草剤、防カビ剤、昔使われていたDDT（超強力殺虫剤）などの毒素が滞留しているために負担が過剰になり、ビタミンCが長期的に不足していることが原因です。セロリジュースは、体が利用しやすく効果が高いビタミンCを肝臓に供給し、負担を軽減して、白内障の進行を食い止めます。

色覚異常

子宮内、または誕生後すぐに、目の深部や全体がアルミニウムの毒性に晒されると色覚異常（色盲《しきもう》）が生じます。また、色覚異常の人はこのアルミニウムの毒性のせいで、歳をとるにつれて目の神経が過敏になる傾向があります。セロリジュースはこれらを予防し、症状を解消します。

先天性眼疾患

遺伝性だと考えられていますが、実は世代間で受け継がれていく間に体内に増えていく有毒な重金属が原因であることを医科学研究はまだ解明していません。水銀は先天性の眼球異常の一番の原因です。セロリジュースは水銀の毒素が体内に広がるのを防ぎ、大人になってからも、目の細胞がさらに水銀によってダメージを受けることを防ぎます。

結膜炎

結膜炎は連鎖球菌が原因の慢性の細菌感染症です。結膜炎には急性のものとなかなか治らない重症のものがあり、どのタイプに罹るかは感染している連鎖球菌の種類や、それが抗生物質に耐性を持つ強いものであるかどうかによります。セロリジュースはナトリウム・クラスター・ソルトと同時に体が即時に利用できるビタミンCを供給し、目の奥や眼窩《がんか》周辺に棲みついている連鎖球菌コロニーを攻撃し、感染力を抑えます。連鎖球菌にセロリジュースのナトリウム・クラスター・ソルトに対する耐性ができることはありません。

角膜疾患

長期におよぶ慢性のウイルス感染が原因で起こり、そのなかでもＥＢウイルスが最も一般的です。角膜に現れる混濁《こんだく》は、ウイルスが放出した副生成物が目の中に蓄積したものです。セロリジュースのナトリウム・クラスター・ソルトはウイルスを破壊し、感染力を抑え、目の細胞をウイルスから守ります。さらに目に不足していたビタミンCを供給します。

糖尿病性網膜症

網膜症を抱える人が糖尿病も患っていると、その二つは相関関係があると考えられていますが、それは間違いです。糖尿病を患っていないにもかかわらず、網膜症に罹っている人は大勢います。糖尿病を患う人もそうでない人も、網膜症を患う人は同じ問題を抱えています。つまり、肝臓が様々な殺虫剤や除草剤、石油化学薬品、溶剤、有毒な重金属の毒素、ウイルスによって過剰な負担がかけられ、働きが低下し、脂肪が溜まった状態になっているのです。網膜症を患うほとんどの人は、糖尿病患者であろうとなかろうと、大抵、高脂肪の食事をしています。糖尿病と結び付けられがちな糖分の多い食べ物（ケーキやクッキー、ドーナツなど）は糖分と同様に脂肪分も多く、この脂肪が、糖尿病と診断された場合でも、診断には至らずとも血糖値に問題があると診断された場合でも、肝臓に負担をかけているのです。肝臓はビタミンなど栄養素の貯蔵庫であると同時に運搬システムの役割も担っているので、肝臓が弱っているということは体が重度の栄養不足に陥っていることを意味します。そしてそれが原因で網膜症が起こるのです。セロリジュースは肝臓を浄化し、徐々に回復させるので、網膜症が改善されます。

ドライアイ

ドライアイのほとんどのケースは、慢性的な水分不足が原因です。ソフトドリンクやコーヒーばかり飲み、清潔で純粋な水やココナッツウォーター、生ジュース、新鮮な果物を十分に摂っていないと、長期間水分不足の状態が続くことになります。または、細胞に潤いを与える質の良い活性化した水分がほとんど含まれない加熱された料理ばかり食べていても、水分不足の原因になります。体が慢性的に水分不足だと、それはまず、ドライアイや皮膚の乾燥という症状として現れます。体は目や皮膚より、脳や心臓を守ることを優先するからです。そのような体にセロリジュースは潤いを与えます。まず肝臓が潤い、活性化し、「生きている水（生命力のある水）」の貯蔵庫としての機能を再生し、ほとんどの人々の体内に日常的に流れている毒素を含んで汚れた血液をきれいにします。そしてリンパ系にも水分を供給し、体中に大切な電解質を行き渡らせます。

ドライアイの症例の中には、副腎の機能低下が原因のものもありますが、その場合でも、セロリジュースのナトリウム・クラスター・ソルトは疲弊した副腎にも入り込み、潤いを与えます。

飛蚊症《ひぶんしょう》、光視症《こうしょう》

セロリジュースは視神経の炎症を抑えるため、飛蚊症や光視症を改善します（視神経の炎症が飛蚊症の原因だということに、医科学研究は気づいていません）。網膜や瞳孔などに顕著な損傷がなく、視界に白や黒の斑点や閃光が現れたりする症状は、ＥＢウイルスの神経毒が水銀などの重金属と反応し、視神経に炎症を起こさせていることが原因です。セロリジュースのナトリウム・クラスター・ソルトに含まれる強力なフラボノイドやビタミンＣは、視神経など、脳内やその周囲にある特定の神経をサポートします。神経に付着している神経毒を除去し、ウイルスの攻撃から神経を保護し、神経細胞に栄養を与え、視神経を再生させます。

緑内障

緑内障は目に侵入した様々なEBウイルスにより生じた炎症で、目に水分が溜まり、この炎症と水の貯留によって眼圧が高まることで起こります。セロリジュースのナトリウム・クラスター・ソルトと体がすぐに利用できる強力なビタミンCが目に入ると、免疫細胞を活性化し、EBウイルスの分解と破壊を助けます。

視力低下

原因不明の視力低下は、殺虫剤、除草剤、防カビ剤、石油化学薬剤等による毒素やウイルスによって、視神経内の神経細胞が衰弱したり減少したりすることが原因ですが、セロリジュースの摂取により、視神経を回復させることができます。セロリジュースには電解質が多いため、視神経細胞の回復を助ける働きがあるのです。さらに、微量ミネラルやナトリウム・クラスター・ソルトが視神経細胞に入り込むと、細胞が再生されます。これによって、視力のさらなる低下は妨げられ、視力の改善や回復に必要な自然治癒力が強化されます。

黄斑《おうはん》変性症

黄斑変性症は有毒な重金属とウイルス活動の相互作用により生じます。先述したように、セロリジュースは両方を排除し、問題を根本から解消します。

視神経萎縮

原因不明の視力低下の中でも重度の疾患で、有毒な重金属や石油化学薬剤、溶剤、殺虫剤、除草剤、防カビ剤の毒素、さらに場合によってはウイルス性神経毒までもが視神経に充満し、神経細胞が衰弱することによって起こります。この視神経細胞の衰弱は、目から脳への信号伝達を阻害します。視神経萎縮には純粋にウイルス感染だけが原因のものもあります。視神経を侵し、炎症を起こさせる最も一般的なウイルスはＥＢウイルスで、次がヒトヘルペスウイルス６型（ＨＨＶ-６）、そして帯状疱疹ウイルスと続きます。ウイルスが原因であることを理解していない医者は、この症状に様々な診断名を付けます。セロリジュースのナトリウム・クラスター・ソルトは視神経からウイルスを除去すると同時に、視神経細胞の回復を促すので、あらゆる部分で細胞が再生されます。さらに、セロリジュースは神経伝達物質の成分を補充するので、神経から情報を受け取る視神経付近の神経細胞の働きが強化されます。これにより、視神経萎縮が大幅に改善されます。

疲労・倦怠感

筋痛性脳脊髄炎／慢性疲労症候群（ＭＥ／ＣＦＳ）のように、理由もなく日常的に疲労感がある場合、原因は慢性的なウイルス感染ですが、一般的にはＥＢウイルスの感染です。有毒な重金属である水銀や殺虫剤、除草剤、調剤、石油製品などの毒素をEBウイルスが取り込むと、神経毒を排出し、それが体中に広がり、神経過敏やアレルギー反応を引き起こし、私が「神経疲労」と呼んでいる症状が生じます。

このような疲労は、セロリジュースの非常に強い抗ウイルス性により改善することができます。ナトリウム・クラスター・ソルトは体中を移動してウイルス性の毒素や活動中のウイルスそのものを見つけ出し、ウイルスの膜を剝がすので、ウイルスは徐々に衰弱し、分解していきます。同時に、ナトリウム・クラスター・ソルトは脳組織に充満し、神経細胞や神経伝達物質の活動を阻害したり、またはダメージを与えたりしながら自由に移動する神経毒や、心臓や肝臓、膵臓、肺にまで大量に侵入した神経毒も無害化します。毎日セロリジュースを飲み、これらの毒素を減らすことで、しばらくすると体にスタミナが戻ってきます。その他、抗ウイルス療法と併用すると、以前のような、あるいはこれまで経験したことのないほどのエネルギーが体に満ちるのを感じることでしょう。

もし疲労・倦怠感の原因が、副腎が限界に達したことによる副腎疲労で、日中は疲れていたかと思うと夜には元気になるという症状を呈していたり、日中、疲れを感じて昼寝をしなければどうにもならない状態であるとしたら、セロリジュースが含む最強の電解質が役立つとともに、そのナトリウム・クラスター・ソルトが副腎機能の改善や活性化をサポートします。副腎が活性化すると、過活動と活動低下を繰り返すことが止まり、働きが安定するため、副腎疲労が解消されます。副腎についての詳細は「副腎疾患」の項目も参照してください。

運動疲労にもセロリジュースが役立ちます。運動疲労は、運動の種類に関係なく、筋肉が酷使され、神経系が疲弊することにより生じます。ランナーやその他のアスリートはこの状態を〝伸び悩み〟だと感じます。ふだん運動しておらず、筋力や持久力を身につけていない人であれば、軽い運動を10分間行っただけでもこの状態に陥ることがあります。いずれにせよ、セロリジュースは筋肉を回復させる上で比類のない力を発揮する奇跡の飲み物です。また、ナトリウム・クラスター・ソルトは筋肉やその内部にある神経もサポートします。筋肉細胞はクラスター・ソルトを摂取し、それによって乳酸や、日々筋肉に取り込まれ蓄積している毒素を除去することができます。セロリジュースを毎日の習慣にすれば、疲労の回復も早くなります。

胆石

胆石が作られる場所は胆嚢《たんのう》だけです。しかし胆石の大元の原因は肝臓にあります。働きが鈍くなった肝臓は、体が利用不可能なタンパク質や大量の赤血球、ウイルスや細菌およびそのカスなどの毒素でいっぱいです。さらに私たちは呼吸や食事などを通して、またＤＤＴや有毒な重金属の毒素が先祖代々受け継がれることで、何百種類もの化学物質を体内に取り込んでいますが、体にとっては異物であるそのような毒素も肝臓に溜まっています。現代社会に生きる上で人間が受け取るこれらの毒素の量は、肝臓が処理できる量を超えています。医科学研究では発見されていませんが、肝臓は処理しきれないこれらの毒素の一部を胆嚢へ送り込んでいます。胆嚢の温度は、働き過ぎで過熱している肝臓より低いので、毒素が、高温の肝臓からより低温の胆嚢に移動すると、固まって胆石になるのです。また、胆石の成分がビリルビンあるいはコレステロールだと言われても、それは単なるビリルビンやコレステロールではありません。それは何十もの毒素の集合体で、医科学研究はそのほとんどを分析するに至っていません。実際は胆石は無害なものではないのです。

セロリジュースは胆石を溶かすと耳にしたことがあるかもしれません（メディカル・ミディアムの情報にはときどき起こることなのですが、ある情報の一部分だけが一人歩きして世界中に広まり、他のメディカル・ミディアムの療法とは切り離されてしまうのです。その結果、セロリジュースを飲む以外に何をしたらよいのか知らなかったり、どのタイミングでどれくらいの量を飲んだらよいのかも知らない人々が出てきます。これを読んでいる皆さんは、真の情報源にたどり着いたわけです）。セロリジュースが胆石の解消に役立つというのは本当です。ナトリウム・クラスター・ソルトが胆嚢に入ると、胆石にすぐにくぼみや穴を掘り始め、それはまるでスイスチーズのような形状になります。そしてまもなく、胆石は分解され、溶けてしまうのです。セロリジュースはさらに、負担過剰になっている肝臓を緩やかに浄化し、回復させます。セロリジュースほど効果的に肝臓をデトックスするものはありません。つまり、セロリジュースは胆石の形成を予防することもできるのです（胆石に関する詳細は「連鎖球菌が関わる症状」を参照してください）。

薄毛と抜け毛

原因不明の薄毛や抜け毛には副腎ホルモンの不足が関係していることがよくあります。副腎とはとても複雑です。医科学研究はまだ、副腎が作るホルモンのほとんどを研究するに至っておらず、副腎に対する理解は初期段階です。事実、副腎は、人生の様々な状況に合わせた56種類ものアドレナリンの混合液を作ります（これに関しては『メディカル・ミディアム』を参照してください）。さらに副腎はアドレナリンやコルチゾール以外のものも分泌しています。生殖ホルモンなど、非常に多くのホルモンも作っているのです。そのような複雑な働きをもつ副腎に対しても、同じように複雑な働きをもつセロリジュースが助けになります。

私たちの食事には副腎が必要とするものすべては入ってはいません。そのため、副腎には不可欠な栄養素が不足することがあります。先述したように、瘦せた土壌で育ったセロリでさえ、貴重なナトリウム・クラスター・ソルトを含んでいるため、どのようなセロリで作ったジュースでも、副腎組織が必要とするナトリウム・クラスター・ソルトをすばやく体内に送り届けます。副腎がセロリジュースのナトリウム・クラスター・ソルトを受け取ると、バランスを取り戻し、特殊なホルモンをさらに分泌し、毛包などの重要な部分に必要なメッセージが送られます。ホルモンが再び分泌されるようになると、毛包に肥料が与えられたような状態になり、毛髪の成長が刺激されます。

ストレスが減少し、人生がうまくいっていると感じることが一定期間以上続くと、抜け毛が減り、新たな毛髪が生えてくることもあります。それは副腎がより安定して、毛包をサポートすることができているからです。ストレスが高まると、これとは逆に、アドレナリンとコルチゾールが毛包を満たし、抜け毛が生じたりします。人生で起こることを常にコントロールすることは不可能ですが、うまくいっている時期もそうでない時期も、セロリジュースは副腎を助け、毛包の働きもサポートします。

頭痛

偏頭痛などの頭痛の原因は人それぞれです。種類が多過ぎるため、ここですべてを挙げることはできませんが、いくつかを詳細に見てみましょう（『メディカル・ミディアム』の偏頭痛の章で、さらに詳細について説明しています）。心配いりません。セロリジュースは頭痛の根本原因すべてを解消してくれます。

特に偏頭痛はいまだに医科学研究にとって謎の領域です。何百万もの人々が、原因もわからずに偏頭痛に苦しんでいますが、原因の一つは横隔神経や迷走神経、三叉神経が帯状疱疹ウイルスが排出した神経毒によって炎症を起こしているというものです（『メディカル・ミディアム』で述べているように、帯状疱疹ウイルスには30種類以上あり、実は知らずに感染している人は大勢います）。セロリジュースはこれらの重要な神経にとって抗炎症作用を持ちます。ナトリウム・クラスター・ソルトが含む貴重な微量ミネラルがこれらの神経の炎症を鎮めるので、神経は回復し、活性化します。さらに神経毒に付着し、神経にダメージを与えるその攻撃性を低下させます。つまり、セロリジュースは神経毒の毒性を緩和、無害化し、その結果、横隔神経や迷走神経、三叉神経の帯状疱疹ウイルスの神経毒に対する過敏性も抑えられるのです。セロリジュースのクラスター・ソルトがシールドとなり、神経を守るのです。

頭痛の別の原因として、脳細胞内に蓄積した有毒な重金属があります。水銀やアルミニウムなどの有毒な重金属の堆積物は、脳内の自然な電気インパルスの流れを遮断するため、脳が過熱します。電気インパルスは、脳細胞の組織をなめらかに自由に流れる代わりに、跳ねるような動きをするようになるので、脳が過熱するだけでなく情報処理や思考、その他の一般的な機能を果たすためにより多くのエネルギーが必要になります。セロリジュースは有毒な重金属に負けないように細胞の一つ一つに適切な栄養素を供給し、電気が自由に神経細胞間を流れることを可能にします。さらに神経伝達物質を強化するため、有毒な重金属が存在していても脳はきちんと機能できるようになります。

頭痛は、しばしば、汚れた血液による慢性的な脱水症状と酸欠状態が原因でも起こります。つまり、機能が低下した肝臓と、高脂質の食事のせいで、血液に大量の脂肪が入り込み、それが酸素の居場所を奪い、脳をはじめとする臓器内の酸素量を低下させているのです。セロリジュースは血液の掃除をして脂肪を除去し、体の主なフィルターの役目をしている肝臓に溜まった有害物質を排出させます。肝臓が活性化すると、肝臓が持つ重要な化学的機能の一つが回復します。私は「ラクダ効果」と呼んでいるのですが、ラクダが必要な栄養を脂肪に変えてコブに貯め、体の必要性に応じて利用するように、肝臓はリンゴなどのヘルシーな食物から貴重な水の分子を摂り込んで貯め、コーヒーや紅茶、ソフトドリンクなどの体から水分を奪う飲み物の「死んでいる水」に命を与えるために利用するのです。なお、セロリジュース自体も体に水分を供給します。その水分はすでに体内や血液中にある水分を活性化するのに最適な電解質の源であり、何百万もの人々が陥っているにもかかわらず、医者は気づいていない慢性的な体の水分不足を改善します。

セロリジュースはさらに、日常的な「闘争・逃走状態」において分泌されるアドレナリンが脳に到達することで生じる、ストレスが原因の緊張性の頭痛の解消にも役立ちます。セロリジュースが副腎を強化し、毒性のアドレナリンを中和するので、アドレナリンの急襲による頭痛を防ぐことができるのです。

動悸、異所性《いしょせい》の心拍動、不整脈

心臓の専門医が心臓疾患や動脈の血栓、その他の原因を特定できないにもかかわらず、あなたに動悸または異所性の心拍動、不整脈の症状があるとしたら、ホルモンの異常や遺伝が原因かもしれないと言われたことがあるかもしれません。しかしそれは誤りです。不整脈や動悸、その他の脈拍の異常は医者も本当の原因がわかっていません。これらの症状の真の原因は、肝臓が放出する粘性のあるゼリー状の物質が、僧帽弁や大動脈弁、三尖弁といった心臓の弁に溜まり、ベタベタにしていることが原因です。セロリジュースは、このゼリー状の物質の根本原因、つまりEBウイルスなどの病原体に作用します。

EBウイルスはほとんどの人の肝臓に棲みついており、その副生成物や死骸がこのゼリー状の物質を作るのです。この状態が何年も続くと、ゼリー状物質は肝臓に溜まり、ある日、容量の限界を超えてその一部が体内に漏出《ろうしゅつ》し始めます。そうすると、心臓が肝静脈を通してこの物質を吸い上げ、それにより心臓の弁が徐々に粘性を帯びてくるようになります。そして弁はだんだんと動きが悪くなり、脈がとぶ感じ（結滞感《けったいかん》）がしたり、心臓の拍動を喉のあたりに感じるようになるなどの症状が生じます。ゼリー状物質はプラークほど深刻なものではなく、危険でもありません。しかし、肝臓に問題があり、悪化する可能性を示唆するものであることから、解消するに越したことはありません。

セロリジュースは肝臓に入ると、このゼリー状物質を分解し、心臓の原因不明な動作に効果を発揮します。同時に、脱脂剤の働きをする未発見の化合物を肝臓が分泌する力も強め、ゼリー状物質の分解を促します。

さらにセロリジュースは、症状の原因であるＥＢウイルスのようなウイルスを衰弱させるので、ウイルスの老廃物の量が減り、堆積物も減少します。また、セロリジュースはすでに心臓に到達したゼリー状物質も解消します。セロリジュースの無機塩類が血流にのって移動し、心臓の弁に入り、そこにあるゼリー状物質を分解し、除去するのです。

高コレステロール

コレステロールは肝臓と密接な関係があります。コレステロールの問題は、肝臓の疾患の初期徴候なのです。肝臓はコレステロールを作り、管理し、貯蔵します。機能が低下した肝臓はまもなく毒素が溜まり（医者は見つけることができません）、機能に問題が生じ、コレステロール値が変化し始めます。これは肝臓の酵素の値（ＡＳＴ〈ＧＯＴ〉、ＡＬＴ〈ＧＰＴ〉、γ‐ＧＴＰ）の上昇が検査で判明するよりはるか前に起こることがあるので、肝臓と関係していることが見逃されてしまいます。

健康に良くないものばかりを食べている人のコレステロール値が良好であることを、不思議に思ったことはありませんか？　それは、その人の肝臓がまだ限界に達していないからです。一方、健康的な食事をしているように見える人が、医者にコレステロール値の問題を指摘される場合もありますが、その人の肝臓はそれまで長期間、過剰な負担に耐えてきて、限界に達し始めたところなのです。肝臓の状態は人それぞれです。EBウイルスや連鎖球菌のような病原体で満ちている肝臓もあれば、病原体だけでなく、有毒な重金属や殺虫剤、除草剤、防カビ剤、薬剤、プラスチックやその他の石油製品などの毒素までもが充満している肝臓もあります。肝臓の貯蔵庫がいっぱいになると、コレステロールを処理、変換、産生、貯蔵、精製する機能が低下するのです。

セロリジュースは高コレステロールの治療薬スタチンよりもずっと効果的に、コレステロールの問題の根本原因に作用します。肝臓に働きかけ、毒素や病原体を排出させ、浄化します。セロリジュースのナトリウム・クラスター・ソルトはダメージを受けた肝小葉を回復させ、ウイルスと細菌を減少させます。さらに、コレステロールに関わる肝臓の複数の機能を活性化し、肝臓が分泌する胆汁の働きを強化するため、脂肪の分解が促進されます。

高血圧

セロリジュースは血圧のバランスを整えます。ここでは高血圧を取り上げていますが、セロリジュースが血圧を下げるからといって、低血圧の人はセロリジュースを避けるべきだということではありません。セロリジュースはあなたの血圧がどうであれ、それに見合った働きをします。低ければ上げるように作用し、健康的な範囲であればそこで安定を保つよう作用します。高ければ……それは今から見ていきましょう。

心臓の専門医が心臓病や血栓、動脈硬化を見つけられないのに患者に高血圧の症状がある場合、それは医科学研究にとっては原因不明の謎の症状になります。一般的原因が存在しないのに生じている高血圧の真の原因が肝臓（具体的には毒素が溜まり働きが滞った肝臓）であることはまだ解明されていません。体のフィルターの役割を担っている肝臓は、体内にあるべきでないあらゆるものを取り込み、体の健康を守るためにそれらを溜め込んでいるため、長年の間に過剰な負荷に耐えられなくなります。肝臓から出る血液はきれいで新鮮であるべきですが、肝臓の負担が限度を超えると、毒素でいっぱいの汚れた血液を放出するようになります。心臓は、そのドロドロの血液を目の詰まった肝臓のフィルターから吸い上げるために労働負荷がふだんの10～50倍に増えます。そのために高血圧が起こるのです。これは医療検査では検知されません。働きの鈍った肝臓を検知する方法は確立されておらず、それどころか、肝臓が脂肪肝の前兆としてこのような状態になることさえ知られていないからです。

セロリジュースは毒素を肝臓から除去するので、働きの鈍い肝臓を活性化します。ナトリウム・クラスター・ソルトは肝臓や血液から毒性物質を排出させ、体に優しい安全な抗凝血剤の働きをし、凝固した毒素や健康的でない脂肪（血液中に浮遊している脂肪のほとんどがこれです）を分解するので、血液が滞りなく流れるようになります。また、ナトリウム・クラスター・ソルトは心臓に栄養を与えて強化し、働き過ぎによる心臓の疲弊を防ぎます。毎日セロリジュースを飲むことで、肝臓内に溜まった毒性の堆積物が除去され続けるので、まもなく肝臓は純粋できれいな血液を排出し始めます。その結果、心臓の負担も解消されます。

睡眠障害

不眠症などの睡眠障害の原因の一つに精神的苦痛があり、その内容は過度のストレスであったり、喪失感、傷心、対立であったり、誤解を受けていることや人生における未解決の問題であったり、と様々です。そのような経験をして睡眠が十分取れなくなると、神経伝達物質の成分が急速に枯渇してしまいますが、セロリジュースを飲むことで新たな神経伝達物質の成分が供給されます。ナトリウムは神経伝達物質の成分の重要な構成要素なのですが、セロリジュースに含まれるナトリウムは、他のナトリウムとは完全に異なり、神経伝達物質の成分として最高の品質です。さらに、セロリジュースのナトリウム・クラスター・ソルトには、何十種類もの脳機能に役立つ微量ミネラルが存在しています。セロリジュースは神経伝達物質の成分を供給し、人生の辛い時期でも私たちが健康を維持する助けになるのです。

不眠症は、慢性的なウイルス感染が原因の場合もあります。一般的なウイルスであるEBウイルスが膨大な量の神経毒を放出し、血液に入り込んで移動し、脳に到達し、神経伝達物質にダメージを与え、睡眠障害をもたらすのです。セロリジュースのナトリウム・クラスター・ソルトはこれらの神経毒を不活性化および無害化、無力化し、神経伝達物質への攻撃力を弱めます。長期にわたりセロリジュースを飲み続けると、睡眠障害を引き起こす神経毒を作り出すウイルスという元凶が分解、破壊されます。

不眠症は肝臓の不具合から生じることもあります。過労状態で機能が低下した肝臓は有毒な副生成物で満たされており、睡眠中に痙攣を起こすため、患者は痙攣を自覚していなくても目が覚めてしまいます。トイレに行くためであろうが、思考が頭の中を巡り始めるからであろうが、一度目が覚めると、再び眠りにつくことは困難です。セロリジュースは肝臓の毒素を無力化し、排出すると同時に、毒素の発生源のウイルスまでをも破壊するので、肝臓は活力を取り戻し、その過度の緊張状態が緩和されます。肝臓が落ち着くと、肝臓の痙攣も減少し、睡眠障害も改善します。

神経系が全体的に過敏であることが原因で眠れない人もいます。様々な神経痛やレストレスレッグス症候群（下肢静止不能症候群、むずむず脚症候群）、ピクピクしたりする痙攣やその他の痙攣、神経衰弱が起こると、人はしっかりと眠れなくなることがあります。筋痛性脳脊髄炎／慢性疲労症候群（ＭＥ／ＣＦＳ）やライム病のような神経系の疾患を患う人にも同じことが言えます。このような症状にも、セロリジュースのナトリウム・クラスター・ソルトは、地球上の食べ物に含まれるものの中で最も役立つ電解質です。この電解質は中枢神経系を保護するため、非常に多くの人が患っている神経症状や疾患、自己免疫疾患を緩和します。

また、腸内の粘膜が炎症を起こしているために過敏になっていて、睡眠に影響をおよぼしている場合もあります。つまり就寝中に食べ物が腸内を通過するのに反応して、頻繁に目が覚めてしまうのです。肝臓の痙攣と同様、患者自身は自覚がないにもかかわらず、このようなことが起こるので、理由もないのに目が覚めてしまう、と感じてしまいます。セロリジュースは消化機能全般を改善し、例えば、胃の塩酸を強化するので、タンパク質の消化が容易になります。腸内のサンドペーパーのようにザラザラした粘膜も擦り減ってしまっているのですが、それも回復させるので、粘膜は食べ物の繊維をしっかりと掴み、処理することができるようになります。セロリジュースはさらに腸の蠕動運動を促す信号を受け取る腸の神経の末端も回復させるので、蠕動運動がスムーズになります。これらすべての結果、睡眠の質が向上します。

関節痛

関節炎などの関節痛の原因はいくつかあります。何年もかけて関節の周囲にカルシウムが沈着し、石灰化して付着したり、軟骨がすり減ったりすることがその一つですが、そこには様々な毒素も存在している可能性があります。長期にわたり肝臓の機能が低下していることで、有毒な重金属が体中の関節に溜まっている場合もあるからです。石灰化と毒素によって、多くの人が患う加齢に伴う典型的な関節炎とされる症状が生じます。生活の質を下げてしまう骨棘《こっきょく》（骨組織が増殖し、トゲ状になったもの）も、時間の経過とともに生じる可能性があります。これは簡単に言うと、毒素に晒されたことによって生じた骨の結節です。

セロリジュースは関節や軟骨にとって潤滑油のような働きをし、関節周辺の腱と結合組織を強化し、また関節周辺に起こる神経の炎症も抑えます。セロリジュースには、胆石や腎臓結石、癒着、瘢痕《はんこん》組織を溶解するのと同様に、沈着したカルシウムを分解し、除去する特殊な力があるのです。これはセロリジュースが奇跡の食品である理由の一つです。沈着したカルシウムを少しずつ分解し、血液にのせて体外へ排出させるセロリジュースの力の大部分は、それがアルカリ性であることに関係します。セロリジュースは体に入ると非常に高いアルカリ性を示します。この点が高濃度水素水（実は体の水素の濃度を向上させるものではありません）のような人間の体外に存在する高アルカリ性の物質とは異なります。セロリジュースは胃に入ると、カルシウムを分解する働きをする高アルカリ性にすばやく変化するのです。これが関節炎の痛みが改善される理由の一つです。関節リウマチ（ＲＡ）と乾癬性関節炎（ＰｓＡ）に関する詳細は86ページを参照してください。

腎臓疾患と腎臓結石

腎臓が傷つくと機能障害を起こし、腎臓結石などの腎臓病になります。腎機能が損なわれる原因はいろいろあります。一つは調剤や（医療用でない）麻薬類、有毒な重金属、殺虫剤、除草剤、溶剤等による毒素です。

しかし、最もよくある腎臓疾患の原因は病原体によるダメージで、血管や尿道から腎臓に入るウイルスや細菌です。腎臓疾患を引き起こす最も一般的なウイルスはヒトヘルペス６型（ＨＨＶ-６）やヒトヘルペス７型（ＨＨＶ-７）、ＥＢウイルスですが、医科学研究はまだこの事実を解明していません。ウイルスが腎臓に炎症を起こさせている場合、医者は免疫系が腎臓を攻撃しているとよく誤診します。一方、良性か悪性かにかかわらず、腎腫瘍や腎嚢胞《のうほう》はウイルスが原因の一つです。腎臓の細菌感染（腎盂炎）の場合、連鎖球菌が一般的な原因です。また、連鎖球菌は尿路感染症（ＵＴＩ）の原因でもあり、これが元で重度の腎盂炎が引き起こされることもあります。

さらに食べ物によって腎臓が傷つく場合もあります。タンパク質量の多い食事は腎臓の寿命を縮めます。医科学研究で腎臓にわずかでも問題のある人はタンパク質の食べ過ぎに注意しなければならないことが認識されているにもかかわらず、高タンパク質の食事法が人気なのはかなり不可解です。高タンパク質の食事は脂肪分も多く含みます。その二つが組み合わさって、腎臓が大きくダメージを受け、機能障害や疲弊を起こし、病原体や、腎臓にダメージを与える他のすべてのものの活動のお膳立てをすることになり、腎臓への負担は限界を超えてしまいます。

特に腎臓透析や他の腎臓病の治療を受けている場合は、セロリジュースを含む別のいかなる療法も、取り入れる前に主治医に相談してください。主治医が取り入れても問題ないと言えば、セロリジュースは腎臓に優しく、少量ずつ摂れば非常に役に立ちます。また、腎臓の疾患や不具合すべてに対して言えることですが、医薬品や動物性・植物性タンパク質、またはサプリメントなど、いかなるものであっても大量に摂取するのは良くありません。セロリジュースでさえ、腎臓が衰弱し不具合が生じているときには、量を多く摂ればよいということはないのです。少量を飲むだけでも、腎臓病の患者の体には微量ミネラルやビタミンC、ナトリウム・クラスター・ソルトが供給され、それらがほとんどの腎臓の機能障害の原因である病原体と闘ってくれます。さらにセロリジュースには、少量の摂取でも、化学薬品や、長期的に過剰摂取されてきたタンパク質などの毒素によるダメージから腎臓を回復させる力があります。腎臓が衰弱すると副腎もその影響を受けますが、セロリジュースの植物性ホルモンは副腎の回復もサポートします。

セロリジュースにはまた、高タンパク・高脂肪の食事によってできた腎臓結石を分解し、排出させる働きもあります。腎臓結石はタンパク質かカルシウム、または両方が合わさってできていますが、セロリジュースは結石に穴やくぼみを作り、分解し、溶かします。さらに、腎臓結石を予防する力もあります。セロリジュースを飲むことで腎臓結石ができないという保証はありませんが、高脂肪の食事によって過剰に摂取されたタンパク質や脂質の害を和らげる効果はあります。

性欲減退

健康な女性の性欲が理由もなく失われてしまった場合、大抵、副腎の衰弱（医者が発見できないこともあります）が原因です。セロリジュースに含まれるナトリウム・クラスター・ソルトに付随する微量ミネラルは副腎の組織を活性化し、栄養を与え、性行為の最中に副腎が作り出す特殊なアドレナリンを分泌する力を強化します。男性は副腎が衰弱していても性欲は減退しません。男性の性欲減退の主な原因は、脳のある部分における神経伝達物質の成分の働きの弱まりや有毒な重金属の増加、またはその両方です。この場合もセロリジュースは神経伝達物質の成分を供給し、重金属を剥がして体外へ排出されるよう促し、神経細胞や脳細胞組織の働きを助けます。

代謝異常

「代謝」は実は私たちが通常認識しているものとは異なります。代謝が悪いことは病や症状の真の原因にはなりません。これまでも、そしてこれからもそれは変わりません。というのは、「代謝」は、私たちが、生きていること、つまり血液が心臓から送り出され、体が機能している、という「証し」を表す言葉に過ぎないからです。新陳代謝が悪いからといって、それが体重増加のような体の不具合に関する真の答えにはならないのです。しかし、代謝は、人々の体重に関する苦労を説明するものとして、法律のように崇められています。それをいったん受け入れたとして、セロリジュースを飲むことは確かに新陳代謝を高め、体重を減らすのに役立ちます。

実は、代謝が悪いと言われる現象の真の原因は肝臓の機能低下です。ただそれだけのことです。ですから、肝臓にとって良いことをすれば、体重も減少するのです。しかし、問題は複雑です。肝臓は、私たちが日々接触する様々なトラブルメーカーで満たされています。例えば殺虫剤や防カビ剤、除草剤、有毒な重金属、合成化学薬品、ウイルス、細菌、プラスチックの毒素、さらに過剰に分泌されたアドレナリンなど毒性のホルモンまでがこれに該当します。肝臓がこれらや高脂肪・高タンパク質の食事から作られる脂肪細胞でいっぱいになると、働きが鈍くなり、機能が低下します。すると脂肪肝や肝不全の前段階の状態が生じます。その結果、肝臓内の脂肪貯蔵庫が容量の限界を超え、体は他の部位に脂肪を貯蔵しようとします。

セロリジュースはこれら様々な毒素を排出させ、脂肪細胞を溶解、除去することで肝臓の細胞を再活性化します。つまり、セロリジュースはあらゆる毒素を除去し、ウイルス量を低下させ、肝臓をデトックスするのです。これにより肝臓は活力を取り戻します。すると体中のすべてが改善します。すべての臓器が浄化され、血液やリンパ系も毒性が低下し、きれいになります。それを「代謝が改善されたからだ」と言いたいのであれば、もちろん文句は言いません。しかし、表面だけでなく、その裏で起きていることも理解してください。つまり、「セロリジュースのおかげで肝臓の機能が改善した」ということです。

メチレンテトラヒドロ葉酸《ようさん》還元酵素（ＭＴＨＦＲ）遺伝子突然変異とメチル化異常

セロリジュースは、メチレンテトラヒドロ葉酸還元酵素（ＭＴＨＦＲ）遺伝子突然変異［編注：多くの疾患に関連する遺伝子の変異。臓器に影響を与え、癌や自己免疫疾患をはじめとする様々な疾患にかかりやすくなると考えられている］と診断された患者の上昇したホモシステイン濃度を下げます。血中のホモシステイン濃度は肝臓が慢性的に炎症を起こしている状態にあると上昇しますが、セロリジュースは肝臓を再活性化し、栄養を補給すると同時に、肝臓の毒素量を下げることで、この状態を改善します。肝臓に最も多く存在する毒素にウイルスの老廃物がありますが、ＥＢウイルスのようなウイルスが体内で活動していると肝臓にその老廃物が溜まり、それが長期化するとその毒素により肝臓に炎症が生じるのです。セロリジュースは肝臓内と血液中にあるそのような毒素を無害化します。

また、血中のホモシステイン濃度が高くない患者でも、ＭＴＨＦＲ遺伝子突然変異と診断されることがありますが、原因は同じです。ウイルス量の多少にかかわらず、肝臓は慢性的にウイルスに感染すると過剰な負担で疲弊しますが、ホモシステインが検出されない場合でも、炎症は肝臓だけではなく体中で起きている可能性があります。ウイルス毒が血液中に溢れて炎症が広がり、ホモシステイン濃度が高くなくても、ＭＴＨＦＲ遺伝子突然変異検査（実質上の炎症検査です）で陽性反応が出てしまうのです。
セロリジュースのナトリウム・クラスター・ソルトは、炎症を悪化させている血液中のウイルスの毒を無害化して破壊し、肝臓や血液、腎臓から排出されるよう促します。セロリジュースに含まれる葉酸も、メチル化異常やＭＴＨＦＲ遺伝子突然変異で苦しむ人にとって不可欠です。この葉酸は、衰弱し、メチル化が適切に行われていない肝臓でも容易に変換されます。セロリジュースを長期的に摂取し、健康を取り戻し始めた肝臓は、正しくメチル化し始めます。メチル化は、腸からビタミンやその他の栄養を受け取り、変換し、ときには貯蔵し、また、血液に送り込む際、体が利用しやすい形にする肝臓の主要な機能の一つであるため、とても重要です。これによって体中の炎症が軽減し、ＭＴＨＦＲ遺伝子突然変異検査の結果が正常に戻ります。

理解しづらいかもしれませんが、多くの人が次のような経験をしています。最初に受けたＭＴＨＦＲ遺伝子突然変異検査の結果が陽性であった人が、正しい療法を実施したあと、再検査するとＭＴＨＦＲ遺伝子突然変異は消えているのです。医者は混乱します。セロリジュースを摂取し、『メディカル・ミディアム』シリーズにある他の療法も取り入れると、（誤った解釈に基づいて下された曖昧な）診断結果を覆すことができるのです。

神経症状

胸部圧迫感、手の震え、痙攣《けいれん》、筋力低下、疼《うず》きやしびれ、レストレスレッグス（下肢静止不能《かしせいしふのう》症候群、

むずむず脚症候群）、不穏《ふおん》の症状、上下肢の麻痺、筋痙攣、痛み

ケガのような明らかな理由がないにもかかわらず、右記のような神経症状を患っている人々には共通点があります。ウイルス（ほとんどの場合ＥＢウイルス）に感染しているのです。ＥＢウイルスには60種以上あり、ほとんどの人の肝臓に少なくともそのうちの１種類の株が存在しています。ウイルスが休眠状態であると、宿主もその存在に気づかないのですが、活動期にあって日々、様々な症状に苦められていても、現在の医科学研究ではそのウイルスを検知できないため、やはりその存在は認識されません。

ＥＢウイルスのようなウイルスが健康に影響を与えるためには燃料を必要とします。ウイルスの好物の燃料には水銀のような有毒な重金属があります。肝臓は重金属などのトラブルメーカーが集まる場所であり、ほとんどの人の肝臓はそれらで溢れかえっています。ＥＢウイルスは重金属の毒素を食べ、その後排泄すると、それは神経毒と呼ばれるさらに有害なものとなります。ウイルス性神経毒は、名前の通り神経にとって毒であり、何百万もの人々の神経症状の原因です。

ウイルス株や体内に蓄積された有毒な重金属（大抵、水銀とアルミニウムです）のレベルによって、症状の種類や重さが決まります。ウイルスが排出している神経毒の毒性はどれくらいで、重金属やその他の〝燃料〟で増強しているウイルスはどのくらい攻撃的なのでしょうか。放出された神経毒は、肝臓やその他の体の部位から離れ、血液に入り込み、最終的に脳に到達、あるいは体中の神経に付着します。ウイルス性神経毒が神経に付着すると、神経は炎症を生じ、それによって神経症状が起こります。脚や腕、肩、脊椎にある神経に神経毒が付着した場合、四肢のいずれか、または複数の筋肉が重く感じられたり、力が入らなかったり、疲れを感じたりします。さらに、体全体が何かに押さえつけられているよ

うに重く感じる、より一般的な神経疲労を生じることもあります。神経毒が脳に入っても、非常に似た症状が起こります。腕や脚への信号がうまく伝わらず、体の片側、もしくは両側に疲労・倦怠感を感じ、衰弱します（神経疲労に関する詳細は「疲労・倦怠感」を参照してください）。

ウイルス性神経毒は非常に強く、筋肉の痙攣をも引き起こします。これは、「何かが脳組織の神経細胞を阻害、あるいは扇動《せんどう》している」という脳からの信号を神経が受け取ったときに起こります。〝何か〟とは神経毒のことです。神経が神経毒で満たされると、その神経を通って流れようとしている脳の電気インパルスが神経毒に接触し、跳ね返ったりショートしたりするのです。このような電気インパルスの乱れは、軽度の炎症を脳に引き起こします。電気インパルスが炎症を起こしている脳組織を流れるのは難しく、しばしば迂回を余儀なくさせられ、いつもと違う神経細胞の慣れていない経路を通ることになります。それによって四肢がピクッとしたり、痙攣を起こしたり、ケガもしていない部位に理由もなく痛みが生じたりするのです。

疼きや麻痺も脳組織が神経毒で満たされていることにより生じますが、このような症状も主に四肢や首、その他の部位の神経が神経毒に侵され、軽い炎症を起こしていることが原因です。

手の震えはしばしば、肝臓と脳の両方に溜まっている水銀の量の多い人に生じます。そしてEBウイルスは水銀の毒素を取り込んでより強力な神経毒を排出するため、脳付近の神経が炎症を起こします。この炎症は、ウイルスが拡散したり、ウイルスが〝エサ〟になる水銀を新たに見つけたときなど、散発的に起こる傾向があります。

ライム病を患う人も、神経症状に苦しむことがよくあります。ライム病も細菌ではなくウイルスが原因です（これを読んで、これまでライム病に関して聞いてきたことと違うと混乱したり怒りを感じたりするなら、『メディカル・ミディアム』の「ライム病」の章を読み、自らの体を守るために学んでください）。

これらすべての病状の解消に、セロリジュースが役立ちます。まず、セロリジュースは体のすべての細胞にナトリウム・クラスター・ソルトという栄養を与えて回復を助けるので、細胞は最適な機能を果たすことができるようになります。体中の神経が神経毒により炎症を起こしたり、妨害されたり、損傷を受けたり、破壊されたりすると、セロリジュースが持つ高レベルの電解質が必要になります。その電解質は神経細胞や脳細胞、神経伝達物質の成分の回復を助け、EBウイルスなどのウイルスが排出した神経毒による脳や細胞の炎症を抑えます。同時に、ナトリウム・クラスター・ソルトは神経毒やそれが原因で起こるアレルギー反応から神経が自らを守れるようサポートし、さらに脳やその他の神経系から神経毒を除去し、無力化するため、前述の症状を引き起こす有害な働きが阻害されます。さらに、クラスター・ソルトは無力化した神経毒に付着し、それが体外へ排出されるよう導き、もちろんウイルス自体も破壊します。

強迫性障害（OCD）

強迫性障害（OCD）の原因の一つに情緒障害があります。例えば、慢性疾患により原因不明の症状や長期にわたる苦しみに耐えなければならず、それが引き金となって情緒障害が生じることがあります。

他にも、人生で起こる様々な困難な状況も、脳の感情中枢（扁桃体）に影響を与えます。

強迫性障害（ＯＣＤ）は水銀やアルミニウムといった有毒な重金属の毒素によっても起こります。これらの金属が脳に溜まると、神経細胞から組織への電気インパルスの流れが阻害されます。インパルスが重金属や酸化したその漏出《ろうしゅつ》物に触れると、電気の流れは軌道を逸れ、または神経細胞を逆流します。そして強迫性の反応が起こるのです。

重金属は脳のあらゆる箇所に溜まり、その量も様々なので、強迫性障害（ＯＣＤ）の症状は何百種類も存在します。これは実際は体の機能面での病ですが、世間には誤情報が溢れているため、患者の苦しみは理解されていません。

セロリジュースは脳の感情中枢の神経細胞を強化することにより、強迫性障害（ＯＣＤ）の感情面の原因を取り除く上で役立ちます。さらにセロリジュースには特別な抗酸化物質が存在し、それは他の食べ物に含まれる抗酸化物質より強力で、人間の細胞の酸化と死滅を阻止する働きがあります。セロリジュースの抗酸化物質は、長年の脂肪分の多い食事を通して有毒な重金属上に堆積している脂肪を除去し、金属の酸化や錆びつき、腐食を防止します。体内の重金属の酸化が軽減すると、強迫性障害（ＯＣＤ）の症状も減少します。癒しの力をより深めるためには、後述の重金属デトックス・スムージーについて読むことをお勧めします。レシピは第８章を参照してください。

過活動膀胱《ぼうこう》（ＯＡＢ）

過活動膀胱（ＯＡＢ）は膀胱内の粘膜やそれに関わる神経の慢性的な炎症により生じます。一般的には、膀胱でコロニー化している連鎖球菌が膀胱の粘膜の組織を傷つけたり、そこにくぼみや穴を作ったりしていることが原因です。これにより慢性的な神経過敏の状態やＯＡＢが生じます。

ＥＢウイルスのようなウイルスも、膀胱内外の神経に炎症を引き起こします。陰部神経叢《しんけいそう》や坐骨神経でさえ、影響を受けます。帯状疱疹ウイルスも、膀胱内外の神経に炎症を生じさせます。セロリジュースは、過活動膀胱（ＯＡＢ）の原因となっている病原体を、細菌・ウイルスに関わりなく分解、破壊します。ナトリウム・クラスター・ソルトは膀胱に入り込み、細菌のコロニーを壊し、細菌とウイルスの破片を剥がして膀胱内の粘膜を守り、その回復を助け、病原体によるあらゆる副生成物を膀胱粘膜から洗い流します。そして、膀胱内外の神経の回復も助けます。

パーキンソン病

パーキンソン病は脳内の神経伝達物質の成分の一種であるドーパミンの不足によって引き起こされるとする説がありますが、これは正しくありません。ドーパミンの不足だけでは病気にはなりません。ただし、ドーパミンを含む様々な神経伝達物質の成分が不足すると、病気の原因の一部になります。パーキンソン病を患う人は、複数の神経伝達物質の成分が不足しています。これは、脳内に溜っている有毒な重金属により神経細胞が侵され、ダメージを受けていることが原因です。パーキンソン病の原因になる主要な重金属は水銀です。脳に堆積した水銀はすばやく酸化し、非常に毒性の強い酸化力のある物質を放出し、それが周囲の脳細胞を膜のように覆い、神経細胞が窒息してしまうのです。神経細胞がこのように窒息すると、その神経伝達物質も酸化物質で満たされ、すぐに衰弱してしまいます。ですから、パーキンソン病は、重金属の漏出《ろうしゅつ》により神経伝達物質の成分が大量に失われた結果起こるのです。

セロリジュースの抗酸化物質は酸化物質の体内での漏出を止めます。パーキンソン病では神経細胞の回復が非常に重要ですが、セロリジュースは神経細胞に様々な微量ミネラルを供給して回復を助けます。また、セロリジュースは肝臓でのビタミンB_{12}の生成とメチル化も促します。さらにナトリウム・クラスター・ソルトには栄養素をすばやく脳に届ける特有の力があるため、脳の神経細胞の成長に不可欠な微量栄養であるビタミンB_{12}はクラスター・ソルトによって肝臓からはるばる脳まで運ばれます。多量のセロリジュースを長期にわたり摂取することで、弱った神経伝達物質の成分を回復させ、神経細胞を再生させることができるのです。

すでに深刻なパーキンソン病を患っている人は回復にもっと時間がかかります。脳内の有毒な重金属から酸化物質が漏出し、その周囲の脳組織を侵している期間が長いほど、神経細胞や脳組織の回復には時間を要するのです。より軽度であれば、神経伝達物質の成分も迅速に再生され、回復も早いでしょう。パーキンソン病を患う人は誰しも、セロリジュースを摂取することに加え、毎日、重金属デトックス・スムージー（第8章参照）を飲み、どんどん有毒な重金属を排出させるよう努めてください。

心的外傷後ストレス障害（ＰＴＳＤ）

脳の情動を司る部分が傷つけられると、心的外傷後ストレス障害（ＰＴＳＤ）を引き起こします。実は心的外傷後ストレス障害（ＰＴＳＤ）は強迫性障害（ＯＣＤ）の一種です。心的外傷後ストレス障害（ＰＴＳＤ）はコントロールが難しく、容易に誘発され、規則性がなく、症状の度合いも様々であるという点で強迫性障害（ＯＣＤ）に似ています。心的外傷後ストレス障害（ＰＴＳＤ）がどのように進行していくのかは、その人の健康状態や感受性によって異なります。例えば、有毒な重金属が大量に脳に存在していて脳が過敏になっている人は、心的外傷後ストレス障害（ＰＴＳＤ）に罹りやすいと言えます。実際には、殺虫剤や除草剤、防カビ剤の毒素だけでもＰＴＳＤを引き起こします。また、放射線に曝露すると体が衰弱し、心的外傷後ストレス障害（ＰＴＳＤ）に罹りやすくなります。そのため、西洋医学の治療を受けている人は、治療中、または治療後に軽度の心的外傷後ストレス障害（ＰＴＳＤ）を発症することがあるのです。世の中に心的な障害の要因がひしめき合っている現代においては、ほとんど気づかないほどのものであれ、重大な危機に遭遇したり、肉体的または精神的な虐待を受けたりしたことによる深刻な種類のものであれ、様々なトラウマが存在しており、誰もが少なくとも軽度の心的外傷後ストレス障害（ＰＴＳＤ）を患っています。

セロリジュースは最も強力な電解質の供給源であり、電解質は心的外傷後ストレス障害（ＰＴＳＤ）から回復するために非常に重要です。心的外傷後ストレス障害（ＰＴＳＤ）の患者の脳では、特定の脳の部分が過活動を起こすような信号の接続が起こり、その部分はかなりの熱を帯びます。感情の痛みや怖れ、罪悪感などの刺激的な思考や感情により、感情を司る脳の部位全体で電流が激しく変化し続け、さらに過活動を繰り返す悪循環を引き起こします。この悪循環を阻止する方法を見つけるのは困難です。

セロリジュースの栄養素は、神経細胞や脳組織、グリア細胞、回復しつつある神経伝達物質に滋養を供給するので、怖れや不安、頭に浮かぶイメージに苛まれ続けていても、脳の神経細胞が過熱することがなくなります。セロリジュースは神経細胞がメルトダウンして燃え尽きるのを阻止するため、患者は薬の力を借りずに心的外傷後ストレス障害（ＰＴＳＤ）から回復するチャンスを与えられるのです。セロリジュースを飲み続ければ、いかなる種類の心的外傷後ストレス障害（ＰＴＳＤ）を患う人であっても、回復の大きな助けとなります。

生殖器系の異常

セロリジュースは生殖器系にも良いのだろうかと気になるならば、声を大にして「イエス」と答えることができます。生殖器系はセロリジュースが持つ力を大いに必要としています。セロリジュースはほとんどの生殖器系の病気や症状の原因である病原体の活動を止め、同じく原因の一部である毒素を除去し、その浄化作用を用いて、生殖器系に蓄積して体をかく乱させている環境ホルモン（食べ物やプラスチック、その他の石油化学物質や薬剤からの外因性エストロゲンなど。内分泌攪乱《かくらん》物質ともいう）に付着してその毒性を中和し、体外へ排出します。それと同時に、細胞の再生、健全なホルモンバランスの改善、生殖器や生殖腺への栄養素、微量ミネラルの供給といったように、生殖器系を微に入り細に入り助けます。その中でも最も重要なのは、セロリジュースは生殖器系の健康を維持するために不可欠な水分を供給するという点です。生殖器系は人体の中で最も早く老化する部位の一つですが、その理由の一つがその細胞の慢性的な水分不足なのです。セロリジュースはこれを予防、改善します。

あなたが患う病や症状がこの後の内容になくても、がっかりしないでください。いかなる生殖器系の問題でも、その治療にセロリジュースが役立ちます。

高濃度乳房

高濃度乳房は肝臓が何十年間も毒素に侵されることで生じます。過剰に負担がかけられ、働きの低下した肝臓には大量の問題物質が溜まっており、それが肝臓の働きを妨げ、以前のように正しくフィルター機能を遂行することができなくなっているのです。こうなるとリンパ系が第二のフィルターとなるのですが、これは基本的に乳房《にゅうぼう》がフィルターになるということを意味します。乳房にはリンパ管が集まっているために、毒素が大量に溜まるのです。長年の不健康な食事、また、日々接触している毒性物質は乳房組織に到達し、そこで石灰化したり、瘢痕《はんこん》組織を形成します。ここで言う瘢痕《はんこん》組織とは乳房外科手術によるものとは異なり、細胞が十分な酸素と栄養を得ていないことで発生するものです。

乳製品に含まれるカルシウムは乳房組織に蓄積するので、高濃度乳房の最大の原因になります。それらは健康的なカルシウムではなく、病原体の〝エサ〟になる女性の健康に有害なカルシウムです。水銀やアルミニウムなどの有毒な重金属も乳房組織に溜まります。体に適度な水分を供給する食事をしていないと、長年の間にゆっくりと乳房組織の水分不足が起こり、体に必要不可欠な「生きている水」によって細胞が活性化されない状態になります。また、ＥＢウイルスは、乳房に関連するより深刻な疾患の原因にもなります。

セロリジュースを長期間飲むことで肝臓が浄化され、毒素が除去されるだけでなく、リンパ系にもナトリウム・クラスター・ソルトや微量ミネラル、ファイトケミカル（植物化学物質）が豊富に含まれた新鮮な生命力のある「生きている水」を供給し、問題物質の排出を促します。リンパ系の活性化は乳房組織の浄化にも大いに関係します。セロリジュースに特有の移動の速さや体内の細部にまで行き渡る性質も、高密度で硬化しており、線維組織の多い乳房組織を通り抜け、皮膚にまで到達する上で役立ちます。さらにセロリジュースには抗腫瘍、抗癒着の性質もあります。

囊胞《のうほう》

囊胞は、有毒な重金属や殺虫剤、除草剤、防カビ剤など、また、EBウイルスのようなウイルスなどの様々な毒素により発生します。これらの囊胞は良性のことも悪性のこともあります。囊胞は大抵、ウイルス感染により生殖器系周囲のリンパ管組織が傷つけられ、炎症、硬化を起こし、場合によって石灰化することで生じます。セロリジュースはこれらの石灰化物質や硬化した慢性の囊胞の分解を助けます。さらに瘢痕《はんこん》組織をほぐし、分解、除去し、ケロイドや癒着による囊胞が形成されることを防ぎます。また、セロリジュースは囊胞周囲の健康な細胞に栄養を供給して強化するので、囊胞の成長を阻害します。囊胞は毒性を帯びた不健康な細胞の周りで活性化する傾向がありますが、健康な細胞に囲まれると、勢いよく成長することが妨げられます。

子宮内膜症

セロリジュースは子宮内膜組織の異常増殖を阻害する未発見のファイトケミカル化合物を供給します。これらの阻害物質は、子宮や結腸、膀胱の外側に盛り上がり厚くなった子宮内膜組織を押し戻します。組織の異常増殖は毒素が原因で起こります。弱く、問題のある細胞は、外因性の体に悪い毒性ホルモンや、殺虫剤、除草剤、防カビ剤、有毒な重金属（水銀やアルミニウム等）、ウイルスや細菌の副生成物や破片などの毒素が組み合わさって生じるのです。セロリジュースはこれらの毒素を分解して除去し、組織が異常増殖する際の燃料の供給を断ちます。この働きとファイトケミカル化合物との相乗効果で、セロリジュースは子宮内膜症の患者にとって強力な薬となるのです。

子宮筋腫

子宮筋腫には様々な形態があり、医科学研究はその原因をいまだ解明できていません。実は筋腫はＥＢウイルスなどのウイルス、または連鎖球菌などの細菌によって発現するのです。ウイルス性の場合、丸い形状の嚢胞《のうほう》のような筋腫が生じます。細菌性の場合は、生殖器の内部に瘢痕《はんこん》組織や癒着のような形で現れます。セロリジュースのナトリウム・クラスター・ソルトは細菌やウイルスを探し出して破壊し、筋腫の原因である病原体を減少させ、筋腫を縮小させます。

ヒトパピローマウイルス（ＨＰＶ）感染症

ヒトパピローマウイルス（ＨＰＶ）もセロリジュースには敵いません。このウイルスは、その弱い部分がウイルスの外殻に存在し、そこにナトリウム・クラスター・ソルトが付着してじわじわとウイルスの防御機構を分解するという点で、EBウイルスや帯状疱疹ウイルスのようなヘルペス科ウイルスに類似しています。セロリジュースを毎日飲むことで、HPVの増殖を抑え、子宮頸部を守り、そこに瘢痕《はんこん》組織や、HPVにより衰弱し、最終的に癌化すると医者が考えている細胞が現れるのを防ぐことができます。セロリジュースという武器を手にし、ウイルスの〝エサ〟になる食べ物（第8章参照）を避ければ、HPVから自らを守り、最終的にHPVを体内から消滅させる準備が整ったことになります。

不妊症

不妊症に悩む女性の多くにとって、この病は謎でしかありません。体はすべて正常なのに、妊娠できなかったり、健康な赤ちゃんを出産予定日までお腹の中で育むことができなかったりする理由を説明できる医者がいないのです。私はこの状態を「低バッテリー状態」と呼びます。過去の様々な要素により、生殖器系の低バッテリー状態が起こりますが、避妊薬（ピル）の摂取もその一つです。避妊薬は生殖器系に活動停止状態を保つよう〝訓練〟します。セロリジュースは細胞や臓器を活性化し、避妊薬により体内に取り込まれた毒素を除去するため、生殖活動をしないように何年も〝訓練〟された生殖器系に再び活力を与え、再始動できるようにします。さらにセロリジュースは、副腎や肝臓、内分泌腺などの有益なホルモンを産生する臓器や腺に活力を与える植物性ホルモンも供給します。これにより生殖器系が回復し、バランスが整い、正常に機能するようになるので、生殖器系は自らに妊娠する力があることを思い出します。

男性の不妊症に対しては、セロリジュースは吸収しやすい種類の微量ミネラルである亜鉛やその他の不可欠な微量ミネラルを供給し、前立腺の炎症を瞬時に抑えます。前立腺は、性行為やその他の理由によってもたらされる連鎖球菌や他の細菌、EBウイルスへの慢性的な軽度の感染症を起こしやすいのですが、セロリジュースの強力な亜鉛はそれらを無害化し、前立腺炎を予防します。また、多くの男性は腎臓が弱っていますが、医者が気づかないことがよくあります（ここでは腎臓病のことを言っているわけではなく、腎臓の単なる衰弱です）。男性の弱った腎臓は生殖器系の衰弱を引き起こします。腎臓が弱っているレベルにより、単なる筋肉痛のように思える腰痛、睡眠障害、イライラ、体臭といった様々な症状が現れます。腎臓が苦しい状況にあると、生殖器系も衰弱し、すぐに活力を失い、ときには病気になることもあります。セロリジュースは弱った腎臓を労《いたわ》り、それによって腎臓が強さを取り戻すと、男性の生殖器系を守る力も増し、より迅速に回復することができます。不妊症に関する詳細は『人生を変える食べ物』も参照してください。

更年期の症状

閉経前後の閉経周辺期（更年期）の不調は、生殖器系の老化ではなく、肝臓の老化が原因で引き起こされます。肝臓の機能が低下し、毒性に傾くと（30代後半から40代後半までの女性に多く生じる現象です）、ほてりや寝汗、イライラ、疲労、鬱、不安神経症、性欲減退の症状が現れます。肝臓がEBウイルスなどのウイルスやウイルス性副生成物、ウイルス性神経毒で満たされると、老廃物が血液中に放出されるため、動悸も起こり始めます。しかし、更年期特有の不調とされる症状のほとんどは、セロリジュースを飲むだけで治ります。肝臓が回復して活性化することで何十年もかけて肝臓の機能を低下させるに至ったウイルスの量が低下、ウイルス性毒素も減り、他の毒素も排出されます。肝臓が浄化されて健康になると、更年期障害という印を押されている症状も消滅します。更年期の詳細に関しては、『メディカル・ミディアム』および『Thyroid Healing（甲状腺の癒し）』（ナチュラルスピリットより刊行予定）を参照してください。

骨盤内炎症性疾患（ＰＩＤ）

骨盤内炎症性疾患（ＰＩＤ）は生殖器系が連鎖球菌に感染することにより生じます。一定期間セロリジュースを飲むことで、ナトリウム・クラスター・ソルトが血管とリンパ管を経由して生殖器系に到達し、そこにいる連鎖球菌を破壊します。さらにクラスター・ソルトは、セロリジュースの特殊なビタミンＣを生殖器系に届け、免疫を強化します。

多嚢胞《のうほう》性卵巣症候群（ＰＣＯＳ）

多嚢胞性卵巣症候群（ＰＣＯＳ）はＥＢウイルスが液体で満たされた嚢胞を作ったり、卵巣を傷つけたりすることにより生じますが、セロリジュースはこれを阻止します。ナトリウム・クラスター・ソルトはＥＢウイルスを分解、破壊し、卵巣からウイルス毒やウイルスの破片などを除去します。

連鎖球菌が関わる疾患

ほとんどの人は連鎖球菌と聞くと連鎖球菌性咽頭炎（溶連菌《ようれんきん》性咽頭炎）を想像します。しかし連鎖球菌による害はそれだけではありません。体内に軽度の連鎖球菌感染があると、年齢にかかわらず他の多くの疾患に罹ります。連鎖球菌は人間が抗生物質を過剰に使用してきたことにより、人間の住む環境にしっかりと根を下ろし、より強力に変化してきました。そうです、連鎖球菌が威力を持つようになったのは抗生物質のせいなのです。連鎖球菌には非常に多くのグループや株、変異種が存在するため、医科学研究はそのすべてを掌握することができません。

連鎖球菌性咽頭炎は連鎖球菌の存在を示す一つの疾患に過ぎません。咳やインフルエンザ、幼少期によくある中耳炎などで、子供のときに抗生物質を服用したことがあったら、それが後に連鎖球菌に関連した病に罹る土壌を作ることになったかもしれません。人生で一度も抗生物質を服用したことのない人は抗生物質に接触したことがないと言えるでしょうか。残念ながら、答えは「ノー」です。抗生物質は水道水や食べ物にも入っていますし、血液を通して先祖から受け継いでもいます。その結果、ほぼすべての人が、体内に一種類以上の連鎖球菌を保有しています。連鎖球菌は人間の体内に棲みついている一般的な病原体ですが、毎日セロリジュースを飲めば、連鎖球菌の囚われの身にならずに済みます。

セロリジュースは連鎖球菌と戦う究極の戦士です。それに含まれるナトリウム・クラスター・ソルトは体中で連鎖球菌に触れた瞬間にそれを破壊するため、これからお話しする様々な疾患のいずれにおいても、その治癒にめざましい力を発揮します。また、セロリジュースのビタミンCは連鎖球菌が原因の疾患に対抗するための免疫力を高めてくれます。セロリジュースに含まれる多様な微量ミネラルも、連鎖球菌のコロニーが与えるダメージに耐えられるよう、組織や臓器を強化します。

連鎖球菌をなくすことで、非常に多くの疾患が改善します。あらゆる病と関連しているからです。若い人ならニキビや連鎖球菌性咽頭炎、中耳炎などの耳の感染症くらいしか経験したことがないかもしれません（〝くらい〟とは思えないほど、その一つ一つは煩わしいものですが）。20～30代の人は副鼻腔炎や、尿路感染症（ＵＴＩ）、酵母菌の感染症など、より多くの連鎖球菌が原因の疾患に罹る可能性があります。そのうち、小腸内細菌増殖症（ＳＩＢＯ）、カンジダ症という診断を受ける人も出てくるでしょう。誰も教えてくれない、いや誰も知らない事実は、罹患時期が何年も離れていて無関係に見える疾患のすべてが連鎖球菌が原因であり、その連鎖球菌の中には長期にわたり、体内に潜んでいたものもあるということです。連鎖球菌は長期間、肝臓に隠れている傾向があり、そこでコロニーを作り、肝臓が衰弱して働きが鈍くなると、より多くの問題を起こし始めます。セロリジュースは他の何よりも、連鎖球菌を制する大きな力を与えてくれます。

ニキビ

ニキビは人生の初期に起こるいくつかの「体内戦争」のサインです。それらの「体内戦争」は大抵、連鎖球菌が原因で始まり、症状として現れます。例えば耳の感染症では抗生物質が処方されますが、意図とは裏腹に、抗生物質は連鎖球菌を強化してしまうのです。また、抗生物質は薬剤として体内に入るだけでなく、食べ物や水を通じて入った、または血液を通して先祖からを受け継いでいる場合もあります。どのような経路で体内に入ったにせよ、抗生物質は連鎖球菌に力を与えます。

医科学研究は、ニキビはホルモンが原因で現れると考えていますが、間違いです。ニキビは思春期や月経などホルモンバランスが変化するときに現れる傾向がありますが、このようなときには免疫力が急降下し、体内の連鎖球菌がそのタイミングを利用してニキビのような症状を引き起こすのです。また、ニキビの原因は毛穴の詰まりでもありません。もちろん、毛穴が詰まればニキビが少しできることもありますが、嚢胞《のうほう》性のニキビ（炎症が進んで膿が溜まったニキビ）が大量に発生するのは肝臓に棲みついていた連鎖球菌が、〝エサ〟を求めてリンパ系を通り、皮膚に到達したことを意味します。脂性肌はニキビができやすいと聞いたことがあるかもしれませんが、皮脂が作られるのは、連鎖球菌の害を食い止めようとしている体の反応なのです。

セロリジュースに含まれるナトリウム・クラスター・ソルトは皮脂を取り除いて連鎖球菌をむき出しにし、破壊する一方で、体の免疫もそれに対して攻撃を加えられるようにします。リンパ球（白血球の一種）はセロリジュースの微量ミネラルを取り込み、その中のビタミンCによって活性化すると、皮膚に入り、ニキビの原因である連鎖球菌から体を守ります。連鎖球菌の好物である乳製品やグルテン、卵を食事から除去することも連鎖球菌を飢餓状態に追いやるため、ニキビの改善につながります。セロリジュースは肝臓やリンパ系にいる連鎖球菌を破壊し、リンパ球を強化する一方、連鎖球菌の燃料となる有害物質（有害な食べ物の残留物）を体から排出し、皮膚をきれいにします。

虫垂炎《ちゅうすい》

虫垂炎はしばしば食中毒に端を発し、もともと虫垂（盲腸《もうちょう》）が衰弱している場合に起こります。食中毒に罹っていなくても虫垂炎を発症する人もいます。いずれの場合も、虫垂の周辺に連鎖球菌のコロニーが棲みついています。ではなぜそこにいるのでしょう。虫垂の周辺の免疫系は非常に活動的なのですが、それは虫垂が連鎖球菌のような菌を引き寄せる役目を果たしており、集まった菌を免疫系が死滅させる仕組みになっているからです。しかし体内にいる連鎖球菌の数が多過ぎると、年月とともに虫垂が衰弱し、破裂や炎症が生じるのです。

セロリジュースは虫垂の強力な味方です。セロリジュースが近づくと、連鎖球菌は虫垂から逃げ出します。セロリジュースの成分は結腸やリンパ管を通って虫垂に入り、虫垂の炎症を鎮めます。さらに連鎖球菌を破壊して除去し、それ以上寄せつけないよう作用します。

憩室炎《けいしつ》

憩室炎は大腸菌と連鎖球菌という2種類の異なる菌のどちらかが原因で引き起こされます。連鎖球菌のほうがより一般的な原因で、大腸菌よりも長期的な炎症を引き起こし、憩室炎を発症させます。連鎖球菌が小腸周辺にまで広がり、結腸に憩室［編注：消化管壁の一部が外側に出て、袋状になった状態］を作り始めるまでに時間がかかるので、連鎖球菌が原因の憩室炎は高齢者が多く発症する傾向にあります。その場合、憩室炎の前に、連鎖球菌で引き起こされる他の疾患にも罹っている場合がよくあります。子供の頃から抗生物質を服用していれば、連鎖球菌はさらに強化されているでしょう。

通常、憩室炎の原因となる連鎖球菌は有害性の高い種類ではありません。大抵の場合、比較的毒性の弱い種類で、コロニーを作って何十年も体内に棲みついているのです。ときには、種類の異なる虫が同じ木の穴に棲んでいるように、連鎖球菌と大腸菌が共棲し、それぞれの好物の〝エサ〟を食べ、憩室と呼ばれる袋を共に作っていることもあります。

セロリジュースに含まれるナトリウム・クラスター・ソルトは、結腸内部に作られた小さな穴やくぼみである憩室の中に入り込んで作用するため、憩室炎の解消に奇跡的な効力を発揮します。さらにセロリジュースは連鎖球菌や大腸菌で満ちている憩室からそれらを流し出し、潰瘍を消滅させ、結腸内の粘膜の回復を助けます。

耳の感染症

ほぼすべての耳の感染症（中耳炎・外耳炎など）は連鎖球菌が原因です。耳の感染症に抗生物質が処方されても効かないことがある（過去に耳の感染症で抗生物質を服用したことのある人は特に）のは、このためです。連鎖球菌は抗生物質に耐性を持つ傾向があり、特に頻繁に使用するとその傾向が強まるからです。ほとんどの耳の感染症は子供時代に始まります。そこで抗生物質を服用すると、人生の早い時期において連鎖球菌が抗生物質に耐性を持つことになり、保菌者の年齢が上がると罹患する可能性のある連鎖球菌が原因の他の疾患の治療を複雑にします。

連鎖球菌が耳の中に存在するということは、リンパ系の中に存在していることを意味します。セロリジュースのナトリウム・クラスター・ソルトは、容易に、また効果的に摂取後数時間という速さでリンパ系に入り込みます。そして連鎖球菌を探し出して破壊し、耳の感染症に罹るリスクを減らします。

胆嚢《たんのう》の問題

胆石が原因でない胆嚢の感染症は連鎖球菌が原因です。連鎖球菌は肝臓に隠れ、棲みつく傾向があります。さらに十二指腸や小腸の他の部位も好みます。これは、連鎖球菌は胆管系を通って胆嚢まで到達できることを意味します。連鎖球菌は胆嚢に溜まっている有毒な化学物質や有害な食べ物の細かいかけらなどでできたヘドロ状の物質を〝エサ〟にしますが、セロリジュースはこのヘドロ状物質を分解して除去します。また、セロリジュースが肝臓に入ると、胆管を通してナトリウム・クラスター・ソルトを胆嚢に流し込み、ヘドロ状の堆積物を溶かし、胆管と胆嚢両方に棲みついていた連鎖球菌を死滅させます。

胆嚢の摘出手術を受けた人は、セロリジュースが胆汁の分泌や濃度を上げると聞くと、飲むのは避けたほうがよいのではないかと心配することがありますが、胆嚢がない人も、肝臓を強くし、胆汁を分泌させる必要があります。肝臓が弱いと体のすべてに影響が出ます。内部に毒素が溜まって肝臓が弱ると、やがて病気に罹る可能性が高くなるのです。

肝臓が胆汁の分泌を増やし始める理由は、肝臓が毒素を排出することで強く健康になるからにほかなりません。健康で強靭な肝臓があれば、体が〝栄養不足〟になることはありません。つまり、肝臓が体の他の部位にもきちんと栄養素を供給するので、体の老化スピードも低下し、長生きすることができるのです。コレステロールや高血圧、心臓病などに悩まされる可能性も減少します。セロリジュースを飲むことで胆汁の分泌が増えるのは肝臓を再建するプロセスの一部で、心配するべき副作用ではありません。ですから、胆汁の分泌を増やしたくないからとセロリジュースを避けることは、肝臓が衰弱し、病気になったままであることを望んでいるのと同じです。そんなことを望む人はいないでしょう。

胆嚢摘出手術を受けた人にとっても、セロリジュースは不可欠です。他の人と同様、胆嚢のない人も清浄で強い肝臓が必要です。このような人々は大抵、脂肪を分解し消化するのが困難になっていますが、セロリジュースは肝臓を助けることで間接的に、さらに脂肪の分解、排出を助けることで直接的に胆嚢のない人の役に立ち、苦しみを和らげるのです。

副鼻腔炎

副鼻腔炎は多くの場合急性で、インフルエンザなどの疾患に伴って起こります。インフルエンザから回復しつつあるとき、体は膨大な量の粘液を分泌します。この粘液はインフルエンザのウイルスによるダメージから鼻腔を保護するために大量に分泌し続けるので、排出するのが困難になることもあります。

しかし、慢性の副鼻腔炎は少し違います。この場合、連鎖球菌が副鼻腔に棲みついており、それが一生続くこともあります。耳鼻咽喉科の医者はしばしば副鼻腔の手術を勧め、症状を緩和するために副鼻腔から瘢痕《はんこん》組織を削り取ります。しかし、長期的な効果はほとんどありません。術後も慢性の副鼻腔炎に悩まされる人がほとんどです。その理由は、副鼻腔炎によって生じる頭痛や副鼻腔内の固形性粘着物(鼻垢)や鼻水、副鼻腔の痛みの本当の原因は大量に存在する連鎖球菌だという事実が、いまだに解明されていないからです。手術で解決できる問題ではないのです。また、副鼻腔炎を患う人は抗生物質を服用したことがある場合が多く、それが体内で連鎖球菌がより強化される結果につながっています。

セロリジュースを長期にわたり摂取することは副鼻腔炎の改善に非常に効果があります。副鼻腔はリンパ管と深く関わっていますが、リンパ系はセロリジュースが含む化合物を運ぶという素晴らしい役目を果たすため、セロリジュースの力が簡単に副鼻腔に届きます。また、その化合物は血管も通って副鼻腔に到達するので、別の角度からも副鼻腔をサポートします。ここでも、セロリジュースに含まれるナトリウム・クラスター・ソルトとビタミンCが、血液を通して免疫系に連鎖球菌と戦うためのツールを与えてくれるのです。

カンジダ症、小腸内細菌増殖症(SIBO)、腸炎

カンジダ症は何年も前からよく診断される疾患になりました。しかし実際はこの種類の真菌(酵母菌)は一般に考えられているように病を引き起こすものではありません。カンジダ菌は危険な真菌ではなく、実は有益なものです。カンジダ菌は細菌がいる場所に集まり、そこで増殖しますが、病の原因はその細菌なのです。カンジダ菌の増殖は、そこに病原体が侵入していることを表すサインです。つまり、腸など体のどこかで連鎖球菌が増えつつあるいうことを警告しているのです。

小腸内細菌増殖症(SIBO)は、あらゆる症状の原因とされ、頻繁に診断されますが、真に理解されていないという意味において、カンジダ症のようなものです。医科学研究はまだ解明していませんが、SIBOにおける増殖した細菌は常に連鎖球菌です。残念ながら、医者は小腸内細菌増殖症(SIBO)の治療によく抗生物質を使います。それによって症状はいったん治まりますが、多くの場合、後で

よりひどく再発します。連鎖球菌が抗生物質に耐性を持つようになり、さらに強化されてしまうからです。

診断がカンジダ症であれ小腸内細菌増殖症（ＳＩＢＯ）であれ、セロリジュースは素晴らしい薬となります。直接消化管に入り、ゆっくりと小腸を移動し、そこにいる連鎖球菌を壊滅させます。さらに良いこともあります。セロリジュースはカンジダ菌を傷つけたり、働きを阻害したりしません。カンジダ菌は有益な真菌なので、これは理想的です。また、セロリジュースは胃腸の有益な微生物は減らさないので、抗生物質より効果があります。さらに、セロリジュースはカンジダ菌には触れずに連鎖球菌を攻撃します。カンジダ菌の仕事は腸内の有害物質を〝食べる〟ことですが、それにより連鎖球菌は〝エサ〟を失います。セロリジュースを飲むことで連鎖球菌（ＳＩＢＯの原因）に対する攻撃が始まれば、そしてその〝エサ〟になる有害物質を排除すれば、カンジダ菌の量は自然に健全なレベルに低下します。すなわち、セロリジュースが体内に入れば、カンジダは異常増殖する必要がなくなるのです。

診断されたかどうかにかかわらず、小腸内細菌増殖症（ＳＩＢＯ）を患っていれば大抵、腸の痛みや膨満感が生じます。これは連鎖球菌が腸管を動き回り、あちこちに不快なガス溜まりを作っているからです。セロリジュースは腸内の連鎖球菌を壊滅させ、消化酵素も含むので消化も助けます（腹部膨満感に関する詳細は94ページを参照してください）。

連鎖球菌性咽頭炎と喉の痛み

連鎖球菌性咽頭炎（溶連菌《ようれんきん》性咽頭炎）を患う人はリンパ系や喉の表面に連鎖球菌が存在している可能

性があります。連鎖球菌性咽頭炎に対し、セロリジュースは攻撃と防御の両面から重要な働きをします。先述したように、一人の人間の体内には様々な種類の連鎖球菌が棲みついているのが一般的であり、その多くが抗生物質に耐性を持っています。しかし、連鎖球菌はセロリジュースには耐性を持つことはできません。

喉の痛みに対し、塩水でうがいをする方法を聞いたことがありますか？ この効果は、セロリジュースを一口飲んでそれが喉を通過する際にナトリウム・クラスター・ソルトが発揮する力に比べればほんの些細なものです。まず、セロリジュースは炎症を起こしている喉の粘膜にいる連鎖球菌をすばやく粉々に砕きます。次にナトリウム・クラスター・ソルトが連鎖球菌に付着して運び出し、細菌細胞を体外に排出します。そして、数時間後、セロリジュースのビタミンCと残りのナトリウム・クラスター・ソルトがリンパ系に到達し、連鎖球菌を背後から攻めます。白血球（リンパ球）がナトリウム・クラスター・ソルトを使って連鎖球菌を探し出し、破壊するのです。

ところで、喉の痛みの原因には伝染性単核球症《たんかくきゅう》（通称「モノ」）のようにウイルス性のものもあります。しかし、そのほとんどは連鎖球菌が原因です。ウイルスにも感染していたとしても、連鎖球菌はウイルスの共因子として存在することが多いため、喉の痛みは連鎖球菌によるものだという可能性があります。医者は大抵、喉の表面から培養物を採取し、それが連鎖球菌の陽性反応を示さなければ、喉の痛みの原因は連鎖球菌ではないと結論付けます。しかし、連鎖球菌が喉の表面にいなくても、リンパ系の奥深くに隠れていて、別の側からその症状を引き起こしている可能性があることを彼らは知りません。喉の痛みの原因が喉の表面にいる連鎖球菌であれ、表面下の検知できない場所に隠れている連鎖球菌であれ、またはウイルスであれ、セロリジュースは大きな効果を発揮します。次の章では、特にこの症状に役立つオーラルセラピーについて解説しています。

尿路感染症（UTI）、膀胱炎、細菌性膣炎（BV）、膣カンジダ症

これらの疾患も同じ原因、つまり連鎖球菌が原因で起こります。尿路感染症（ＵＴＩ）の場合、連鎖球菌は膀胱にも潜んでいることがあり、そうなると膀胱炎が生じます。または尿管や尿道（あるいは先述したように腎臓に）に棲みついている可能性もあります。細菌性膣炎（ＢＶ）では、膣からの分泌液が透明であるか色がついているかにかかわらず、慢性の連鎖球菌感染が原因です。膣カンジダ症では、原因となる酵母菌（カンジダ菌の一種）は存在するものの、それが感染の原因ではありません。酵母菌の異常増殖は細菌の存在を示しているだけなのです。酵母菌の増殖は厄介ですが、それで痛みや不快感が起きているわけではありません。本当の原因は連鎖球菌なのですが、泌尿器科や婦人科ではよく誤って診断されます。昔から、一般的に医者は原因を酵母菌だと誤解しているのです。

セロリジュースは腎臓や尿路に到達し、その全体に行き渡ります。そして、セロリジュースに含まれるナトリウム・クラスター・ソルトは移動しながら連鎖球菌に付着して尿に入り、体から排出させるという洗浄剤の役目を果たします。しかし、細菌性膣炎（ＢＶ）や膣カンジダ症の症状を解消するために生殖器系まで到達するのは、少し困難になります。血液にのって生殖器系に到達することもいくらかありますが、簡単ではないので、主に鼠径部のリンパ系を通る経路で生殖器系に入ります。一度入り込むと、セロリジュースは連鎖球菌を破壊するので、症状が改善していきます。

耳鳴り

拍動性の耳鳴り、共鳴音、ブーンという音、原因不明の聴力喪失や難聴

これらの症状にはセロリジュースを長期的に摂取することが最も効果的です。明らかな原因（長年、機械の近くで作業したり、大音量で音楽を演奏したりするなど、大きな音による負担を鼓膜にかけてきたというような経験）もないのにこのような症状が生じたら、そして医者にも原因が不明なのであれば、ウイルス、具体的には『メディカル・ミディアム』で詳細に解説したEBウイルスが存在していることが考えられます。EBウイルスが血液中に神経毒を放出すると、内耳の「迷路《めいろ》［編注：内耳を構成する管腔構造。複雑な形状であることからこの名がついた］」に到達します。そしてここから、医者にも原因のわからない炎症を神経に生じさせます。ウイルス自体がこの迷路に入り込み、そこに直接炎症を起こさせることもあります。

しかしここでも、私たちはミラクルともいえるセロリジュースのナトリウム・クラスター・ソルトの抗ウイルスの力に頼ることができます。ナトリウム・クラスター・ソルトはウイルスの神経毒に付着してそれを無害化し、体から排出させると同時に、EBウイルスを攻撃し、その増殖を阻害します。また、クラスター・ソルトは内耳の迷路にも入り込み、神経細胞の回復を促します。そうすることで、神経組織は有益な微量ミネラルを自らの防衛用の燃料や回復用の栄養として取り込むことができるようになるのです。ただし、セロリジュースは耳鳴りなどの症状を速やかに解消することもありますが、EBウイ

ルスを破壊することは多くの人々にとって時間がかかります。だからこそ、セロリジュースを長期間摂取することが最善策なのです。さらに第8章や『メディカル・ミディアム』シリーズの他巻に紹介されているステップを踏むことで、より根本からの治癒が実現するでしょう。

甲状腺の疾患

甲状腺機能低下症、甲状腺機能亢進症、バセドウ病、橋本病、甲状腺炎、甲状腺結節、甲状腺嚢胞《のうほう》、甲状腺腫瘍、甲状腺腫

これらの軽度から重度の炎症を伴う甲状腺疾患は、ＥＢウイルスが原因です。ウイルスは甲状腺に侵入し、組織にダメージを与え、体の他の部位にも棲みつき、甲状腺疾患の症状を引き起こすのです。セロリジュースのナトリウム・クラスター・ソルトは甲状腺に吸収され、抗ウイルス作用でウイルスの殻を剥ぎ取り、ウイルスを衰弱させたり死滅させたりします。ナトリウム・クラスター・ソルトはどこでも非常に吸収されやすく、容易に甲状腺組織に入り込み、深部まで浸透するので、甲状腺はこの特別な無機塩類を使って活性化し、ホルモンを分泌することができるようになります。

セロリのスティックを食べることに、セロリジュースを飲むことと同じような健康上の効果はないことはもうおわかりですね。特に、甲状腺の治療においてこれは明らかです。セロリジュースが喉を通過するときに、その化合物が甲状腺に吸収されるのだろうと考えがちですが、実際、セロリジュースの抗ウイルス性クラスター・ソルトが甲状腺に吸収されるためには、まず腸で吸収されて血液に入らなければ

ばなりません。そのようにして初めて、甲状腺まで到達するのです。

甲状腺が衰弱しているということは、そこにウイルスの殻や副産物、ウイルスが放出した神経毒などの有害物質が大量に存在していることを意味します。長期にわたりそのような状態が続くと、有害物質は甲状腺組織の働きを阻害します。セロリジュースが甲状腺に到達すると、強力な浄化活動が開始されます。セロリジュースに含まれる無機塩類は甲状腺の有害物質に付着し、排出させ、優れた浄化作用を発揮し、甲状腺の状態を改善します。甲状腺結節がある場合もセロリジュースが役立ちます。結節はEBウイルスを包囲するカルシウムの牢獄です。セロリジュースのナトリウム・クラスター・ソルトはゆっくりとこの石灰化物質を分解して溶かし、同時に結節が作られた諸悪の根源であるウイルスを攻撃します。

体重増加

意図していないのに体重が増加している場合は、肝臓が脂肪細胞を大量に集めては貯蔵していて、脂肪肝の前段階、あるいはすでに脂肪肝と診断されるべき肝臓機能が低下した状態になっています。つまり、体重増加は新陳代謝の悪さが原因ではありません。体のいかなる場所であっても脂肪が増えて体重増加するのは、肝臓が関係しているのです。体重に悩む人はリンパ系の問題も抱えていることがよくあります。肝臓への過剰な負担によってリンパ系が詰まり、脂肪細胞を大量に溜め込んでいるのです。セロリジュースの化合物が消化系に入ると、腸壁から吸収され、肝門静脈を上がり肝臓に到達して、肝細胞を活性化し始めます。それは肝臓にとって栄養剤の点滴のような役割を果たします。
肝臓はフィルターのような働きをしていますが、休息を与えられず、長期間働き続けると詰まってしまいます。脂肪細胞によってフィルターが詰まったような状態になってしまい働きの鈍った肝臓、あるいは脂肪肝は、肝臓に毒素が溜まりトラブルを起こしていることが多いです。この毒素は、従来型の洗剤、コロンや香水、セルフ式ガソリンスタンドで車に入れるガソリン、電源に差し込んで使用する芳香剤、殺虫剤や除草剤、水銀やアルミニウム、銅などの有毒な重金属の毒素、昔服用した薬の毒素などが肝臓に溜まった結果、生じたものです。肝臓が毒素でいっぱいになってしまうと、適切に機能を果たす能力を失います。セロリジュースは肝臓に活力と刺激を与え、一方で毒素も除去します。

セロリジュースのナトリウム・クラスター・ソルトは、肝臓にあるウイルス性の有害物質（ウイルスが放出する副生成物や毒素）にも付着します。地球上に生きるすべての人は、肝臓に病原体を保有しているので、これはとても大切な働きです。この病原体にはＥＢウイルスや帯状疱疹ウイルス、ヒトヘルペスウイルス６－７型（ＨＨＶ-６およびＨＨＶ-７）、サイトメガロウイルス（ＣＭＶ）から、連鎖球菌や大腸菌などの細菌、その他多くのものが含まれます。肝臓にこのようなトラブルメーカーが溜まると、病原体は毒素を〝エサ〟にして増え、肝臓は病原体の巣窟と化します。セロリジュースの化合物はウイルス性の有害物質に付着し、肝臓からそれらが排出されるよう促します。これにより、肝臓が適切な働きをする力や、２０００以上もの化学的な機能（ほとんどはまだ発見されていません）を果たす力を強化し、活性化させます。セロリジュースは肝臓内の病原体の殻を剥がし衰弱させ、死に追いやります。セロリジュースは肝臓の細胞の再生を助ける上で一役買っているのです。

最後に、セロリジュースは肝臓に蓄積された脂肪細胞を分解し、溶解させます。堆積している脂肪の層を剥がして細胞を浄化し、肝臓から脂肪を除去するのです。さらに、ナトリウム・クラスター・ソルト以外にもセロリジュースの豊富なビタミンやミネラルが肝臓に栄養を与えて、それを強化し、その機能を活性化します。セロリジュースは体重を減少させるのに非常に効果的なツールなのです。

体重減少

セロリジュースは増え過ぎた体重を減らすのに驚くほど効果的なので、低体重をこれ以上減らしたくない人はセロリジュースを飲むべきではないのではと心配するかもしれませんが、問題ありません。それどころか、セロリジュースは体重を減らしたい、増やしたい、あるいは現在の体重を維持したいというしいずれの状況でも役立つのです。体重のバランスを整える働きがあるからです。

ただ、セロリジュースは食事ではなく、薬であることを覚えておいてください。特に低体重の人はセロリジュースからカロリーを摂取することはできないということを忘れないでください。朝、セロリジュースを飲んだからといって、健康的なカロリーの摂取源である果物のスムージーのような朝食をスキップするようなことはしないでください。それら両方を摂ってください。まずセロリジュースを飲み、最低15分から20分（理想的には30分）空けてから、朝食を楽しんでください。

セロリジュースが体重の増減の両方に効果がある理由は、肥満と低体重の原因が共に働きの滞った肝臓にあるからです。なお、原因不明の望まない体重減少は、肝臓がＥＢウイルスなどによって軽度のウイルス感染を起こし、それが長引いて体の警告システムが発動し、アレルギー反応が起きて副腎がアドレナリンを大量に分泌し続けた結果起こります。原因不明の体重減少はずっと続くわけではありません。大量のアドレナリンをさばき続けた肝臓はまもなく疲弊し、働きが鈍るため、状況が逆転し、今度は体重が増え始めます（それが起こるのは10年先かもしれませんが）。

セロリジュースは望まない体重減少の原因であるウイルスの問題の解消にも役立ちます。セロリジュースに含まれる化合物が肝臓の肝門静脈に入り、ウイルスの殻を破壊し、同時にウイルス性の毒素や、ウイルスの〝エサ〟になる有毒な重金属、殺虫剤、除草剤、溶剤の毒素などに付着し、肝臓から排出させるのです。その化合物はさらに血液にのって、常時、副腎に低レベルのアレルギー反応をひそかに起こしてアドレナリンを放出させていた体中のウイルス性毒素を集めては除去します。

また、原因不明の体重減少に悩む人は、睡眠中も起きているときも心拍数が多い傾向があります。これは残ったアドレナリンがウイルスへのアレルギー反応によって体中を駆け巡っているからです。セロリジュースはゆっくりとこの症状を解消させ、やがて体重の減少も抑えられていきます。

繰り返しますが、重要なのは、セロリジュースはカロリーの摂取源ではないという点です。セロリジュースを飲んでいるので、他には何も食べなくても体重が増え始めるだろうとは思わないでください。朝、セロリジュースを飲んでからそれが体内で効果を発揮するまで15～30分待ったあと、朝食やその他の食事で健康的な栄養源からカロリーを摂取する必要があります。そうして初めて、セロリジュースは体重のバランスが整うよう作用します。健康的な食べ方の詳細に関しては、第8章を参照してください。

回復へのさらなるアドバイス

本章で自分が患う症状や疾患が取り上げられていない場合でも、セロリジュースがあなたの役に立たないということではありません。そしてもし自分の症状や疾患がここにあれば、役立つ情報が他にもあります。自分の健康問題に対する答えが『メディカル・ミディアム』シリーズの他巻にあるかも確認してください。同シリーズは慢性的な健康問題の原因に関する情報や、セロリジュースと並行して行うべき様々な治療法が満載で、あなたが回復する上で大いなる助けとなることでしょう。

本章で数十種類の健康問題や、それぞれの症状にセロリジュースがどう役立つのかを読んだ今、あなたはきっとセロリジュースを試したくてたまらなくなっているのではないでしょうか。もう試したことがある人は、また摂取を再開しようと思っているのではないでしょうか。

セロリジュースの効能を最大限に引き出すために、いくつか重要なステップがあります。それでは次章でその詳細をお話ししましょう。

第４章　セロリジュースの効能を得るために

「何も添加されておらず、混じり気のない純粋なセロリジュース」以外は効能がないことをまず、明確にしなければなりません。セロリジュースはセロリをいくらか加えたグリーンジュースでも、スムージーにセロリを少量加えたものでもありません。セロリスティックを食べることでも、セロリを煮出して作ったスープのことでも、セロリをミキサーにかけ、液状にしたものを濾《こ》さずに摂取することとも違います。

セロリそのものが健康的な食べ物であることは事実です。今後もおやつに食べたり、料理に使ったり、スムージーに入れたりしてください。しかし、このようなやり方で摂取するセロリには、純粋なセロリジュースが与えてくれる健康上の効能に匹敵する働きはありません。それは比較にもならないほどです。本章を読み進めると、この驚くべき理由がより明らかになるでしょう。今のところはただ、「搾《しぼ》りたての純粋なセロリジュースのシンプルな力に勝るものはない」という真理のみ押さえておきましょう。あらかじめこのことを知っておくと、セロリは他の方法で摂取するほうが体に良いという、世の中の主張に惑わされることがなくなります（セロリが買えない、あるいはその他の理由でセロリジュースが飲めないからと言ってパニックになる必要はありません。セロリジュースの代わりになるものもあります。

それについては第9章でお話しします）。

様々な健康に関する意見を耳にすることで、誰にも迷子になってほしくないのです。決して複雑でない事柄を複雑にしようとする誤った理論に従って行動すると、健康問題が暗礁に乗り上げてしまうことにもなりかねません。本書に書いてあることを知れば、真実に基づいて行動することができます。

セロリジュースの作り方

まず、セロリジュースを正しく作る方法を学びましょう。ジューサーさえあれば、作り方はとても簡単です。

◉ジューサーを使用する場合（1人分）

〈材料：セロリ一株〉

1. セロリの株の根元部分を6〜7ミリほど切り落とし（必要な場合のみ）、茎を分ける。
2. セロリを水洗いする。
3. ジューサーのスイッチを入れ、セロリを入れていく。
4. 必要があれば、ジュースを濾《こ》して搾《しぼ》りカスや繊維を取り除く。

5. 最大限の効能を得るために胃に何もない状態ですぐに飲む。
6. 他の飲み物や食べ物はセロリジュースを飲んだあと、最低15〜30分経ってから摂取する。

＊「セロリジュースの作り方のヒント」も参照してください。

◉ミキサーを使用する場合（1人分）

ジューサーを持っていなければ、ミキサーを使って作ることもできます。

〈材料：セロリ一株〉

1. セロリの株の根元部分を6〜7ミリほど切り落とし（必要な場合のみ）、茎を分ける。
2. セロリを水洗いする。
3. 清潔なまな板にセロリを置き、約2・5㎝の長さに切る。
4. 切ったセロリをなめらかになるまで高速ミキサーにかける（水を加えない）。必要ならブレンダースティック（材料を混ぜたりするためのミキサー付属品）を使う。
5. 液状になったセロリをよく濾《こ》す。濾《こ》し袋を使うと便利。
6. 最大限の効能を得るために胃に何もない状態ですぐに飲む。他の飲み物や食べ物は、セロリジュースを飲んだあと、最低15〜30分経ってから摂取する。

ジューサーを使用する場合（セロリ１株／1人分）

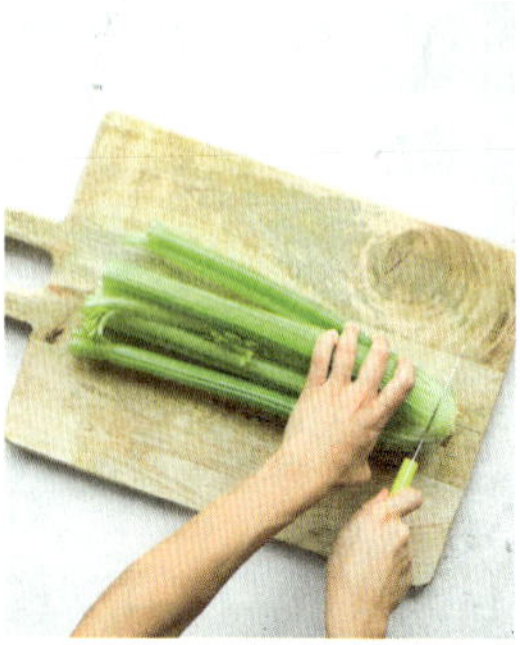

1. セロリの株の根元部分を6〜7ミリほど切り落とし（必要な場合のみ）、茎を分ける。

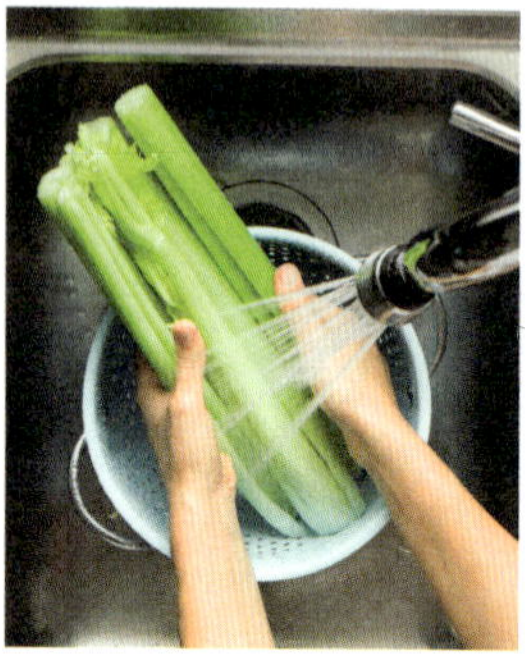

2. セロリを水洗いする。

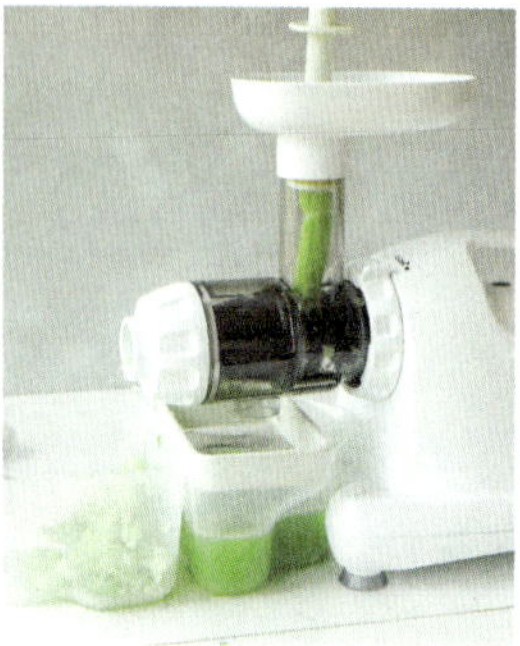

3. ジューサーのスイッチを入れ、セロリを入れていく。

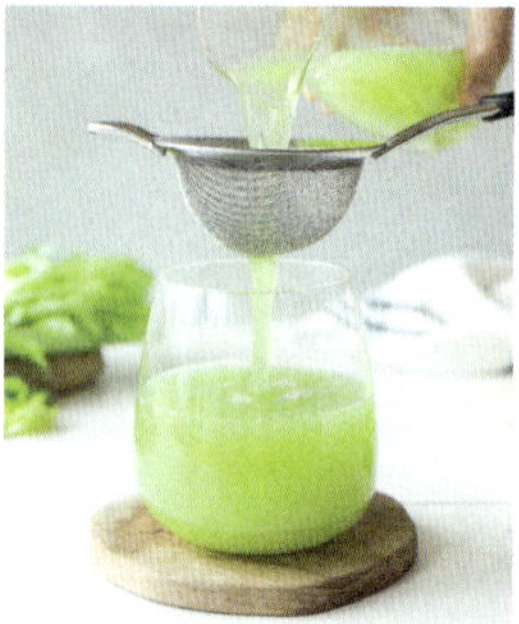

4. 必要があれば、ジュースを濾《こ》して搾《しぼ》りカスや繊維を取り除く。

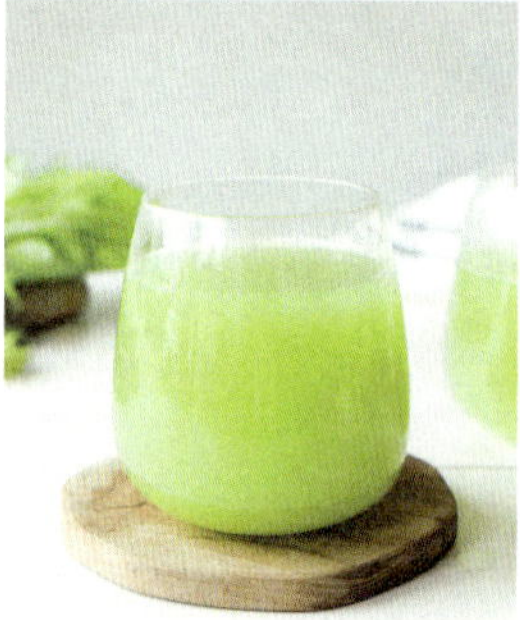

5. 最大限の効能を得るために胃に何もない状態ですぐに飲む。

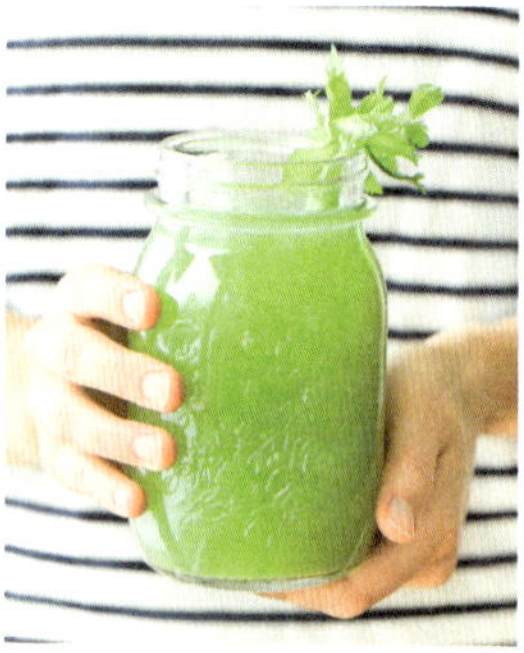

6. 他の飲み物や食べ物は、セロリジュースを飲んだあと、最低15〜30分経ってから摂取する。

ミキサーを使用する場合（セロリ１株／1人分）

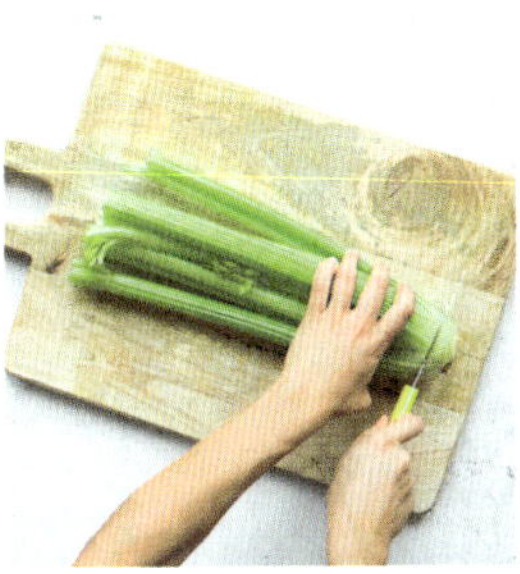

1. セロリの株の根元部分を6～7ミリほど切り落とし（必要な場合のみ）、茎を分ける。

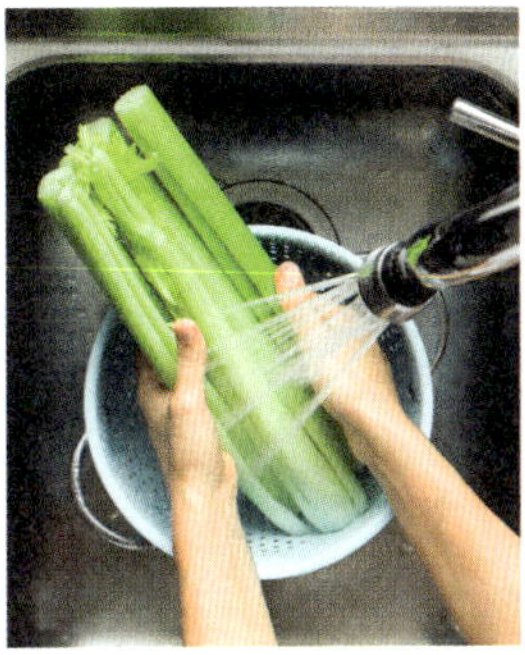

2. セロリを水洗いする。

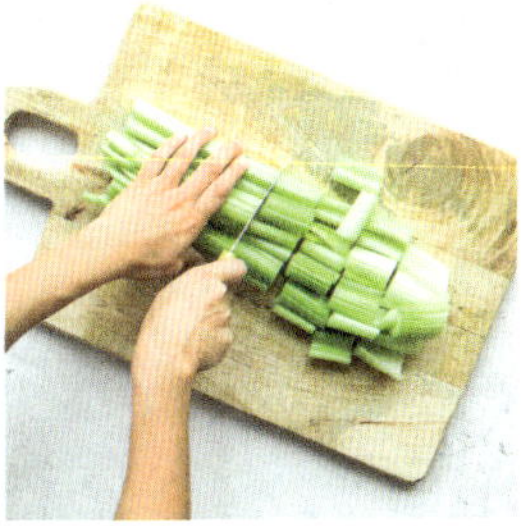

3. 清潔なまな板にセロリを置き、約2.5cmの長さに切る。

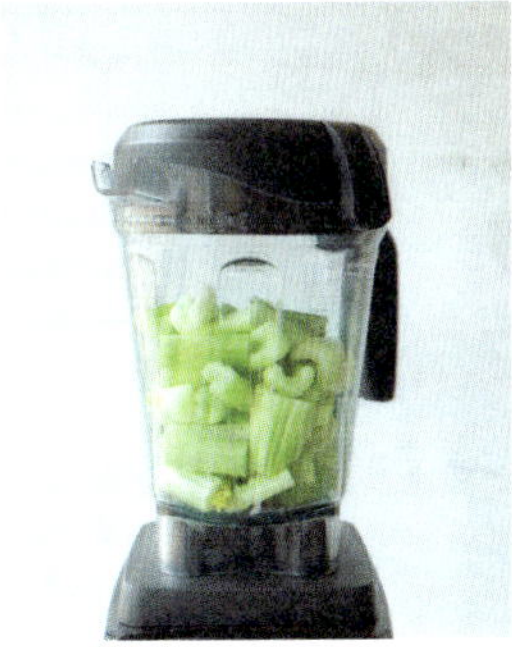

4. 切ったセロリをなめらかになるまで高速ミキサーにかける（水を加えない）。必要ならブレンダースティック（材料を混ぜたりするためのミキサー付属品）を使う。

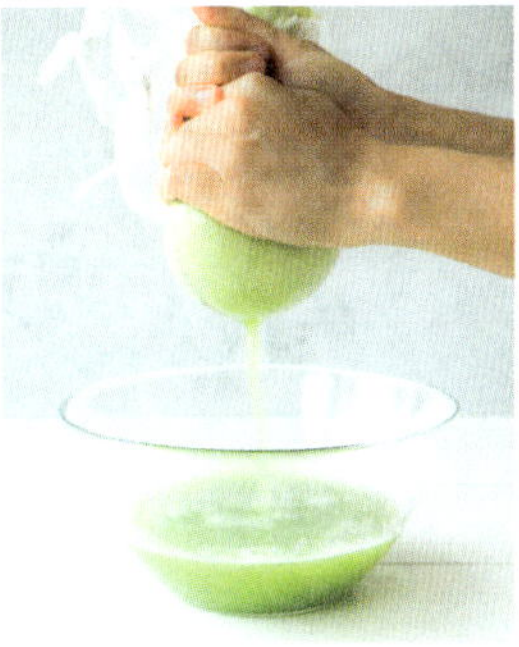

5. 液状になったセロリをよく濾《こ》す。濾《こ》し袋を使うと便利。

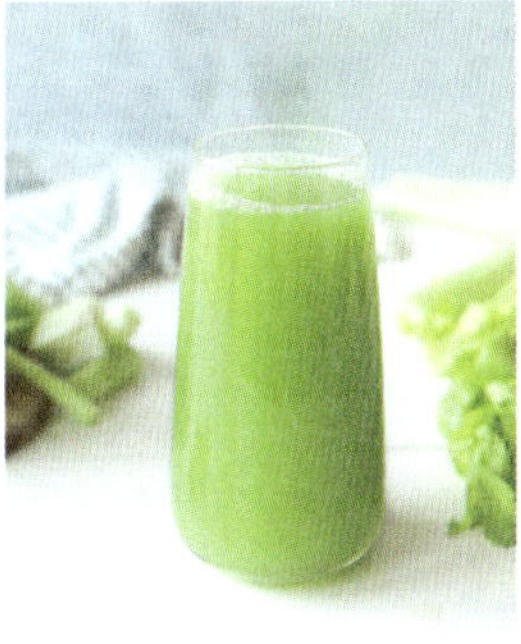

6. 最大限の効能を得るために胃が空の状態ですぐに飲む。他の飲み物や食べ物は、セロリジュースを飲んだあと、最低15～30分経ってから摂取する。

セロリジュースの作り方のヒント

本書を読み終える頃には、あなたはセロリジュースのエキスパートになっていることでしょう。そしてエキスパートというものは常に基礎知識をしっかりと備えているものです。ここまでですでに、あなたはたくさんの重要な情報を吸収してきました。ここでは、さらに基礎知識を深めましょう。

セロリの洗い方

市販のセロリを使う場合、ジュースにする前に洗いましょう。冷蔵庫で冷えたセロリを使った冷たいジュースが苦手なら、お湯で洗ってもかまいません。お湯で洗うと、セロリの中心部の温度が少なくとも50％上昇するので、ぬるめのセロリジュースを飲むことになりますが、間もなく自分の好みに最適な、セロリを洗うときの水の温度や洗う時間がわかってくるでしょう。お湯で洗ったからといって、セロリに火が通るわけではありません。熱湯で長時間洗うわけではないので、セロリの酵素がダメージを受けたり、変化したりすることはありません。

信頼できる地元の農家から買ったり、家庭菜園で栽培したセロリには「高エネルギー微生物」と私が呼んでいるものが豊富に含まれています。それはまだ発見されていない、自然栽培の果物や野菜、ハーブの表面に付いている有益な微生物で、この場合はこの高エネルギー微生物を損なわないよう、お湯で洗わないほうが賢明です（泥で汚れていれば、お湯で洗ってかまいません）。

慣行農法かオーガニックか

可能な限り、オーガニックのものを選んでください。しかし、いかなる理由にせよオーガニックのセロリが手に入らないという場合でも心配ありません。セロリジュースを飲むのを止めるよりは、慣行農法のセロリを使ったほうが良いのです。慣行農法のセロリの場合は、茎一本一本を、自然素材で作られた無香料の食器用洗剤を一滴垂らして洗い、その後よくすすいでください。

セロリの味

セロリジュースを初めて飲んだときの味の感じ方は人によって違います。最初はおいしく感じられなくても、飲み続けるうちに好きになる人もいる一方、最初からとてもおいしいと感じる人もいます。原因は主に、飲む人の体に溜まっている毒素の量の違いです。セロリジュースは毒素を多く抱える人の体にはショックを与えます。セロリジュースの成分が有害物質に付着してそれを肝臓から排出させるとき、体はそれを感じ取り、味覚や嗅覚に影響が現れます。体内にある毒素によって、酸味を帯びたり、またはその他の好ましくない味に感じられたりしますが、この反応はまもなく消えます。初めて飲んだときにセロリジュースをおいしいと思わなくても、１週間も経たずに大好きになる人もいれば、そうなるまでに半年かかる人もいます。体や肝臓にどれほどの毒素が溜まっているかは人それぞれなので、セロリジュースに対する反応もそれにより違うのです。レモンを搾《しぼ》ってセロリジュースの風味を良くしようとする人もいますが、これをするとセロリジュースの癒しの力が損なわれてしまいます。レモン汁が加えられたセロリジュースを大量に飲むより、量は少なくとも余計なものが入っていない純粋なセロリジュースを飲むほうが効果が高いのです。ですから、味が苦手だという人は、レモン汁を加えたものを大量に飲んだりせず、少量でかまわないので純粋なセロリジュースを飲んでください。

同じ人でも、日によってセロリの味が異なって感じられる場合もあります。たとえ同じ店で購入した、同じ生産者による同じ収穫期のセロリで、同じケースに入れられ、同じ日に同じ棚で売られていたものから作ったジュースであったとしても、です。その理由は、体が、前夜に食べた夕食に含まれていた有害物質のデトックスをしているから、あるいは前夜にコーヒーを飲んだり、セロリジュースを飲む直前に歯を磨いたりしたからかもしれません。セロリジュースの色や味は作るたびに変わります。しばらく続けると、ある週は鮮やかな緑色をしていたり、またある週は葉が多かったり、より緑色が濃く茎が細かったり、というように、購入したセロリのタイプによって、ジュースの質もまちまちなことがわかってくるでしょう。細い茎から搾《しぼ》るジュースは苦い傾向があり、飲みづらいかもしれません。そして、太くて弾力のある茎のセロリからは多量のジュースが搾《しぼ》れ、塩味《えんみ》の中に微かに甘味さえ感じることがあります。塩味をほとんど感じられないときもあるかもしれませんが、それでも有益なナトリウム・クラスター・ソルトは含まれています。セロリの質はそれが生産された農地や、用いられた種《たね》の種類、土壌改良剤、灌漑用水、栽培時期や天候など多くの要素に影響を受けるのです。

入手したセロリがあまりジューシーでなく、おいしくないセロリだったとしても、飲む意欲を失わないでください。実はこのようなタイプは薬効成分が他のものよりわずかに多いのです。株元付近はほとんど透明なほど色が薄いセロリでも心配せずに使ってください。日が当たらないよう軟白《なんぱく》栽培され、生育中に遮光フィルムをかけられたセロリも問題ありません。色の薄いセロリはよりおいしいという傾向があるので、より大量に飲めるという利点があります。このように葉緑素が少ないセロリでも、癒しの作用を持つファイトケミカル化合物を供給してくれます。セロリジュースの葉緑素は、セロリだけが含むナトリウム・クラスター・ソルトや植物性ホルモン、ビタミンCと結び付いているため、その他いかなるものに含まれる葉緑素よりも強力です。つまり、セロリジュースに含まれる葉緑素は、いかに少量であっても、その他のものから得られる葉緑素より効力があるのです。

セロリジュースの世界を知るにつれ、これらすべてがわかってくるでしょう。どのようなセロリであっても、これまで本書に何度も登場してきたナトリウム・クラスター・ソルトやセロリジュースが含む他の貴重な栄養素を私たちに与えてくれます。どのようなセロリであっても（根セロリは別です）、あなたは体調の回復に役立つセロリジュースを作ることができるのです。

セロリの葉

セロリの葉は体に良いかとか、葉もジュースにするべきかという質問をよく受けます。たしかにセロリの葉は薬効成分が非常に豊富です。セロリの葉にはミネラルやその他の栄養素、有益な植物性ホルモンまでもが豊富に含まれています。しかしだからと言って、葉を使わなくてはならないということではありません。セロリの葉はとても苦いので、ジュースの味が変わり、飲む気が失せてしまうなら、ジュースにする前に葉の一部、またはすべてを切り落とし、セロリジュースの味が改善するか試してみてください。

店で購入したセロリには葉があまり残っていない傾向があります。自家栽培やファーマーズ・マーケットで購入したセロリには大抵葉が豊富についています。地元で購入した、あるいは自家栽培のセロリを使う場合、葉は一部切り落としてください。葉が多過ぎると、ジュースが渋味を帯び、おいしくなくなるので多量には飲めなくなる可能性があるからです。さらに、葉が多いとデトックスのスピードが速過ぎて、セロリジュースを飲み続けることを楽しめず、敬遠してしまう原因になります。店で購入したセロリは大抵それほど葉が残っていないため、その葉を使うかどうかは個人の味の好みによります。

セロリの葉を苦いと感じるかどうかは、食事で苦味のある緑の葉野菜をよく食べているかどうかにもよります。何年も苦味のある葉野菜の入ったサラダを食べてきたのであれば、セロリの葉は他のハーブとなんら変わらないように感じるかもしれません。セロリの葉が苦い理由は植物性アルカロイドが含まれているからです。このファイトケミカル化合物は舌の味蕾を強烈に刺激するので驚くかもしれませんが、それは正常で自然な反応です。植物によっては毒性のアルカロイドを含むものもありますが、セロリにはその心配はありません。セロリのアルカロイドには薬効があり、非常に優れたデトックス効果があります。体をアルカリ性にし、内臓など体内にある毒性の性質を持つ酸を減らすのです。特にセロリの葉に含まれる植物性アルカロイドには肝臓から毒素を排出する作用があります。

ところで、私はセロリジュースを作る際、まず株の葉先から1・5㎝ほど、また株元から5㎜ほど切り落とすようにしています。これは葉がどうの、ということではなく、セロリは大抵両端を切り落とされて売られていることが理由で、切り落とすときに使用された道具が清潔なものだったか、あるいは汚れたものであったか、または家畜のそばで使われたものであったか、機械だったのか、それは手で使うものだったのか、あるいは道具にオイルが塗布されていたか、などがわからないからです。おそらく何も問題なく、清潔な道具が使われているでしょうけれども……。これは単に、私個人の好みでしていることなので、セロリを満遍なく使いたいというのであれば、両端を切り落とす必要はありません。

ジューサーについて

セロリジュースが作れるジューサーならどのようなものでもかまいません。手持ちのジューサーがあれば、ぜひそれを使用してください。まだ持っていない、または買い替えたいと思っているのであれば、スロー（低速）ジューサー（コールドプレスジューサー）を購入するのが最適です。セロリの栄養素を損なわずに余すところなく搾《しぼ》ることができ、音も気になりません。さらに、スロージューサーはセロリからの搾汁《さくじゅう》量が最も多く、泡立ちも搾《しぼ》りかすも比較的少量です。

もちろん従来型の遠心分離型ジューサーでもかまいません。従来型は高速なので、セロリジュースを作るのに時間をかけたくない場合は、このタイプを使ってください。なお、この場合は、搾汁《さくじゅう》の際、材料の果物や野菜が加熱されないタイプのジューサーを入手するようにしてください。

現在、高速ミキサーまたはフードプロセッサーしか持っていないのであれば、いつかジューサーが欲しいと感じるようになるでしょう。ミキサーで作る方法はジューサーを使う方法よりも搾汁《さくじゅう》できる量が少なく、ミキサーにかけたセロリを搾《しぼ》る作業が、そのうち面倒に感じられるようになるかもしれないからです。しかし、どのようなものを使ったとしても、セロリジュースを作れるものであれば良いのです。最新のスロージューサーを使っていなくてもかまいません。どんな方法でもあなたが作るジュースは、あなたの健康にとって計り知れないほど多くの面で役立ちます。

ジューススタンドを利用する

自分で作る代わりに、ジューススタンドやジュース専門店、カフェ、自然食品店のジュースコーナーで新鮮なセロリジュースを飲んでもかまいません。スロージューサーで搾汁《さくじゅう》されたものなら最高です。ただ、スロージューサーで作られた（コールドプレスの）ジュースでなければならないと思い込み、それを買うためにお店までわざわざ出かけようとは思わないでください。コールドプレスのジュースでしか栄養素を摂り込むことができないというわけではありません。高速ジューサーで作られたセロリジュースを買って飲んでも大丈夫ですし、自宅の古い従来型のジューサーで作ったジュースも、店で飲むコールドプレスジュースと同じくらい効果があります。自宅にあるどのようなジューサーでも栄養豊富なセロリジュースを作ることができるのです。

それでも外でセロリジュースを買いたいと思うのであれば、いくつか確認しなければならないことがあります。まず、セロリの洗い方です。店によっては、塩素あるいは漂白剤を混ぜた水で、ジュースの材料を洗うところがあります。これは良くありません。

次に、セロリジュースを買う前に、ラベルに「ＨＰＰ（超高圧殺菌）」と記載されていないかどうか、よく見てください。小さく印字されていたり、文字の代わりにマークが記載されていることもあります。超高圧殺菌処理されたものであれば買うのをやめてください。ＨＰＰ処理をされたセロリジュースは良くありません。コールドプレス方式で搾汁《さくじゅう》され、新鮮なうちに瓶に詰められ、その日に店頭に並べられるジュースとは異なり、製造工場で作られ店まで運ばれているのです。ＨＰＰの殺菌方法は非加熱式なので、ジュースは生のままだと思い込みがちですが、実は正反対なのです。ＨＰＰは長い時間をかけて有効性が実証されたものではなく、その処理を施されたジュースは細胞の構造が異なる不自然なものに変性しています。通常の殺菌方法では、その安全性が何百年もの間ずっと証明され続けている熱処理を行います（この方法で殺菌されたセロリジュースなら良いということではありませんが）。ＨＰＰ処理を施されているということはそのジュースは生のままである、と考えるのは間違いです。理論上は生ですが、実際は賞味期限を延長するために変性、変質させられているのです。そして、ＨＰＰ製品で注意すべきなのは、それを摂取してもセロリジュースの効果を得ることができないという点です。また、ＨＰＰ処理をされたセロリジュースをしばらく飲んで、症状や疾患が改善しなかったからとＨＰＰ処理された他のジュースをすべてやめてしまう人が大勢いますが、それはしないでください。他の果物や野菜のジュースはＨＰＰ処理が施されていても栄養素は残っているので、すでに日頃から利用しているものを今後も飲み続けたとしても、多少の効果は得られます。一方、セロリはハーブなので、ＨＰＰはセロリが持つ奇跡ともいえるいくつもの効能を台無しにしてしまいます。セロリジュースのようなハーブ薬は、薬効が一つでも失われてしまうと、癒しの効果がなくなってしまうのです。

セロリの保存法

毎日セロリジュースを作っているなら、地元農家からセロリをケースで購入できるかどうか確認することをお勧めします。または、生鮮食品売り場の担当者に、ケースごと購入できるか、または次の発注時に1ケース追加してもらえないか尋ねてみてください。そうすることで値引きしてもらえることもよくありますし、おそらく鮮度のよいセロリを入手でき、自宅で保存する際も長持ちするでしょう。セロリの在庫を切らしてしまうこともなくなります。セロリは大抵、冷蔵庫で1週間保《も》ちますが、とても新鮮で活力溢れるセロリが、緑鮮やかに新鮮なまま2週間も保つのを見たことがあります。セロリの活力を見極める一つの方法は色を見ることです。黄色や茶色に変化し、緑色が失われる前に使い切るようにしてください。ただ、忙しくて、買っておいたセロリを使う機会を失ってしまい、捨てなければならなくなったとしても力を落とさずに、セロリジュースを飲み続ける意欲は失わないでください。

セロリを購入し、すぐに使い切ってしまう予定であれば、冷蔵庫の中でどのように保存してもかまいませんが、むき出しの状態で冷蔵庫の棚に置いて数日経つと、セロリは乾燥し、しんなりとしてしまうので、冷蔵庫の野菜室に保管しましょう。セロリは細長いビニール袋に入って売られていることもあれば、野菜売り場で自分で袋に入れることもあります。袋に入っていれば、野菜室に入れなくても問題ありません。セロリを1ケース購入するときは、野菜用の小分け袋をもらってくるとよいでしょう。1ケース購入したのですから、生鮮食品売り場の担当者は喜んで分けてくれるはずです。

セロリジュースの保存法

搾《しぼ》ったセロリジュースの全量をすぐに飲まないのであれば、密閉性のある蓋のついたガラス製の瓶に入れて冷蔵庫に保存するのが最も良いでしょう。新鮮なセロリジュースの癒しの効能は、搾汁《さくじゅう》後24時間続きます。実際には、セロリジュースは冷蔵庫で3日間は保ちますが、一日経ったあとではすぐに飲んだときほどの効果は望めません。セロリジュースの効能は時間とともに失われてしまうので、作ってから24時間以上経ったものを飲むことは望ましいとは言えません。

セロリジュースは冷凍することもできますが、これもあまりお勧めできません。しかしそれしか方法がないというのであれば、そうしてください。その場合は扱いやすいように製氷皿に入れ、飲むときに皿から外し、溶けたらすぐに飲んでください。セロリジュースの氷に水を加えたり、それを水に入れて溶かしたりしないでください。効果が損なわれてしまいます。

また、セロリを凍らせることもお勧めしません。セロリの茎を凍らせ、解凍したものでジュースを作るのは意味がありません。ジュースにしたものを凍らせるのと同じことのように思われるかもしれませんが、そうではないのです。新鮮なセロリからジュースを搾《しぼ》るということは、それが持つ生命力を搾《しぼ》り取ることになります。冷凍したセロリはその生命力が失われているのです。

また、セロリやセロリジュースを加熱調理することは決してしないでください（意図的にスープを作ろうとしているなら話は別です）。スープやシチューにセロリを入れ、頻繁に食べれば、多くの疾患の改善に役立つかもしれませんが、セロリを加熱調理するとセロリに含まれる酵素が破壊され、栄養素も変性してしまいます。セロリジュースに期待できる力強い癒しの薬効は維持できないのです。そうなると、あなたの健康に大きな変化をもたらすこともありません。搾《しぼ》りたての新鮮なセロリジュースにしか、それほどの癒しの力はないのです。

なぜ480ml（16オンス）飲むのか

一般的な成人が摂取するのに理想的なセロリジュースの量は、一日に480ml（16オンス）です。しかし、最初からその量を飲まなければならないというわけではありません。過敏性のある人は120ml（4オンス）や240ml（8オンス）から始めて体を慣らしつつ、徐々に量を増やしていってください。

体の準備が整ってから、480ml以上飲むようにしてください。なぜかと言うと、大抵の人は健康問題を複数抱えているからです。セロリジュースは体内を通っていく中で、おびただしい数の障害物に対峙します。まず、口の中で細菌や、歯磨き粉やマウスウォッシュ、マウスリンスといったものの残留物に妨害されます（歯磨きをしたあとや、セロリジュースを飲む前に、口の中を清潔な水で満遍なくすすぎ、歯磨き粉やマウスウォッシュ、マウスリンスの残留物を完全に取り除きましょう。さらに良いのは、朝の歯磨きはセロリジュースを飲んだあとにすることです）。

次に、食道でセロリジュースはさらなる細菌やアンモニア、有害な酸の滞留物に迎えられます。さらに進むと、十二指腸（小腸の入り口）の手前の胃の下部にも障害物があります。その場所は小さく突き出た棚状の構造になっているのですが、年齢によっては30～40年、またはそれ以上の長い間に溜った山のような堆積物で押しつぶされそうになっています。この堆積物は腐食しヘドロ化したタンパク質や脂肪、保存料、固形化したアンモニアや酸などから成ります。セロリジュースのナトリウム・クラスター・ソルトは長年の間に形成されたこのヘドロ状の毒性堆積物を分解、ゆっくりと時間をかけて溶かしていきます。

このように、セロリジュースはまずこれらの障害物を越えて進まなければなりませんが、セロリジュースが十二指腸に入り、中を進んでいくと、ほとんどの人が知らずに宿しているピロリ菌や連鎖球菌、その他の細菌が待ち構えています。セロリジュースは自らを守り、役目を果たすためにそれらとも闘わなければなりません。すでに口中で歯磨き粉の残留物や細菌、食道でアンモニアなど、さらに胃の出口で毒性の堆積物に対応しなければならなかったセロリジュースはすでに消耗しており、これは厳しい闘いになります。

現代人のほとんどは体内のpH（水素イオン濃度）バランスを欠いているため、セロリジュースが十二指腸をさらに進んでいくと、今度は酸の攻撃に遭います。私たちは自然に体をアルカリ性に保っているわけではありません。確かに健康な人であればpHバランスは整っているでしょうし、その場合はセロリジュースにはそれほどすることがないでしょう。しかしほとんどの人の体内は細菌で溢れ返っており、酸を大量に産み出しています。健康的でない食べ物やストレスも酸を作ります。セロリジュースを一口飲むや否や、口中を皮切りに消化管全体を通して体内のpHに変化が現れ始めます。酸が優勢な環境をセロリジュースが一変させる働きは、まるで火山の噴火のように激しいので、セロリジュースの成分が消耗する理由の一つにもなっています。

これを聞くと、セロリジュースは多くの敵に遭遇し、その力を維持するために大変な苦労をしているように思われるでしょう。しかし実はそれで終わりではないのです。小腸をさらに10㎝ほど進むと、今度は粘液の塊に遭遇します。これは年齢にかかわらず、誰の小腸にも存在し、連鎖球菌や大腸菌などの有害な細菌に2、3種類の真菌が合わさってできています。宿主が摂取した卵やコラーゲンのサプリメント、牛乳やチーズ、バターなどの乳製品に含まれる乳糖を〝エサ〟にするため、それらが小腸に到達するのをそこで待ち構えているのです。それらの代わりにセロリジュースが病原体の巣窟に到達すると、ここでも闘いが始まります。

加えてそこには、長年にわたる高脂肪の食事（体に良いと言われる脂肪を含む）によって腸の粘膜に硬くこびりついた悪臭を放つ脂肪があり、腐りかけのタンパク質のカスが小さな球状になって腸管内に作った憩室には、細菌や真菌が棲みついています。このようにセロリジュースの体内での旅には様々な障害があるのです。

セロリジュースが遭遇する主要な障害を説明してきましたが、さらにそこにアドレナリンの過剰分泌も加わります。例えば、急いで食べたり、ストレスのために腹部が張っている状態で食事をしたり、前日、夕食に高脂肪のものを食べたりした場合（そうとは知らずに高脂肪の食品を食べていることもあります）、副腎がアドレナリンを急激に分泌します。アドレナリンは体中の細胞に充満してしまうため、この過剰なアドレナリンが腸に入ると、ひどい害をもたらします。このように大きなストレスを抱えていたり、前日にアドレナリンの分泌を促すようなことが起きたりすると、翌日目が覚めたときにも、まだ腸内にアドレナリンが居座り、悪影響を及ぼすのです。セロリジュースにはこのアドレナリンを無害化するという、もう一つの闘いがあり、懸命に闘おうとしますが、消化管を進んでいく中ですでにどれほどの仕事をしてきたかを考えると、これは容易ではありません。

高脂肪の食事はアドレナリンの分泌のトリガーとなるだけではありません。夕食で摂取した脂肪分は、油の塊になって胃から小腸、結腸に至る部分に長時間留まります。セロリジュースはそれにも対処しなければなりません。このような大量の脂肪はセロリジュースの治癒効果のある化合物を吸収してしまいます。さらに、セロリジュースは脂肪を分解し消化器外へ排出するため、ナトリウム・クラスター・ソルトを使い果たしてしまいます。つまり、メインに揚げ物、続いてデザート、というようにとても重い夕食を食べると、翌朝まで過剰な負担がかかり、セロリジュースは障害物競走を強いられながら体内を進むにつれ、その癒しの力が減少してしまうのです。

また、現代、ほとんどの人の肝臓は働きが停滞していますが、肝臓の改善にもセロリジュースは重要な働きをします。そのためには、本来の力を保ったまま十分な量のセロリジュースが結腸に到達し、セロリジュースの化合物が血液に取り込まれ、肝門静脈を通り、肝臓、続いて胆嚢に入らなければなりません。あなたの抱える健康問題がどんなものでも、肝臓が健康なほど治る確率が高くなります。一般的な成人にとってこのような癒しを可能にしてくれるのが、「４８０ml（16オンス）」という量なのです(子供が飲むべき量に関しては後述します)。

そして、セロリジュースが肝臓に到達すると、さらなる障害物が待ち受けています。まず、ほとんどの人の肝臓は殺虫剤、除草剤、プラスチックや他の石油化学薬剤、溶剤の毒素、ウイルスや細菌などの病原体、その他諸々の有害物質に蝕《むしば》まれていて、肝臓の胆汁分泌機能が低下しています。セロリジュースの化合物に力が残っていれば、それは、肝臓が胆嚢に送る胆汁の働きを強化し、胆嚢に溜まっているヘドロのような沈殿物を分解、除去し、同時に胆石も分解し、溶解します。十分な量のセロリジュースを一定期間飲み続け、体内が浄化され健康が回復してくれれば、セロリジュースの化合物は胆汁に混ざって胆嚢を去り、小腸へ移動します。このようにして、セロリジュースは消化器系を一巡するのです。

血液にのって肝臓に到達するセロリジュースの治癒効果のある化合物は、すべて胆汁に混入するわけではありません。肝臓から心臓、脳に向かうものもあります。ただほとんどの人は肝臓が衰弱しているため、それまでにセロリジュースの化合物が持つ癒しの力は、概ねかなり減少しています。セロリジュースの化合物が肝臓から心臓や脳へ向けて排出されても、その成分が効力を維持し続けるためにはまず肝臓を浄化する必要があるので、時間がかかります。

でも心配はいりません。セロリジュースがその有効成分を血液に届けるためには別の方法もあります。セロリジュースはまず口から入り、消化器に到達しますが、そこから肝臓まで移動するのはそのほぼ半量です。障害物競走のコースを進む途中で、セロリジュースは二手に分かれるのです。胃から、小腸の最初の90㎝ほどを進んだところで、その化合物の半分は消化管の壁に吸収され、肝臓を経由することなく直接血液に取り込まれます。ただ、血液と一緒に体内を移動することにも、困難があります。血液中の脂肪の量を考えてみてください。脂肪が多いほど、セロリジュースの移動距離は制限されてしまうのです。さらに血液中の毒素の量はどうでしょう？　脳などの臓器に溜まっている有毒な重金属の量は？

脳といえば、それ自体、どれほどの神経伝達物質の成分の問題を抱えていることでしょう。セロリジュースにどの程度の力が残っているにせよ、これらすべてにより、さらなるダメージを受けてしまいます。脳内の神経伝達物質の成分が減少していると、セロリジュースの化合物はそれを補うために瞬時に消費されてしまうため、それ以上進むことはできません。脳に蓄積した重金属を除去するために、セロリジュースのナトリウム・クラスター・ソルトも大量に使われてしまいます。

セロリジュースが担う途方もない量の仕事を考えると、なぜそれほどの量を飲む必要があるのかが理解できるでしょう。セロリジュースには膨大な仕事があり、体を癒すために体内を進む中で、様々な場所で待ち受ける障害に対応しなければならないのです。なぜ一日に４８０ml飲むのかをきちんと理解することが重要です。セロリジュースがどのように働くのかを知ることで、その力がさらに発揮されるからです。

飲む量を増やす

セロリジュースは４８０ml（16オンス）以上飲んでも大丈夫です。一日に９６０ml（32オンス）飲むことは、自己免疫疾患やその他の慢性疾患を患う人にとって本当に有益です。それ以上、例えば朝に４８０ml飲み、昼か夜に４８０mlを飲んでもかまいません。アスリートは、一日９６０ml以上飲むことにより、技量やパフォーマンスを向上させることができます。セロリジュースは一日に１９２０ml（64オンス）まで飲んでも大丈夫です。ただ、その場合は少し調整が必要です。よりデトックス効果が高まるため、人によってはトイレに行く回数が増えてしまうからです。

ある朝、急に「セロリジュースは飲んだことがないけれど、まず１９２０ml飲んでみよう」と思い立って摂取するようなことはやめてください。セロリジュースのナトリウム・クラスター・ソルトが病原体を分解、破壊し、その毒性老廃物を皮膚、腎臓（排尿）、腸（排便）を介して血液や体から排出させようと浄化・緩下作用が起きるので、特に過敏であったり、体内に毒素が溜まっていたり、ＥＢウイルスのようなウイルス――それにより、例えば、線維筋痛や多発性硬化症（ＭＳ）、全身性エリテマトーデス、橋本病、多嚢胞《のうほう》性卵巣症候群（ＰＣＯＳ）、筋痛性脳脊髄炎／慢性疲労症候群（ＭＥ／ＣＦＳ）、関節リウマチ（ＲＡ）などの疾患や、疼きやしびれ、痛み、疲労・倦怠感などの症状が起きている――を宿していたり、連鎖球菌などの細菌――それにより、小腸内細菌増殖症（ＳＩＢＯ）や副鼻腔炎、尿路感染症（ＵＴＩ）、ものもらい、耳の感染症、咽頭炎などが起きている――を体内に抱えていたりする場合、デトックスによる症状（好転反応）が強く出る可能性が高くなります。ですから、セロリジュースを飲むのが初めての人は、４８０ml以下からスタートすることをお勧めします。そして徐々に、体の様子を見ながら時間をかけて量を増やしていくのがよいでしょう。１２０mlから始め、毎日少しずつ増量していき、最終的に４８０mlに到達させるという具合です。

そして、もっと飲みたければ、一日９６０mlまで増やし、さらに多く飲みたければ、すぐに１９２０mlまで増やすことは避け、この薬効に優れた大量の飲み物に慣れる時間を体に与えるため、まず一日１２００mlにし、１９２０mlまで徐々に増量していくようにしてください。もし徹底的にやってみたいのであれば、１９２０mlよりも多めに飲んでも大丈夫です（最大２４００mlまで）が、それ以上の量を24時間以内に飲むことはやめてください。

子供の摂取量

赤ちゃんや子供は、お腹の中にセロリジュースを阻害する物質がそれほど存在しないため、大人が摂取すべき量を飲む必要はありません。次ページに目安となる量を挙げていますが、この数字は一日に推奨される摂取量です。子供によってはこれより少ない、あるいは多い量が体に合っているかもしれません。

年　齢	推奨されるセロリジュースの一日の摂取量
６カ月	30ml（1オンス）以上
１歳	60ml（2オンス）以上
１歳６カ月	90ml（3オンス）以上
２歳	120ml（4オンス）以上
３歳	150ml（5オンス）以上
4〜6歳	180ml〜210ml（6〜7オンス）以上
7〜10歳	240ml〜300ml（8〜10オンス）以上
11歳以上	360ml〜480ml（12〜16オンス）

葉が多く、色の濃いセロリ

住んでいる国や地域によっては、葉が多く、色が濃く、茎の痩せたセロリしか手に入らないかもしれません。そのようなセロリは、一株搾《しぼ》ってもジュースは60〜90mlしかとれないことがあります。そのような場合は、飲む量が少なくてもかまいません。一般的なセロリジュースを４８０ml飲んだ場合と比べると、その効果は劣るものの、素晴らしい面もあるのです。「セロリジュースの作り方のヒント」で触れたように、セロリに含まれるクロロフィルはセロリが持つナトリウム・クラスター・ソルトや植物性ホルモン、ビタミンCと結び付いているため、特殊な効能があります。濃い緑色のセロリには凝縮された栄養豊かなクロロフィルが含まれているので、ジュースの量の不足分がいくらか補われ、体のあらゆる問題を解消する上で役立ちます。

ですから、十分な量が飲めないからといってセロリジュースをまったく飲まないよりは、どんなセロリでも手に入るものをジュースにして飲むことを強くお勧めします。結局のところ、どのセロリを摂取しても、同様に体の状態は改善されるのです。

セロリジュースに何も加えず、空腹時に飲まなければならない理由

本書を通して解説しているセロリジュースの効能を得るためには、空腹時に飲むことが重要です。これを絶対に忘れないでください。例えば、朝食を食べながら飲んだり、午後のおやつと一緒に飲んだりすれば、セロリジュースが持つ癒しの力を完全に享受することができません。効果は多少ありますが、本来の効果の大きさからはかけ離れたものでしかありません。

セロリジュースに何かを加えても効果が減少します。販売されている「フレッシュジュース」と謳《うた》われている商品の原材料名を見ると、ホウレンソウやビーツ、ショウガ、レモン、そして目立つようにセロリと書いてあることがあります。そうすると、あたかもそれがセロリジュースであるかのような印象を受けますが、皆さんは賢い消費者として行動することが大切です。「セロリジュース」の原材料は一つだけです。たとえ、セロリと、一つだけでも何か別のものが加えられたジュースには――セロリとリンゴのジュースやセロリとキュウリのジュース、セロリとレモンのジュースといったように――朝一番に摂りたいセロリだけのジュースが持つ効能は残っていません。ミックスジュースが好きなら、それ自体は素晴らしいことです。体に良いものですから。ただ、飲むのはもっと遅い時間にしてください。480 mlの特別なセロリジュースを空腹時に飲むときは、必ずセロリだけで作ったものにしてください。

その理由はとても明確です。それは、セロリのまだ発見されていないナトリウムの一種、つまり第2章と第3章を通して何度も登場したナトリウム・クラスター・ソルトが関わっています。ナトリウム・

クラスター・ソルトが持つ特殊な力は、あなたを守り、病や症状から解放してくれます。ナトリウム・クラスター・ソルトはセロリジュースの最も優れた成分の一つであり、飲み始めた人々の劇的な変化の立役者ですが、正しく仕事をするためには、セロリジュースを胃に何もない空の状態で飲む必要があるのです。だからと言って、たまに朝食を食べてからセロリジュースを飲まなければならない状況が起きても、パニックにならないでください。その場合は後述の「セロリジュースを飲むタイミング」を参照してください。

脳に対する効能

血液脳関門があるために、大抵の場合は脳に何かが侵入するのは困難です。しかしナトリウム・クラスター・ソルトは血液脳関門を通過する能力が他の何よりも長けているため、脳に入り込み、脳にとって最良の電解質として働きます。ここで言う電解質とは天然のもので、合成されたものではありません。セロリジュースに含まれる成分は、他のいかなる食品に含まれる電解質や、工場で製造された電解質飲料やサプリメントよりも速いスピードで脳に到達することができるのです。

ただ、これらがすべてうまくいくためには、セロリジュースには何も加えられておらず、ジュース（搾《しぼ》り汁）として摂取される必要があります。セロリを食べても脳に到達するのに十分な量のナトリウム・クラスター・ソルトは体に取り込まれません。セロリに他の材料を加えても同様です。果物や野菜などを加えるとセロリジュースが薄められ、十分な量のナトリウム・クラスター・ソルトを摂取することができなくなります。

セロリをそのまま食べるにせよ、他の材料を加えてジュースにするにせよ、コラーゲンのサプリメントのようなものを混ぜて入れるにせよ、純粋なセロリジュース以外の成分はナトリウム・クラスター・ソルトが持つ健康への効能を阻害してしまいます。繊維や脂肪分、タンパク質は特に大きな邪魔になります（繊維に関する詳細は後述を参照してください）。これらはナトリウム・クラスター・ソルトがミネラルやアミノ酸など他の重要な栄養素と結び付くのを妨げ、さらにそれらの栄養素を脳まで運ぶことも阻んでしまいます。

また本章の「セロリジュースを飲むタイミング」および第5章「セロリジュース・デトックス」にもあるように、セロリジュースを飲む前後には脂肪の摂取を控えるようお勧めします。脂肪を分解するため肝臓は胆汁を分泌しますが、過剰な胆汁もナトリウム・クラスター・ソルトの効果を弱めてしまうからです。

セロリをスムージーに加えても、ナトリウム・クラスター・ソルトは脳に到達しません。セロリをミキサーにかけて繊維と一緒に飲んでも、ナトリウム・クラスター・ソルトは脳に到達しません。セロリをジュース（搾《しぼ》り汁）にせずスティック状に切って食べても、胃に食べ物がまだたくさん残っているときにセロリジュースを飲んでも、グリーンジュースを作る際、他の材料と一緒にセロリを入れて飲んでも、セロリジュースにコラーゲンや活性炭、リンゴ酢、あるいは他の、誤解に基づいて「効果があるのでは」と思いついた食品を加えたとしても、ナトリウム・クラスター・ソルトは脳に到達しません。効力を邪魔する成分が多過ぎるからです。

病原体から体を守る

さらにナトリウム・クラスター・ソルトに与えられた任務は病原体を壊滅させることです。唯一、混ざり気のないセロリジュースを空腹時に飲むことで、クラスター・ソルトはウイルスや細菌、真菌に直に接触し、それらをすばやく殺すことができるのです。セロリジュースにリンゴやホウレンソウ、ケールなどのジュース、プロテインパウダー、ピー（エンドウ豆）プロテイン、コラーゲン、ニュートリショナルイースト（サトウキビや糖蜜を発酵させてつくる酵母）、その他いかなるものでも加えてしまうと、この効能は完全に失われてしまいます。

良いものであれ悪いものであれ、セロリジュースに何かを混ぜると、ナトリウム・クラスター・ソルトは酵母菌や真菌、食べ物に含まれる毒素、連鎖球菌、ブドウ球菌、大腸菌、ピロリ菌、ヒトパピローマウイルス（ＨＰＶ）、ＥＢウイルス、その他の毒性微生物などと直に接触することができません。そして病原体を破壊する強力な効能が失われてしまうのです。

新鮮な生の果物や野菜でできているジュースは体を冷やしたり、体内に過剰な水分をもたらしたりするという理論を信じていて、体を温めるためにセロリジュースにショウガやウコン、粉末唐辛子を加えることが推奨されているのを聞いたことがあるかもしれません。セロリジュースにそれらのスパイス類を加えることが悪いとは言いませんが、セロリジュースの効能を完全には享受できないことを理解した上でのみ行ってください。セロリジュースの力をすべて引き出すためには、何も添加されていないストレートの純粋なものでなければならないのです。ショウガやウコン、唐辛子を摂取したいなら、他のものと混ぜてください。少し時間を空けてから、他の野菜ジュースに加えて飲んでもよいでしょう。信じようが信じまいが、セロリだけで作られた新鮮なジュースは、実は東洋医学が体内に熱がこもったり、過剰な水分が溜まったりしていることが原因だとする症状への最良の薬になるのです。セロリジュースはそれらの問題の原因である肝臓を回復、活性化させるからです。

腸を浄化する

セロリジュースを何か他のもので薄めてしまうと、消化器への効力を損なってしまいます。セロリジュースは消化能力を回復させる効果が非常に高く、また消化器がうまく機能しているとセロリジュースはよく吸収され、体全体へ効果をもたらすので、これは痛ましいことです。

セロリジュースのナトリウム・クラスター・ソルトと消化酵素の相乗効果により、消化管内の粘液や毒性の酸、および小腸や結腸内壁にこびりついた古い脂肪が分解、排出されます。誰でもこのような脂肪が消化管の内壁に付着しています。それは過去に食べた揚げ物の油や硬化油、獣脂、飽和脂肪のみからできているのではありません。このように堆積した脂肪は、ナッツやシード類、アボカド、高品質の油など、健康だとされる食品の脂肪も含んでいます。来る日も来る日も、朝から晩までこれらを摂取するような食生活を送っているとしたらどうでしょう。自分が食べている脂肪の本当の量と、それが体に与えている影響を知れば、ほとんどの人はショックを受けるでしょう（ところで、第2章に出てきた消化酵素のことを憶えているでしょうか。その消化酵素が作用するのは、セロリジュースが単独で摂取され、小腸に到達した場合のみです）。純粋なセロリジュースを空腹時に飲むことで、セロリジュースの成分が小腸内壁の粘膜を通り、血管に吸収されやすくなります。セロリジュースの成分が脳や体の隅々まで行き渡り、癒しの力を発揮させるためには、これは非常に大切です。私たちの体には様々な負担がかかっています。セロリジュースが体に入ると、大量の仕事が待ち構えています。血液に取り込まれるというこの重要なプロセスを完遂すれば、ナトリウム・クラスター・ソルトは血液にのって脳の問題を改善したり、病原体を破壊したり、大動脈の内壁に固くこびりついた脂肪を分解したり、肝臓の浄化を助けたりするために必要とされる箇所へ到達できるようになります。セロリジュースの純度を損なうようなことをしてしまうと、その力強い働きが阻害されてしまいます。

純粋なものに手を入れたくなるのは人間の性《さが》だということはわかります。誰にでも錬金術師のような、カクテルを作るバーテンダーのような側面があるものです。何かをより良くするために手を加えたり、別のものに作り変えたがります。これはセロリジュースが癒しの手段として受け入れられていないことの表れです。人間が知恵を使って向上する余地がなく、すでに最高の状態である存在を快く受け入れることができないからこそ、一度に一つの食べ物を単独で食べる代わりに、レシピを使って調理することがこれほどまでに人気があるのです。私たちは複数の材料を合わせたものを食べたがります。飲み物も材料を混ぜ合わせて作りたくなるものです。私たちは常に、「さて次は？」と考えています。セロリジュースの次はなく、それにすべてを超える唯一無二の価値と効能があることを理解するのが難しいのです。代わりに、セロリジュースはそれだけで人々にとって何か益になるほどの存在であるはずがないと決めてかかります。「純粋なセロリジュース」を飲んだことで健康になった人々の経験談がこれほど世に溢れていても、水を加えて薄めたり、氷を入れたり、繊維が入ったまま飲んだり、これを少し、あれを少し、というように何かを加えたりして、うかつにもその効能を台無しにしてしまう人のなんと多いことでしょう。セロリジュースを飲んで病原体による病を克服したいのであれば、純粋なセロリジュースを空腹時に飲むというガイドラインを守ってください。それが、そうしない人には理解できない健康への秘訣なのです。単純過ぎるのではと心配することはありません。すでにセロリは〝加工〟されてより良いものになっているのですから。つまり、セロリをセロリジュースにしたことで、錬金術はすでに使われているのです。すでに金《きん》が生み出されているのです。

セロリの繊維に関する疑問

なぜセロリを食べたり、ミキサーにかけて漉さずに飲んだりするのではなく、ジュース（搾《しぼ》り汁）を飲むことが重要なのか、という疑問を抱く人がよくいます。繊維まで摂取すれば、一物全体食の恩恵にあずかれるのではないか、と言うのです。これは素晴らしい疑問ですが、あなたはすでに答えがわかっているはずです。繊維はナトリウム・クラスター・ソルトがその機能を果たすことを阻害してしまうのです。

しかしそれ以外にも理由があります。セロリはハーブ（薬草）であり、セロリジュースはハーブから作る薬だということです。ハーブティーを作るとき、ハーブ全体を摂取しようとは思わないはずです。ティーバッグに入っている葉をすべて食べないからといって、もったいないことをしているとは言われないでしょう。大切なのは、そのハーブが持つ薬効成分を〝抽出〟することです。セロリにも同じことが言えます。セロリの場合、お茶のように葉に熱湯を注ぐのではなく、その効能をすべて引き出すためにジューサーにかけるのです。

食物の全体を食べるのは無条件に他の食べ方に勝る、つまりジュースにするよりミキサーにかけるほうがより良い、という考え方は思想や哲学であり、理論です。セロリジュースには思想も哲学も理論も関係ありません。それらを超越した存在なのです。奇跡のハーブ薬なのです。セロリを軽視している人々にとって、このことは思いもよりません。セロリから私たちが必要とする効力を引き出すためには、ジュースとして成分を抽出する以外にないのです。繊維と一緒にセロリを摂るほうが体に良いと断言する専門家によって作り出された思想や哲学、理論に従って生きている人がいますが、そのような専門家は実はセロリジュースの効能や本質、繊維を除去した場合に備わる特異性を知らないのです。これはあなたがふだん飲む野菜ジュースとは違います。これはハーブ薬なのです。慢性疾患の癒しの領域に今時のそれらの信念体系が入る余地はありません。繊維は取り除くべきではないと主張する人は、セロリジュースの力に関して誤った知識を持っているのです。そのような人は見当違いであり、純粋なセロリジュースが数十年間で非常に多くの人々を助けてきた歴史を知らないのです。

たしかに繊維質は素晴らしいものです。繊維質を食物から摂取することは止めないでください。食事における繊維の摂取量が少ないのではと不安なら、もちろん毎日、繊維の多い植物性の食べ物をより多く食べるようにしてください。お好みならセロリスティックだって食べて結構です（セロリジュースを飲んだあと、一定の時間を空けさえすれば……）。ふだんから植物性の食べ物を多く食べ、加工食品を控え目にしている人は、すでに繊維質を豊富に摂取していることでしょう。食物繊維は健康に良く、セロリが含む繊維も素晴らしいものですが、だからと言って、セロリジュースに繊維が入っていてはならないのです。セロリをミキサーにかけ、濾《こ》さずに飲んだとしたら、残った繊維はセロリジュースの効能を一部阻害してしまい、さらに繊維がジュースの嵩を増すため、癒しに十分な量の液体を摂る妨げになってしまいます。

　セロリをジューサーでジュースにしても微細な繊維がその中に浮遊していますが、それも摂取することは避けたいと感じるなら、目の細かいザルや濾《こ》し器、またはナッツミルク用の搾《しぼ》り袋で濾《こ》してください。しかし腸が過敏でない限り、それほど神経質になる必要はありません。自分の腸が過敏かどうかわからない場合、生の野菜やサラダを食べると胃腸の不調が生じるなら、おそらくそうです。そのような人はセロリジュースを濾《こ》してから飲んでください。そうすることにより、セロリジュースをさらにたくさん飲むことができます。

　腸が過敏でない人は、濾《こ》しても濾《こ》さなくてもかまいません。適切なジューサーを使っていて、過敏な体質でなければ、これらの微細な繊維がジュースの中に残っていても大丈夫です。飲んでも問題はなく、わずかな繊維ならセロリジュースの効能を妨げることもありません。しかし気になるなら濾《こ》してもかまいません。ただし、セロリを高速ミキサーやフードプロセッサーにかける人は、濾《こ》すプロセスは非常に重要です。ジューサーで搾《しぼ》ったジュースに繊維の小片が紛れ込んでいるセロリジュースを飲むことと、ミキサーにかけたセロリを濾《こ》さずにそのまま飲むことは、その効能において大きな差があります。

　ジュースを作ったあとに残った繊維は、コンポストに入れて花壇の堆肥にすることをお勧めします。

セロリジュースを飲むタイミング

理想的には朝、何も摂取していない状態で（水は大丈夫です）、セロリジュースを飲みます（夜勤の仕事をしている場合、午後であろうと夜であろうと起きたときに飲んでください）。飲み終わったら少なくとも15～20分（30分がベスト）経ってから、他の食べ物や飲み物を摂取するようにしてください。

水やレモンかライムを搾《しぼ》った水をセロリジュースの前に飲むのは、その二つの間に十分な時間を空けさえすれば非常に良いやり方です。起きてすぐに水を飲むことで肝臓が優しく浄化され、すべての細胞に水分が行き渡るので、セロリジュースという薬を摂取する前に行うと最適です（肝臓を浄化するために朝一番にレモンを搾《しぼ》った水を飲むことについては、数十年前からセロリジュースに関して各地で行ってきた講演会で話してきました。人々がレモンと水に対して感じる抵抗感はセロリジュースに対して感じる抵抗感より少ないので、このアドバイスはセロリジュースよりも容易に受け入れられました。それに、この錬金術のような方法に人々は惹きつけられました）。水を飲み終わったら必ず30分（急いでいる場合は15～20分）経ってからセロリジュースを飲んでください。逆にセロリジュースを飲んだあとに水を飲みたければ、同じ間隔を空けてからにしてください。つまり、セロリジュースを飲み終え、少なくとも15～20分（30分がベスト）経ってから水を飲んでください。

しかし、セロリジュースの効果が最も高い朝、胃に何も入っていない状態で飲むことができない場合はどうすれば良いのでしょうか。それでも諦めないでください。まず、起床後に時間がないというのであれば、前夜にセロリジュースを作り、瓶に入れ密閉し、冷蔵庫に保存しておくという手があります。

それも不可能で、朝食後にしかセロリジュースを飲めない場合、あるいは午後に2杯目を飲みたいという場合でもセロリジュースは効果があります。ただ体内に食べ物があると、セロリジュースの働きと目的が阻害されることを覚えておいてください。セロリジュースを飲むタイミングは何を食べたかにもよります。最後の食事が高脂肪・高タンパクの内容、つまり鶏肉や牛肉、卵、チーズ、アボカド、ナッツ、シード類、ピーナツバター、その他のナッツやシード類でできたバター、油などの原材料を使ったものであったなら、最低2時間、理想的には3時間空けてセロリジュースを飲むとよいでしょう。最後に食べたものが、新鮮な果物やオートミール、サラダ（オリーブやアンチョビ、ベーコン、ツナ、ナッツバター、シード類、オイルベースのドレッシングなど高脂肪の材料をたっぷり使用していないもの）などであれば、30～60分空ければセロリジュースを飲むことができます。いずれの場合も、食後セロリジュースを飲んだあと、次に飲食物を摂るまでは最低15～30分待ってください。

もし脂肪分が多めの食事をしたあと、セロリジュースを飲むまで2、3時間経過する間に何か胃に補給する必要がある場合は、軽いスナックを食べたり水を飲んだりしても大丈夫です。ただそれらが消化される時間を十分取ってからセロリジュースを飲むようにしてください。繰り返しますが、セロリジュースを飲み終わってから、他の飲食物を摂るまでは少なくとも15～30分待ってください。次に、様々なケースに応じたセロリジュースを飲むタイミングについて説明します。

薬やサプリメントを摂取するタイミング

医者が処方した薬を服用している場合、空腹時または食後に摂取するという指示に合わせて、セロリジュースを飲む前後に服用してもかまいません（食後に服用する場合は、セロリジュースは食事の代わりにはならないことを覚えておいてください）。先に薬を服用するのであれば、少なくとも15～20分、できれば30分経ってからセロリジュースを飲んでください。セロリジュースを先に飲むのであれば、少なくとも15～20分、できれば30分経ってから服薬してください。それ以外に疑問や不安な点があれば、主治医に相談してください。

ふだんサプリメントを飲んでいる人は、セロリジュースと一緒に飲むことは避けてください。サプリメントをセロリジュースと一緒に飲んでもサプリメントの効果に影響はありませんが、セロリジュースの効果にはマイナスの影響があります。セロリジュースを飲み終えてから少なくとも15～20分、できれば30分空け、サプリメントを摂取するのがベストです。

コーヒーを飲むタイミング

私はコーヒーを飲むことに反対はしません。ただ、コーヒーは健康食品だとは考えていないだけです。コーヒーは副腎を弱らせ、体を酸性にし、胃腺も衰弱させ、塩酸の分泌を減少させるので、長期間飲み続けると、消化器で食べ物が腐敗してしまう状態をもたらします。その結果、消化器でアンモニアが発生し、口まで上昇し、虫歯や歯周病の原因となります。また、コーヒーは刺激が強く、腸の粘膜と歯のエナメル層を傷つけ、極度に乾燥させます。オレンジやレモンのような柑橘類は歯のエナメル層を弱め、亀裂をもたらし溶かしてしまうという専門家の誤った見解に影響され、数えきれないほどの人々がそれらを怖れていると話すのを耳にしてきました。柑橘類を怖れるこれらの人々の多くが毎日コーヒーを飲みますが、それはオレンジやレモンを食べるよりずっと歯を傷めます。歯肉炎や虫歯の原因は細菌であり、オレンジやレモン、ライム、グレープフルーツなどの柑橘類は抗菌性を持つため、実際は歯と歯茎の健康に良いのです。また柑橘類にはカルシウムが豊富に含まれるので、歯や顎の骨の強化に役立ちます。

コーヒーが好きで、体に良くないとわかっていても飲みたいのであれば、それ以上に健康に悪いものもあるので気にし過ぎないでください。コーヒーを飲むなら、セロリジュースを飲み終えてから15～20分、できれば30分空けて飲んでください。セロリジュースの前にコーヒーを飲むと、不具合を正して体を癒すためにセロリジュースがしなければならない仕事がその分増えることになります。セロリジュースはただでさえ過酷な仕事を請け負っているというのに……。とは言え、朝一番に、セロリジュースを飲む時間もなく、コーヒーを飲みたいというのであれば、その気持ちもわかります。コーヒーを飲んでからそれが消化されるまで、少なくとも15分、できれば30分経ってからセロリジュースを飲むようにしてください。それでもセロリジュースは様々な面で効果を発揮します。単に本来のスピードよりも効果が現れるのが遅くなるだけです。また、病や何らかの症状に悩んでいる人は、体を休ませるためにコーヒーを飲むことをやめ、ココナッツウォーターを飲むようにしてみてください。コーヒーを一時的にやめてみるだけでも体調の改善が感じられ、セロリジュースがさらなる癒しをもたらします。

セロリジュースはコーヒー中毒の克服にも役立ちます。有害な物質が体を満たしている状態で生活していると、人はしばしば、カフェインを摂取してアドレナリンを放出し、それらの毒素による体への影響を覆い隠そうとします。そしてその事実に、人は気づかないのです。どれほど毒素に晒されているか、どれほど毒素や病原体が肝臓や血液などに棲みついているか、まるでわかっていないのが普通です。わかっているのは、体調が万全ではないけれど、とりあえずコーヒーを飲めばなんとかやっていけるということだけです。セロリジュースはこのようなトラブルメーカーである毒素を浄化するので、飲み続けるとアドレナリンで毒素の害を紛らす必要がなくなります。つまり、一定期間セロリジュースを飲み続けると、多くの人々はカフェインを大量に摂取したいという衝動が消えていくのを感じるのです。

運動のスケジュール

朝の運動のスケジュールを考えると、セロリジュースの摂取のタイミングが難しいという人がよくいます。起きてすぐにレモン水を飲み、15〜30分待ってからセロリジュースを飲み、さらに15〜30分空けて運動前に適したものを食べ（果物のスムージーのようなファットフリーのものが適切です）、それが消化するまで少し待ってから、ジョギングやハイキング、サイクリングに行ったり、テニスやバレーボールの試合をしたり、泳いだり、ジムで運動したりする、というのが理想的です。

そんな時間はない、と言う人もいるでしょう。その場合は次善策として、レモン水を割愛し、まずセロリジュースを飲みます。そして15〜30分待って朝食を食べ（繰り返しますが、果物のスムージーがベストです）、食後休みを少し取ってから運動を始めてください。

以上のどちらの方法でも、空腹時にセロリジュースを飲み、その効能を最大限に引き出すと同時に、運動に必要なエネルギー、つまり朝食も摂ることができます。

セロリジュースは薬であり、エネルギー源にはならないことは忘れないでください。アスリートは炭水化物を含む高カロリーの食事を必要とし、それらを摂取しなければ燃え尽きてパフォーマンスが低下してしまいます。軽い運動であれば、始める前にセロリジュースを飲むだけでも大丈夫です。しかし、激しい運動の前は燃料となるエネルギーを補給することが大切です。運動する際に最も適した食べ物は、その前後にかかわらず、新鮮な果物や果物のスムージーです。

どうしても朝一番に運動がしたいというのであれば、セロリジュースを運動の前か後、あるいは両方のタイミングで飲んでください。どちらでもかまいません。それでも運動前には体の燃料となるものを食べることをお勧めします。運動後にセロリジュースを飲むのであれば、それだけで済ませないでください。確かに、セロリジュースは激しい動きや汗で失われた電解質や神経伝達物質の成分、必須ナトリウム、微量ミネラルの働きを回復する力に優れており、それは何ものも及ぶことはできません。しかし、激しい運動後にエネルギーを補給しないと、ガス欠状態になってしまいます。運動後にセロリジュースを飲んだら、体に大切なブドウ糖を補給するために、すぐに新鮮な果物など、私が「理想的な必須炭水化物（ＣＣＣ）」と呼ぶ食べ物（１０４ページ参照）を摂ってください（ＣＣＣに関しては第8章およびシリーズ他巻で詳しく説明しています。）運動後は、セロリジュースを飲んでから5～10分待ってから何かを食べるのが最適でしょう。ただ、この場合、セロリジュースの効能を最大限に利用することができないのは事実です。例えば、他のものを食べるまでの時間をより長く取った場合に比べると、病原体を破壊する力は低減してしまいます。それでもなお、セロリジュースの電解質の回復力は他に類を見ないので、セロリジュースの力が完全に無駄になるわけではありません。

セロリジュースを飲んだ後すぐに食べ物を摂ることで、セロリジュースの効能の一部が失われてしまうのが惜しいというのであれば、運動をする前にセロリジュースを飲んでから十分な時間を空けて朝食を食べられるよう、朝の運動のタイミングを見直す余地がないか検討してみてください。長期的に見て、そのほうが健康への効果が最も高いはずです。

セロリジュースを使ったオーラルセラピー

新鮮なセロリジュースを飲む方法についてはは決まりはありません。すすっても良いですし、数秒間、口の中でうがいのようにクチュクチュとしてから飲み込むのも良いでしょう。または、すぐに飲み込んでもかまいません。好きな方法で飲んでください。

口腔内外に問題を抱えている場合は、セロリジュースを飲むときに「オーラルセラピー」という方法があります。あなたがオイルプリング（オイルで口をゆすぐこと）の愛好者なら、それは口腔や歯の問題に対するセロリジュースの力には及ばないので、セロリジュースで口の中をゆすいで飲み込む方法に変えてみてください。これをどれほど行うかは、抱えている疾患の重さによります。軽度の場合はコップ一杯で1回以上行えば良いでしょう。より重度の場合は、次にあげる療法の一つを、一杯飲む間に3回以上行ってください。

- 喉の痛みがある場合：セロリジュースを口に含んだら、その成分が痛みの原因である細菌またはウイルスを殺すことができるように、口腔の奥のほう（喉付近）に30秒間留めてください。喉のうがいをしてから飲み込むのも良いでしょう。
- 喉や扁桃腺が腫れている場合：口腔の奥のほう（喉付近）に1分間留めてから飲み込んでください。そうすることで、セロリジュースがリンパ系に入っていきます。

・喉の奥に膿栓がある場合：セロリジュースを口に含み、やさしく喉のうがいをしてから飲み込んでください。

・口腔内に潰瘍もしくは口内炎がある場合：まず炎症や潰瘍を起こしている部位をペーパータオルかティッシュで拭き取り、セロリジュースを一口含んで、患部を覆う位置に30秒以上留めてから飲み込んでください。

・歯痛や歯の膿瘍、または口腔に傷がある（唇や頬の内側を噛んでしまったときなど）場合：セロリジュースを一口含み、飲み込む前に30～60秒口の中で留めておきます。そうすることでナトリウム・クラスター・ソルトが患部に入り込み、治癒効果を発揮します。

・抜歯後：セロリジュースを一口含み、15～30秒間口の中に留めます（クチュクチュしてはいけません）。その後、飲み込んでください。

・虫歯がある場合：セロリジュースをコップ一杯を数回に分けてゆっくりと口に含み、一口ごとに口全体に行き渡るよう、やさしくクチュクチュうがいをしてから飲み込みます。

・歯肉退縮やその他の歯肉疾患を抱えている場合：セロリジュースを一口含み、1分間やさしく口腔全体をクチュクチュと回してから飲み込んでください。

・口唇に単純ヘルペスまたは細菌感染がある場合：セロリジュースを患部に付け、必要なら指で塗り、さらに口に含んで30～60秒留めてから飲み込んでください。

・口の端が切れている場合：セロリジュースをゆっくりとすすり、痛みのある亀裂に染み込ませてください。そうすると回復時間が大いに短縮されます。荒れてひび割れた唇は、同様にセロリジュースをすすり唇全体に行き渡らせてください。いずれの場合も、指で唇や口の端にセロリジュースを軽く叩き込むように塗ってもかまいません。

妊娠期と授乳期

妊娠中や授乳期間中のどちらにおいても、セロリジュースは非常に安全な飲み物です。妊娠中は母親の副腎の強化に役立ち、アドレナリンが大量に必要な出産では、胎児のためにもなります。副腎が強ければ、アドレナリンによって胎児を押し出す力も強くなるため、母親は安全に胎児を分娩することができ、分娩時間も短縮されます。セロリジュースはさらに、ビタミンＫや葉酸、ビタミンＡという栄養素をふんだんに含みます。これらはすべて胎児の発育に欠かせないものです。セロリジュースの豊富な抗酸化物質は、胎児が子宮内で育つ間、毒素からその細胞を守り、胎児病を未然に防ぎます。また、セロリジュースのナトリウム・クラスター・ソルトは発育中の胎児の脳に神経伝達物質の成分を供給して、この大切な発達段階をサポートします。

授乳期間中に母親がセロリジュースを飲むと、乳児にとって素晴らしい栄養となります。セロリジュースの浄化作用により、母乳に排出された毒素が混入するのではと心配する必要はなく、その反対なのです。多くの人々は肝臓の働きが鈍っており、それまでずっと水銀やアルミニウムなどの有害な重金属、殺虫剤、除草剤、防カビ剤、石油化学物質、化粧品、溶剤、染毛剤、コロン、香水などの毒素に晒されることで過重な負担を強いられてきているため、女性の母乳にはもともと毒素が大量に含まれているのが普通です。これらの有害物質が肝臓に溜まると母乳に混入しますが、母親がセロリジュースを飲むと、その強力な成分も母乳に入り、毒素を分解してその破壊力を失わせ、無害なものに変えます。さらにセロリジュースは母乳からそれらの毒素も排除します。セロリジュースは母乳をきれいにし、乳児の脳の発達に欠かせないナトリウム・クラスター・ソルトや重要なビタミン類、微量ミネラルなどの栄養素を供給して、健康維持を助けるのです。

ですから、セロリジュースは妊娠中や授乳期間中にとても有益です(第3章「症状や病状の緩和」にあるように、セロリジュースは受胎前に飲んでも役立ちます。不妊症の根本原因を解消してくれるからです)。一方、安全でないのは、加工食品に添加されるクエン酸や天然香料(天然フレーバー)、ダイエット炭酸飲料に含まれる人工甘味料、コーヒーや紅茶のカフェイン、動物性食品の一部に含まれる抗生物質、非常に多くの食品に含まれる毒性の強い食塩といった一連の化学物質です。それなのに、こういった食品は妊娠中や授乳中の女性がよく口にしています。

セロリジュースをペットに与えること

セロリジュースを飲むと体調がとても良くなるので、自分のペットにも与えたいと思う人はよくいます。セロリジュースは犬や猫に与えても安全で、私も愛犬に飲ませています。犬や猫に与える場合の適量に関しては、かかりつけの獣医に相談してください。その他の動物に与える場合も獣医に相談してください。

セロリに対するアレルギー

アレルギー検査でセロリが陽性だと判定されることと、実際にセロリを摂取してすぐにアレルギー反応を起こすことはまったく違います。食物アレルギー検査はいつも正確であるとは限りません。体から毒素を排出したり、ウイルスや細菌を殺したりする食品は検査で過敏に反応して、その食品のアレルギーの偽陽性を示す傾向があるのです。

事実、セロリジュースには体内のウイルスや細菌を殺す作用があります。その過程において、ウイルスや細菌の細胞が破壊され、その病原体（ウイルスや細菌）の燃料、命の源となっていた毒素も放出されます（ウイルスや細菌が減るときに毒素がばらまかれてしまい、様々な不快な症状を引き起こす現象を「ダイオフ現象」と言います）。その病原体（ウイルスや細菌）の〝エサ〟は、食品として摂取した卵や乳製品、グルテンや、体内に入り込んだ有毒な重金属などです。そして、アレルギー検査を混乱させるものの一つに、血流にのって体外に排出される途上にある、これらの〝エサ〟の粒子があります。またセロリジュースが病原体を死滅させると、神経毒や皮膚毒などのウイルスから放出された老廃物は体外へ排出されるよう血液に送り込まれます。これもアレルギー検査の結果に影響を与えます。血液による食物アレルギー検査はまだ創成期にあり、完全に信頼できるものではありません。前述のようなダイオフ現象によって体が反応するため、特定の食品やセロリジュースのような健康に良いものに対して、自分はアレルギー反応を起こしていると勘違いする人がいますが、実際にはそれら有害な病原体を体から排除しようとしていることを示す反応なのです。

もしセロリジュースを避けている唯一の理由が、過去に受けた食物アレルギー検査でセロリが陽性反応を示したからで、実際にはセロリを食べてアレルギー反応を起こしたことがないのであれば、長期的にセロリジュースを飲むことで検査の結果が変わるでしょう。先述しましたが、肝臓に毒性化学物質や病原体が溜まっている人の血液は毒性に傾き、それによって食物アレルギー検査の結果が影響を受けるのです。セロリジュースを飲むことで肝臓が浄化され、ＥＢウイルスや帯状疱疹ウイルス、サイトメガロウイルス（ＣＭＶ）、単純ヘルペス、ヒトヘルペスウイルス6型（ＨＨＶ-6）、大腸菌、連鎖球菌、ブドウ球菌や様々な毒素など、食物アレルギー検査や遺伝子検査で陽性反応を示す原因となる、まさにその病原体を除去することができます。そうするとその後の検査結果は正確さを増し、おそらくセロリへの過敏性は検出されなくなるでしょう。セロリジュースをしばらく飲んだあと、アレルギー検査で陽性の結果が出なくなった人を、これまで私は何人も目にしてきました。

では、セロリやセロリジュースを摂取してすぐにアレルギー反応を起こす人はどうでしょう。その理由は二つ考えられます。まず、セロリジュースが病原体や、消化管上部や口腔内、胃に棲みついている有害な真菌までをもすばやく殺すので、体に軽度のショックを与えているという場合です。これは先述した通り、セロリというハーブに対するアレルギー反応ではなく、実際は病原体のダイオフ現象による反応です。このようなデトックス反応に関しては第6章「健康状態の改善とデトックス反応」に詳述してあります。このような反応が起こった場合はしばらくの間、純粋なキュウリジュースに切り替えても良いでしょう（第9章「セロリジュースの代わりになるもの」参照）。キュウリジュースにはセロリジュースほどの効果はありませんが、優しく肝臓や胃腸を浄化するので、少なくとも最初はキュウリジュースから始めて体を慣らし、徐々にセロリジュースの素晴らしい効能を享受するよう移行していけばよいでしょう。それでも最初からセロリジュースを飲んでみようと思うなら、非常に少量から始め、体が許容できるようであれば、量を増やしていってください。ときどき飲むことを休んでも問題ありません。短期間休んでから再開する、ということを繰り返してみてください。

もう一つの理由は、本当にセロリに対するアレルギーを持っているという場合です。地球上にはわずかですがこういう人が存在します。セロリに対して重度の反応がある場合は、セロリやセロリジュースは摂取せず、第9章にある別の選択肢を活用してください。

最後に、セロリは異種交配の植物であり、異種交配はどういうわけか不自然で健康的ではないので食べるべきではないとする説についてですが、そのような懸念があるのであれば、第7章「噂、懸念、誤った通説」にある、交配がとても自然で健康に良いものである（遺伝子組み換えとは違います）ことについての説明を読んでください。

断続的なファスティング（プチ断食）中に飲む

断食中にセロリジュースを飲んでも良いと思います。しかし決めるのは自分です。プチ断食の場合は本格的な〝本当の〟断食でないことが多いので、そもそも心配はないでしょう。「本当ではない」と言うのは、プチ断食は大抵の場合、一日だけ、あるいは一日のうちの数時間だけカロリーの摂取を抑える方法だからです。太陽の活動周期が一巡して初めて体は断食モードに入ります。つまり何も食べず、水だけを飲むという状態を24時間続けないと体にとっての断食は始まらないのです。「プチ断食」と呼ばれるものは、実際は「断続的な食事法」、または「断続的な食の制限」と呼ぶのがより正確でしょう。この間、体は本当の断食モードには入りません。ですから、どのタイミングでセロリジュースを飲んでも問題はありません（本当の断食をしている最中であっても、セロリジュースは役立ちます）。

ただ、セロリジュースを飲むことは食べ物を摂取することとは違うことを覚えておいてください。カロリーを摂ってはいないのです。もちろんセロリにもいくらかカロリーはありますが、体がカロリー摂取源と認識するには十分ではありません。これを理解した上で断食計画を立ててください。繰り返しますが、セロリジュースはエネルギー源にはなりません。

次のステップ

本章ではセロリジュースの効果を無駄なく享受するための方法を解説しました。ここまでは、セロリジュースの源泉やそれが現代の最も優れたハーブ（薬草）である理由、また多くの疾患を抱えた人々が健康を、さらには人生を取り戻すためにセロリジュースが役立つメカニズムを考察し、その重要性を確認しました。

では、次のステップに進みましょう。ここからはセロリジュースの有効性をより高める方法を解説していきます。

第5章　セロリジュース・デトックス

セロリジュースを飲むことで体を芯から浄化（デトックス）できます。セロリジュースの効果をより高める簡単な方法を紹介します。

30日以上続ける

毎日、起床後にセロリジュースを少なくとも１カ月飲み続けましょう。さらにその期間、本章にあるアドバイスを必ず実践することが重要です。一般的に人は体に多くの問題を抱えています。過去に食べたものに含まれていて、腐敗して腸粘膜にこびりついた脂肪や硬化したタンパク質、体内に蓄積された殺虫剤や調剤薬品、プラスチックや他の石油製品の毒素、毒性の脂肪、ウイルスや細菌などの病原体などによって働きが停滞している肝臓、胃腸から口にかけて充満している毒性の酸、高濃度の毒素や脂肪で汚染された血液、さらに多くの人々の体が陥っている慢性的な水分不足、さらに、消化器にも病原体が山ほど存在していますし、血液や甲状腺などは言うまでもありません。セロリジュースには対応しなければならないことが山ほどあります。それらの多くの仕事を成し遂げるチャンスをセロリジュースに与えることが重要です。

レモン水またはライム水を飲む

セロリジュース・デトックスを行なっている期間は、毎朝セロリジュースを飲む前、起床後すぐのタイミングでレモンかライムを搾《しぼ》った水（または何も混ぜていない純粋な水）などの水分を摂取してもかまいません。適量は960mlです。これにより、朝一番に肝臓が浄化されます。

飲んだ場合は、セロリジュースが体内で薄まることを避けるために、摂取後、最低15〜20分、できれば30分経ってからセロリジュースを飲み始めてください。セロリジュースに水を加えたり、胃でその二つが混じり合ったりすると、セロリジュースの癒しの力が損なわれてしまうのは先述した通りです。セロリジュースは水と同じようなものだと言う人がいますが、それは間違いです。セロリジュースは水と相入れません。これら2種類の水分は、非常に性質の異なるものなのです。レモン水を飲んですぐにセロリジュースを飲む、またはその逆のことをするとセロリジュースの効果が失われてしまいます。コップ一杯の水を飲んだだけでも、それがセロリジュースを飲んだ直後であれば体内で〝衝突〟が起こります。セロリジュースの前に水を飲むなら、常に15〜30分ほど間隔を空けてからセロリジュースを飲んでください。

空腹時に480ml（16オンス）飲む

セロリジュースを初めて飲むときは、480ml飲まなくてもかまいません。120ml、または240mlから始め、毎日少しずつ量を増やしていき、最終的に480mlに到達すればよいでしょう。

そして、毎日セロリスティックだけを食べたり、スムージーにセロリを加えたり、材料の一つとしてセロリを使用したグリーンジュースを飲んだりしても、望む結果は得られないことを覚えておいてください。これまでにも何度も説明しましたが、純粋で新鮮な、混ざり気のないセロリジュースを480ml飲むことが重要なのです。この究極のシンプルさが最良の結果をもたらします。

毎日のように生まれるセロリジュースの利用法に関するデマに騙されないように注意してください。セロリの繊維を残したままにしたり、セロリジュースにプロテインパウダー、コラーゲン、ウコンやカイエンペッパーなどのスパイス、氷、果物や野菜のジュースなどを混ぜる人が現れ始めました。このような混ぜ物入りのセロリジュースは、良いアイデアに思えたり、論理にかなっているように思えたりするかもしれませんが、癒しを必要とする人々にはダメージを与えるだけです。自分の生活にセロリジュースを取り込もうとするなら純粋で混ざり気のないセロリジュースを空腹時に飲むことが不可欠で、セロリとリンゴのジュースやセロリとケールのジュース、セロリとホウレンソウのジュース、その他のいかなる組み合わせで作るジュースでもその代わりにはなりません。この完璧でシンプルなルールを守ってください。

朝食を摂る

朝食はセロリジュースを飲んでから少なくとも15〜20分、そしてできれば30分待ってから食べてください。セロリジュースは〝薬〟であり、カロリーの摂取源ではないため、体が午前中活動するために燃料となるものは別に補給する必要があります。朝食には新鮮な果物や果物のスムージーが最適です。重金属デトックス・スムージー（第8章のレシピを参照）は素晴らしい朝食になります。水（牛乳ではなく）で煮たオートミールをそのまま、あるいは果物を添えて食べるのも良いでしょう。果物は有害だとする説を信じて、地球上で最も健康的な食べ物の一つである果物を怖れている人がいますが、果物によって健康が害されることはありません。事実はまったく逆です。リンゴやラズベリー、イチゴ、ブルーベリー、パパイヤ、マンゴー、メロン、バナナ、オレンジ、その他多くの果物を怖れる必要はありません。

午前中は脂肪分の摂取を控える

午前中は脂肪分の多いものを食べるのは避けてください。脂肪カロリーの最も高い食べ物（ナッツやピーナツバター、シード類、ココナッツ、卵、ナッツミルク、バター、クリーム、チーズ、ヨーグルト、その他の乳製品、肉類、魚、フィッシュオイルのサプリメント、ベーコン、ソーセージ、ハムなど）は、午前中に摂取すると治癒の妨げになります。

一日の始めにセロリジュースを飲んでから昼食までの間は、脂肪分を控えるようにしてください（夜勤の仕事をしているのであれば、「午前中」を午後や夜に起床したあとの数時間に置き換えてください）。脂肪分の多い食べ物を摂取するや否や、その消化や排泄を手伝うために肝臓は胆汁を大量に分泌して腸管に送らなければならなくなります。その上、血液に混ざってやってくる脂肪を肝臓は処理しなければならず、さらに血中脂肪濃度が上昇し過ぎて心臓に負担がかからないようにするため、脂肪の一部を貯蔵しなければなりません。これらすべてが、体が午前中に行う浄化作用を阻害します。

肝臓はたとえ弱っていても胃に脂肪が入ると消化を助けようと懸命に胆汁を分泌するため、過労状態に陥ってしまいます。弱った肝臓から分泌された胆汁はセロリジュースの働きを阻害します。さらに、疲弊しているのにもかかわらず、胆汁の産生を余儀なくされた肝臓は過熱状態に陥ります。するとセロリジュースの成分である酵素の作用が弱まり、セロリジュース全体の力が低下します。肝臓が熱を帯びると、体は手足の末端から血液を消化器に送り込むよう働くので、消化器に集まった血液によってセロリジュースのナトリウム・クラスター・ソルトが希釈され、腸の粘膜の血管に棲みついている病原体を殺すことができなくなってしまいます。

そして、午前中に肝臓が大量の胆汁を分泌することを強制されると、その胆汁で、消化器などで懸命に働いているセロリジュースのナトリウム・クラスター・ソルトや消化酵素、植物性ホルモンの濃度が低下します。脂肪も何も入っていない状態の胃にセロリジュースを飲み、その後数時間ファットフリー（脂肪をふくまない）の食べ物だけを摂取することで、ナトリウム・クラスター・ソルトが胃腸に存在する病原体や、毒性の酸や粘液、腐敗して硬化し、消化器の粘膜にこびりついた古い脂肪やタンパク質（小腸細菌異常増殖症〔ＳＩＢＯ〕や憩室炎、セリアック病、大腸炎、腹部膨満感、便秘などの疾患や症状の原因です）を分解し除去することができるのです。午前中に脂肪分を多く含む食事をすると、セロリジュースは前述の病原体を破壊し、胃の塩酸の分泌を活発にして消化を助けなければならず、肝臓を回復させる機会を失ってしまいます。大量に胆汁が分泌されると、消化器は体に取り込まれたばかりの脂肪を分解しようと躍起になります。もし脂肪がなければ、セロリジュースは問題なく必要な仕事ができるのです。

また、セロリジュースにアボカドやプロテインパウダー（エンドウ豆や米が由来のものであっても）、コラーゲンやその類似品などを混ぜても、肝臓は通常よりも胆汁を多く分泌することを余儀なくされ、消化管全体がそれまでに被ってきたダメージをナトリウム・クラスター・ソルトが修復しようとする働きが阻害されてしまいます。セロリジュースを飲んですぐに、脂肪分のみならず、タンパク質を含む食べ物を摂るのもよくありません。セロリジュースがすべての必要な仕事を遂行できるように、少なくとも昼食までは脂肪分の多い食べ物、タンパク質を大量に含む食べ物は避け、栄養があり、体に活力を与えてくれる果物を摂りましょう（緑の葉野菜を加えても良いでしょう）。オートミールも手軽なオプションです。午前のより遅い時間に、蒸したジャガイモやサツマイモ、カボチャを食べるのも空腹を満たしてくれます。ナッツやシード類、ナッツバター、オイル、アボカド、動物性タンパク質は避けてください。

避けるべき食べ物

セロリジュース・デトックスを始めて少なくとも30日間は終日、次の食べ物は避けてください。

- 牛乳、チーズ、バター、ホエイプロテインパウダー、ヨーグルト、その他すべての乳製品
- 卵
- グルテン
- トウモロコシ
- 大豆
- 豚肉やその加工食品
- ニュートリショナルイースト（サトウキビや糖蜜を発酵させてつくる酵母）
- 菜種油
- 天然香料（天然フレーバー）を含む食品
- 酢
- 発酵食品

以上がセロリジュース・デトックスのすべてです。少なくとも30日間は続けてください。

セロリジュース・デトックスのまとめ

- 起床後すぐに、レモンあるいはライムを搾《しぼ》った水を960ml飲み、15〜30分待ってセロリジュースを飲むのも良い。
- 毎朝、胃が空の状態でセロリジュース（徐々に480mlまで増やすこと）を飲み、その後、他の食べ物や飲み物を胃に入れるまで15〜30分の間隔を空ける。
- 朝食はファットフリーに。果物や、重金属デトックス・スムージー（第8章を参照）のような果物のスムージー、または水で煮たオートミールが最適。
- 少なくとも昼食までは高脂肪、高タンパクの食べ物は避ける。
- 一日を通してこまめに水分補給する。
- 30日間、「避けるべき食べ物」は食べない。

セロリジュース・デトックスをすると、体調がとても良くなり、30日を過ぎても続けたくなることでしょう。慢性疾患を患う人はそうでない人に比べて癒しをより必要としているので、30日以上行うことで効果をさらに感じられるようになります。治癒のタイミングに関しては、次章「健康状態の改善とデトックス反応」で詳述しています。

さらに治癒の効果を高めたい場合は、第8章「健康を取り戻すのためのさらなるアドバイス」を参照してください。セロリジュースは非常に強力であり、セロリジュースを用いたデトックス法はさらに強力ですが、セロリジュースのパワーと、それを世に伝えた同じ情報源（聖霊《スピリット》）が勧める他の治療法を併用することに勝るものはありません。

では、このデトックス法を開始後に、もし突然セロリやセロリジュースが入手不可能になったらどうするべきでしょうか。何百キロも離れた場所が嵐に見舞われ、自分の住む地域の青果店で一時的にセロリが欠品になったり、近所のジューススタンドでセロリジュースが売り切れてしまったりすることもあり得ます。このような事態は私たちのコントロールの範囲を超えています。その場合は、第9章の「セロリジュースの代わりになるもの」に対処法が解説してあります。セロリジュースをまったく飲めないという人々にとっても、同章は役立つでしょう。デトックス法として、同章に挙げられているセロリの代用物から一つ選び、セロリジュースと同様に生活に取り入れてください。同時にそこでアドバイスされている内容も実践してください。

セロリジュースが問題なく飲める人は、地元の青果店から一週間分のセロリを箱買いするなど事前に準備しておきましょう。いつも買うお店でセロリが品切れの場合に備え、セロリを売っている他の店も数カ所押さえておいてください。旅行の予定がある場合は、前もってジュースが買える現地の店を調べたり、ジューサーを持参することを検討してください。懸命な努力は必ず報われます。

最後に、デトックスの最中に体に解毒の症状が一時的に出ることがありますが、やる気を失わないでください。これは自然な反応であり、その内容や意味に関しては次章で解説します。

セロリジュースのデトックス法は容易に思えるかもしれませんが、このシンプルさを侮らないでください。セロリは優れた薬効のあるハーブです。私たちは毎日、セロリから抽出したジュースを飲みますが、セロリジュースが持つパワーだけに注目せず、この「ハーブ薬」を手にするとき、自分が今何を手にしているのか、しっかりと感じてください。そして、それが内に秘める力を敬い、称えてください。長年の間、セロリを軽んじてきた世間の風潮に惑わされないでください。

セロリがすでにどれほど多くの人々を助けてきたかを忘れないでください。人々の病や病状、痛みに苦しんだ胸を打つ闘病の話、そしてとうとう回復に至った栄光をどうか忘れないでください。これらの人々を胸に抱《いだ》き続けてください。まもなく自分にも、治癒への道を誰かに伝える番が回ってくるかもしれません。自らの経験、回復に至った経緯を誰かに話すことで、病気の回復を願う人に大切なメッセージが伝わり、役立つことになるかもしれません。

この「ハーブ薬」を手にするとき、自分が今何を手にしているのか、しっかりと感じてください。
そして、それが内に秘める力を敬い、称えてください。

——メディカル・ミディアム、アンソニー・ウィリアム

第6章　健康状態の改善とデトックス反応

セロリジュースを飲み始めてから、健康状態に改善が見られるまでにどのくらいの時間がかかるかはケースバイケースです。どれくらいの量を飲んでいるか。きちんと空腹時に飲んでいるか。毎日飲んでいるか。健康状態を改善するためにセロリジュースの他に何をしているか（メディカル・ミディアムが推奨する療法を実践しているか）。――体調改善までにかかる時間はこれらすべてに関係します。

飲み始めてから3日で効果を実感し始める人もいれば、1、2週間かかる人もいます。飲み始めた翌日には効果が出たという人もたくさん知っています。最初に表れる効果は、落ち着きや安らいだ気持ち、不安感がなくなってきて、エネルギーが満ちてくる感覚などです。理由は、セロリジュースの電解質に気分を高揚させる作用があるからです。セロリジュースの消化酵素により、消化や排泄の具合が改善したと感じる人も多くいます。2、3週間経っても体調に変化が見られないという場合も心配しないでください。その人の健康状態によってセロリジュースがなすべき仕事が異なるので、そのために必要な時間も様々なのです。

セロリジュースをどのくらいの期間飲み続けるべきかという質問を受けることがありますが、セロリジュースの摂取期間に決まりはありません。夢のマイホームが建ったら、どのくらいの期間そこに住もうと思っていますか？　ソウルメイトであるパートナーとどのくらいの期間、一緒にいようと計画していますか？　趣味の活動をあとどれくらい続けるつもりですか？　海に行ったり、セーリングやテニスをしたり、カラオケに行ったりといった活動を、いつかやめる予定がありますか？　人生のある部分――心と体、魂、そして精神面で私たちの糧《かて》になる活動――は決してやめたくありませんよね。セロリジュースを飲むこともその一つとして扱うべきなのです。一カ月だけ飲んで、摂取をやめてしまうようなビタミンとは違います。セロリジュースを飲むことは、人生を生涯ずっと大切にしていきたいという情熱そのものなのです。

だからと言って、今後の人生ずっと、毎日ジューサーに鎖でつながれることになるというわけではありません。自分自身をケアすることや〝正しいこと〟を行うことは、いつもできるわけではないでしょう。ジューサーが壊れた、近所のジューススタンドが閉店した、職場がとても品質の良いセロリを売っていた青果店から離れた場所に移転してしまった、プロジェクトで超多忙になってしまった、セロリやセロリジュースがまったくない場所に旅行に行った――そういったことが理由で、セロリジュースから一時的に離れてしまうこともあり得ます。しかし、人生の他の楽しい活動と同じように、いつか再開できると信じていればそれで大丈夫です。

きちんと期限を決めてガイドラインに従って行動したい人、またはセロリジュースをまずは試してみたいという人は、長期的な視野では考えず、まずは空腹時にセロリジュースを飲むことを一カ月、毎日続けてみてください。それでも症状に顕著な改善が見られなければ、『メディカル・ミディアム』シリーズの他巻を読み、セロリジュースと並行して実施できる療法について学んでください。そして体調が改善されるまでそれらを実践し続けてください。

セロリジュースを長期間飲み続けても安全かという疑問については、まず、「安全」の意味を考えてみましょう。安全とは「害がない」ということです。では、次のうち、どちらがより害があるでしょうか。「日常生活に潜む病原体や毒素から毎日体を守ってくれる薬効のある物質を飲むこと」と「体を守ってくれるものが何もないという状態」。セロリジュースはまさにあなたを危険から守る以上のことをします。それも長期にわたって飲めば飲むほど効果があるのです。

癒しのカギとなる要素

セロリジュースを飲んでいるのに、何も効果を感じないというのであれば、少し調べてみる必要があります。飲み始めた頃の症状はどれほど重かったでしょうか？　長年、慢性の病を患い、ずっと薬を服用していますか？　第8章「健康を取り戻すためのさらなるアドバイス」にある、症状を悪化させる有害な食べ物をいまだに食べていませんか？　重い症状に非常に苦しんできた人は、480mlのセロリジュースを一日2回、あるいは960mlを毎朝飲む必要があります。

朝、960ml飲むなら、5～10分以内に飲み干す必要はありません。飲む速さは人によって異なります。ゆっくりとマインドフルに飲むのが好きな人もいれば、飲みながら作業をする人もいます。移動中に飲む人もいます。常識の範囲であれば、このように大量のセロリジュースを飲むのに制限時間はありませんが、できれば、1時間以内に飲み終えてください。それ以上時間をかけると、例えば午前中いっぱいかけ、ここで一口、あちらで一口というように飲み、その間に何かを食べてしまうと、セロリジュースが持つ癒しの効果が阻害されてしまいます。また、午前中、何も食べずに一口ずつ飲むだけだと、カロリーをほとんど摂取していないことになるのでふらついたり、機嫌が悪くなったりするかもしれません。

さらに、セロリジュースの効果は日によって異なります。セロリジュースの摂取初期にはデトックスの症状（好転反応）が出る日もあります。治癒の効果を驚くほどに感じる日もあるでしょう。非常に体調の良い日もあれば、まだまだ症状に悩まされる日もあるでしょう。ただし、体調の悪い日があってもセロリジュースのせいだと誤解しないでください。そんなときでも、あなたは着実に前進しています。

いかなる観点からもほとんど改善が見られないと思える日があっても、セロリジュースが効いていないわけではありません。そのようなとき、セロリジュースはあなたの肝臓から懸命に有害物質を除去し、全身の細胞に栄養を運び、免疫系を立て直し、腎臓をサポートし、内分泌系を正し、消化管を修復している最中かもしれません。そしてそのデトックス作業の効果を感じるのは、一週間、一カ月、あるいは一年後かもしれないのです。長期間摂取を続けることで、体調が良いと感じられる日が増えてくるでしょう。

さらに、セロリジュースを摂取し始めた時点での肝臓の健康状態が、体調に改善が見られるまでの時間に大いに関わっています。食事内容もです。私たちは知らず知らずのうちに高脂肪の食事をしていることがよくあります。単にタンパク質が多い食べ物だと思い込んでいるものが実は高脂肪で、そのような食事を日常的に大量に摂り、自らの健康を害していることを知らないのです。高タンパクの食事は高脂肪です。それはアボカドやシード類、ナッツバター、オリーブ、オリーブオイル、牧草飼料を与えられ放し飼いで育てられた家畜の赤身肉など、健康的な脂肪やタンパク質であったとしても同じことです。

健康に良い悪いにかかわらず、いかなる脂肪であれ、大量に食べると血液が脂肪でドロドロになるため、毒素を体外へ排出させることが困難になり、体へ栄養素が供給される効率が悪くなります。このような状況では、セロリジュースの効果は薄れ、効果が現れるまでの時間も長くなります。それでも効果はあるのですが、セロリジュースの働きの大部分は、そのときに体にかけられている負担を解消することに向けられてしまうことになります。体が長年患ってきた病や症状に対処し、体を回復させることにセロリジュースが集中できるよう、できれば高脂肪の食べ物やその他の有害なものの摂取によって体に大きな負担をかけることはやめてください。

体内に存在する毒素や病原体の量も人によって異なります。EBウイルスやヒトヘルペスウイルス6型（HHV-6）、単純ヘルペスのような複数のウイルスが肝臓に棲みついている人もいれば、連鎖球菌や大腸菌のような細菌のコロニーが肝臓や腸管内に棲みついている人もいます。何年もクラミジア感染症を患っている人もいれば、黄色ブドウ球菌を大量に宿している人もいます。診断はされずとも小腸内の十二指腸にピロリ菌がいる人もいれば、水銀や銅、アルミニウム、ニッケル、カドミウム、鉛、バリウムといった有毒な重金属が大量に体内に溜まっている人もいます。飛行機に頻繁に乗ったり、歯の治療やレントゲン、CTスキャンを何度も受けたりしたことによって、大量の放射線に晒されてきた人もいます。先祖から受け継いだDDTの毒素がずっと肝臓に溜まっている人もいます。自宅や近所の公園で散布された多量の殺虫剤の毒素などによって、消化器系が侵されている人もいます。これらのほとんど、またはすべてが体内にある人もいます。

例えば何百万もの人々が患う自己免疫疾患はウイルスが原因であり、それを直接体内から除去する方法を知ることは非常に重要です。この知識がないと、知らず知らずのうちに体内のウイルスや細菌に栄養を与えてしまいかねません。

セロリジュースは清掃業者のようなものです。効果が表れるのにどれくらいの時間がかかるか質問することは、建物の内部がどれほど散らかっているかを確認する前に、作業終了までにどれくらいの時間がかかるか、清掃業者に尋ねるようなものです。清掃業者が作業をするのは、いくつかのゴミ箱を空にし、軽く掃除機をかけ、簡易キッチンのカウンターを拭くだけで済む整頓されたオフィスでしょうか。それとも、子供の誕生会が行われたあと、プレゼントの包装紙が丸められて山積みにされ、カーペットがベタベタで、壁にケーキが塗りたくられているような部屋でしょうか。あなたの体に存在する毒素や病原体の組み合わせや量、そしてそれが作り出した病や症状がどれほど深刻であるかにより、体調改善するまでの時間が影響を受けます。

セロリジュースはさらに精神面でも私たちをサポートしますが、これまで経験してきた様々な苦難や問題によって生まれたネガティブな感情の数々にも働きかけて改善するので、その仕事量は膨大です。ですから、仕事が少しでも楽になるよう私たちもサポートするべきなのです。

セロリジュースの摂取を一年続け、様々な面で奇跡的な癒しの効果が現れ始めた人々がいます。一方で、セロリジュースの摂取をやめた途端、それまでどれほどの癒しが体内で起こっていたかに初めて気づく人々もいます。私たちの多くは忙し過ぎて、完全に意識を集中させて〝気づく〟ということが難しいため、セロリジュースがどれほど役立っていたのかに気づくためには摂取をやめてみなければならないこともあるのです。また、セロリジュースが〝薬〟であることをよく理解していなかった人もいます。

様々な理由で摂取をやめたあと、再び症状が現れ、治療してもらおうと医者を訪ねます。セロリジュースの摂取を再開すれば、治癒のプロセスも再び始まることには気づかずに……。

例えば胃酸逆流のような場合、セロリジュースを短期間摂取しただけで症状が解消し、患者は元の生活に戻ることができます。しかし現在の症状が治まったからと言ってセロリジュースの摂取はやめないほうがよいでしょう。将来的に他の病にかかる可能性もあるからです。私たちは常に有害物質に晒されています。水には汚染物質が含まれています。アルミホイルやアルミ缶から、あるいは銅やスチール製の鍋底に調理道具が一日中引っ掻き傷を作っているレストランで食事をし、有毒な重金属と接触しています。ウイルスや細菌は四方八方から私たちに向かって来ます。その他多くの様々な病原体や汚染物質がしょっちゅう勝手に私たちの環境に、気づかれることもなく侵入しています。自分はどんな細菌やウイルスにも感染しなければ、汚染された空気を吸うことも一生ないと考えているのであれば、残念ながらそれは誤りです。これらすべての有害物質との接触は、特に複数重なると、その後まもなくして健康に問題をもたらすでしょう。胃酸逆流やその他の疾患が治ったとしても、セロリジュースを飲み続ければ後によりひどい問題が起こるのを防ぐことができます。

〝身代わり〟を責めることは誤り

セロリジュースが〝身代わり〟になって責められることはよくありますが、それは誤りです。医者やその他のいかなる治療家にでも、あなたの健康問題はセロリジュースを飲んでいるせいだと言われたら気をつけてください。

病気治癒には時間がかかることがあります。セロリジュースを飲み始めてすぐに改善する症状もあれば、時間がかかる症状もあります。後者は有毒な重金属である水銀やアルミニウム、さらに肝臓や甲状腺などのもっと深いところに棲みついているEBウイルスや帯状疱疹ウイルスが原因であり、それらは浄化により時間がかかるからです。それに、セロリジュースを飲んでいる一方で、その効果を台無しにしてしまう体に有害な食べ物を食べていたり、その他の悪癖を続けていたりする人もいます。ですから、慢性の疾患を患っていて、セロリジュースによるデトックスを始めて間もない時期、またはセロリジュースを飲んだあとベーコンや卵を食べているのであれば、治療のために医者に行くと、「体調が悪い原因はセロリジュースを飲んでいるからでしょう」と言われてしまうことがあるのです。

この発言に悪気はありません。慢性の症状や病は医科学研究にとって不可解で謎が多く、患者を助けようと医学界は常に目を光らせてその原因を探しているという事実がこの発言の背景にあります。多くの医者は、患者の状態に改善をもたらすことが明らかな代替医療を受け入れますが、それ以外の医者はセロリジュースは馬鹿げている、あるいは混乱をもたらすものだと考えます。セロリジュースの効能を信じられないのは当然です。セロリジュースに世間が注目するようになったのはつい最近なので、まだ得体の知れない、不安を煽る、さらには少々恐ろしいものにさえ思えてしまうからです。しかし、セロリジュースは慢性疾患の原因ではなく、慢性疾患を治癒するための答えなのです。セロリジュースが、人々が病から回復しない原因である有害な物質の〝身代わり〟にされるようなことがあってはなりません。

セロリジュースに対する理解不足によって、病から回復し、命が救われることさえある、まさにあなたが必要としている〝薬〟であるセロリジュースから、遠ざかるようなことがあってはなりません。

好転反応

セロリジュースを飲み、体を治癒する過程で起こる好転反応について考えてみましょう。必ずしもデトックス反応を経験するとは限らず、経験しなくても問題ありません。その場合は、体はそれほど浄化の必要性がなかったということでしょう。なんらかの反応を感じなくても体の浄化は起きています。

ときには、好転反応なのか、他の要因により生じている症状なのか、見分けるのが困難な場合があります。もし、数カ月セロリジュースを飲み続け、すべて順調だったのに、ある日突然、理由もなく強烈な吐き気を感じたとしたら、これは好転反応でしょうか。それとも何か悪い菌が体に入ったのでしょうか。答えは、悪い菌が入ったことが原因です。その症状が起きたタイミングを手がかりにしてください。反応の度合いは軽度から自覚できないものまでありますが、セロリジュースによる好転反応は飲み始めに起こることが一般的です。

さらに好転反応は一時的です。セロリジュースを毎日480ml、空腹時に飲むことを一カ月間続けたにもかかわらず、好転反応の症状が改善しなかったら、それは好転反応ではなく、もともとあった問題が症状として現れているのです。第3章を精読し、自分の慢性的な病や症状の原因についても学んでください。第8章「健康を取り戻すのためのさらなるアドバイス」にあるような、治癒のための他のツールも活用しましょう。セロリジュースだけですべての問題を解決することは不可能であり、援軍が必要なこともあるのです。

セロリジュースによるデトックス反応が激しいので、まだ４８０mlは飲むことはできないと感じるのであれば、体の準備が整うまでは１２０mlや１８０ml、２４０mlから始め、徐々に量を増やしていけばよいでしょう。一度やめてから摂取を再開するのもかまいません。ときには短期間飲むことを休んでも大丈夫です。長期的に考えることが重要なのです。

飲んでいる期間は、たとえ気分が良くても悪くても、疲れ切っていてもエネルギーで溢れていても、治癒に対する疑念が湧いても希望に満ちていても、セロリジュースは常に効いています。あなたが忍耐強く飲み続ければ、セロリジュースはあなたを最後まで支え続けてくれるでしょう。

では、セロリジュースを飲み始めた際に起こり得る好転反応について詳しく説明しましょう。体にどのような効果がもたらされているのかを理解すれば、好転反応に戸惑って飲むのをやめてしまったりせずに済みます。

・胃酸の逆流

一時的な胃酸逆流は、セロリジュースが細菌を殺し、毒素を押し流しているために起こります。腸管は危険なカビや病原体、長期間溜まり酸敗《さんぱい》［編注：食品中の「油脂」が空気中の酸素によって酸化して起こる変質のこと］した脂肪が粘膜にこびりついており、その内部ではタンパク質が腐敗しています。さらに、十二指腸の直前にある小さな棚状の部分が、ヘドロのような物質で覆われていることもあります。若い人にはヘドロ状のものはほとんどありませんが、歳を取るにつれ、この堆積物の重さが棚にのしかかり、動物性食品の多い食事を取り過ぎている人ではその部分にわずかなくぼみが生じたりします。たとえ卵や魚、乳製品のような〝軽めの〟タンパク質であったとしても同じことです。この荷重が大きくなると、胃の底でくぼみが嚢胞《のうほう》となり、そこに古い腐敗物が溜まります。

セロリジュースを飲めば、消化管を通過する際に、その酵素が、これらすべての有害物質を覆う粘液に強力に働きかけます。またナトリウム・クラスター・ソルトは酸敗した古い脂肪や毒素、細菌、ウイルス、カビに作用し、それらを分解し死滅させます。さらに、セロリジュースは十二指腸の入り口の棚状の部分や付随する小さな嚢胞にあるヘドロを取り除きますが、その反応で軽度の「ダイオフ現象」が起こります。胃酸逆流は、セロリジュースの大掃除に対する好転反応として起こるダイオフの結果なのです（人によっては、一時的に下痢になります）。これが過ぎれば、おそらく大きな治癒効果を感じられるでしょう。

●腹部膨満感

一般的に、セロリジュースは腹部のガスを緩和するので、腹部膨満感の原因にはなりません。しかし肝臓に毒素が非常に多く溜まっていて、働きが停滞しており、腸管に有害な細菌が大量に存在する場合は、セロリジュースが細菌を殺し、肝臓を活性化する際に腹部に膨満感を感じるかもしれません。セロリジュースを大量に飲み、体の深い部分まで浄化された場合に、このような症状が起こる傾向がありま す。でもしばらくすると、セロリジュースが膨満感の改善につながっていることを実感するようになるでしょう。

•体臭

セロリジュースの摂取でよくある好転反応に、体臭の悪化があります。体臭は脇の下だけでなく、体のいかなる部位の皮膚からも発生する可能性があります。その原因は、程度の差はあれ働きが低下した肝臓です。セロリジュースの成分が肝臓に届くと、肝臓は大量の毒素を放出し、それが体の表面の皮膚へ到達するのです。さらにセロリジュースは、小腸や直腸にある腐敗したタンパク質や未消化の脂肪から発生するアンモニアを消散させます。また、消化管やリンパ系を進みながら、様々な毒素を押し流します。同時に、臓器に課されてきた負担が原因であちこちに溜まっているアドレナリンをもセロリジュースは消散させますが、このような古びたアドレナリンも体内から皮膚に到達します。これらの現象のどれか、あるいはすべてが起こると、様々な形で体臭が悪化します。セロリジュースを飲んで健康が改善されると、次第に体臭も減少します。人によっては完全に体臭がなくなる場合もあります。

•体の冷え、悪寒

セロリジュースには体を良い意味で冷やす効果があります。飲むとすぐに細胞や臓器に栄養素やファイトケミカル化合物が届けられます。必要なものを受け取ると、ひとときの間、体は楽になりますが、この鎮静効果には熱を下げる効果もあります。体がそれほど懸命に働く必要がなくなるからです。そうすると少々悪寒を感じることがありますが、それはセロリジュースが全身の細胞に栄養を供給していることで体が治癒しつつあるしるしです。もし時間があれば、セロリジュースが治癒の働きを行っている間、毛布にくるまって少し体を休めてください。

また、セロリジュースを飲んで少々寒気を感じるのは、腸管全体から毒素が排出されるとともにデトックスによる好転反応が生じていることも理由です。有害物質が中和されて体外へ排出されるよう血液に入ると軽度の悪寒を感じるのです。

また、ほとんどの人の肝臓はバランスを崩し、活動が停滞していて過熱状態になっているのですが、セロリジュースはそのような肝臓をすばやく冷やすので、体温が低下することもあります。

•便秘

セロリジュースを飲むことによって便秘になることはありません。便秘に悩んでいる人は、今がその真の原因を知るべき時です。セロリジュースの摂取を開始した時点ですでに便秘を患っていましたか？　第8章にある健康に良くない食べ物を食べていますか？　お腹が痛くなってしまうような精神的苦痛を経験していますか？　腸管に慢性的、または急性の炎症がある場合、セロリジュースを飲み続けることで炎症が抑えられ、便秘が緩和されます。腸の炎症は蠕動運動を緩慢にするため便秘になりますが、セロリジュースはこれを正すことができるのです。

•皮膚の乾燥

セロリジュースを飲んでいて、皮膚が乾燥していると気づいたら、以下のことを自問してみてください。以前も乾燥していたことはありましたか？　最近の天候はどうでしたか？（寒くて室内で頻繁に暖房を使用していましたか？）塩素の入った水で入浴していますか？　乾燥肌をもたらすような食事内容の変化はありましたか？（食事によって皮膚に変化が現れるまでには時間がかかるので、ここ２、３日だけではなくもっと前からの食事内容を思い返してください）ここ２、３カ月の食生活に変化はありましたか？　他に乾燥肌の原因となるものがない、つまり、皮膚の乾燥はそれまで経験したことがなく、家の内外の環境も皮膚に乾燥をもたらすものではなく、皮膚表面に接触するもの、塗るものも乾燥を促すものではなく、食事の内容も数カ月変化がないという場合は、皮膚の乾燥はセロリジュースが肝臓を浄化しているサインかもしれません。石油化学製品、溶剤、ガソリン、香水、コロン、殺虫剤、除草剤、防カビ剤、有毒な重金属の毒素、過去に服用した薬や未検出のウイルスなどの病原体で満たされている肝臓は、セロリジュースを飲み始めると解毒を始めます。大量の毒素を体外へ排出するために毒素が体の表面の皮膚へと移動するので、肝臓の状態が改善するまでの間、皮膚の乾燥が生じます。しかし、セロリジュースを飲み続けると、これまでなかったほど皮膚の状態が良くなります。

•頭痛

頭痛も、セロリジュースの摂取を始める前に症状があったかを自問する必要があります。頭痛は慢性的で、頻繁に起きていましたか？　だとすると、セロリジュースが〝きっかけ〟となって再び頭痛が生じているのかもしれませんが、頭痛の原因は他にもあります。しょっちゅう頭痛が起きる場合、おそらく有毒な重金属か、ウイルスや細菌による軽度の炎症、または毒素によって衰弱した肝臓が原因です。

セロリジュースのような強力な療法は、有害物質を体外へ排出させる作用があるため、慢性的な症状の引き金になることがよくあります。例えばセロリジュースが体内の病原体を破壊し始めると、すでに偏頭痛を患ったことがあれば偏頭痛が起こります。しかしこれは、慢性的な病や症状の原因となっている弱った肝臓や有毒な重金属の毒素、ウイルスや細菌による問題が解決し、最終的に症状が解消される方向へと体が向かっているしるしなのです。

頭痛や偏頭痛を一度も経験したことがないのに、セロリジュースを飲み始めて初めて症状が現れたという場合も、その原因はセロリジュースではありません。その日たまたまセロリジュースを飲んだというだけで、飲み慣れていないセロリジュースのせいだと思われることもありますが、食べた物で、頭痛の原因となりそうなものを考えてみてください。天然香料（天然フレーバー）という名でハーブティーに添加されているグルタミン酸ナトリウム（ＭＳＧ）が原因だという可能性もあります。あるいはカフェイン含有量の多いコーヒーを飲んだせいかもしれません。水分不足も大きな原因の一つです。頭痛や偏頭痛の要因となるものはたくさんあります。しかしセロリジュースは無関係です。セロリジュースを飲んだ日は、水分を十分に補給し、食品添加物やふだん食べない食品を避けるようにして様子を見てください。

•気分の変化

イライラや不満、興奮——セロリジュースを飲んで肌が輝きを増し、体にエネルギーが満ちて、痛みが消えた一方で、これらの感情が起こると困惑する人がいるかもしれません。しかし心配ありません。

セロリジュースを飲んだあとに、素晴らしい効果を感じながらも少し気分が落ち込んだり、不機嫌になったり、鬱のような状態になったとしたら、それは正常な反応で一時的な好転反応なのです。ウイルスや細菌が死滅し、毒素が浄化されることによるデトックス反応が起きている可能性が大きいでしょう。有害物質の浄化でしばしば併発する感情のデトックスが起きているのかもしれません。癒しが進んでいくに従い、気分も安定するようになります。

セロリジュースを食事代わりに摂った場合も、気分の変化が生じることがあります。何時間も何も食べずにいると、血糖値が下がるからです。午前中、セロリジュースだけしか摂取しないと、不安定で急激な浄化が起こり（これは推奨しません）、それによってさらに不機嫌な状態に陥ることもあります。朝、セロリジュースを飲んだあと、少なくとも15～20分（できれば30分）待ち、果物などの治癒効果が高く、エネルギー源となるものを食べるということを忘れないでください（そして果物を食べることに対する不安は根拠がないことも覚えておいてください）。

・口と舌への刺激

セロリジュースを飲むと、舌など口腔のある部位に様々な感覚を感じる人がいます。例えば口腔全体あるいは歯茎や舌の先など特定の部位に違和感があったり、疼いているような感じがしたり、わずかに麻痺したような、またはヒリヒリするような感覚があったりします。これは口腔にかなりの量の細菌や毒素がある、もしくは腸内で腐敗した食べ物から発生し、食道を上がってきたアンモニアが口腔内に充満している、あるいはその両方が生じている可能性を示しています。セロリジュースを飲むと、ナトリウム・クラスター・ソルトがこのような有害物質と衝突するので、口腔内や喉にそれらの有害物質があれば、その影響が疼きやヒリヒリした感覚となって現れるのです。

セロリジュースを飲んで金属味や、経験したことのない変な味を感じる場合は、浄化作用への反応が起きている証拠です。つまり、セロリジュースが肝臓に入り込み、様々な有害物質――殺虫剤から除草剤、防カビ剤、石油系化学物質、溶剤、有毒な重金属の毒素まで――を流し出しているのです。その上、セロリジュースには全身の臓器や組織からも重金属の酸化物質を排出する力があります。消化器に重金属が溜まっている場合、セロリジュースはそれに付着して体外へ排出します。これらの作用はすべて、味覚に影響を及ぼします。感じた味覚が金属味なのか馴染みのないその他の味なのかは、その人の体内にある毒素により異なります。

●吐き気、嘔吐《おうと》

セロリジュースを飲んだあとに軽い吐き気を感じる場合、病原体のダイオフ現象と、体が浄化していることを示している可能性があります。嘔吐する場合は、セロリジュースとは無関係な原因があると思われます。世界中で何百万もの人々がセロリジュースを飲んでいます。そのうち、食中毒や胃腸炎に罹《かか》っている人、あるいは有害物質が体内に侵入している人がいてもおかしくないでしょう。つまり、セロリジュースを飲んだ日にたまたま嘔吐する人が少数いてもおかしくないということです。セロリジュースには一般的に馴染みがないため、それらの症状の原因にされる傾向があるのです。

胃腸の調子が万全で、病原体も体内に侵入しておらず、化学薬品の影響も受けておらず完全な健康状態であるのに、セロリジュースを飲んだ途端に嘔吐したという人は、苦味の強いセロリにあたってしまったために、咽頭反射が起きたのでしょう。地元農家やファーマーズ・マーケットで入手したものや、家庭菜園で育てた孔雀の羽のように大きく広がった非常に葉の多いセロリでは、特にこのようなことが起こります。ジュースにするのに茎より葉を多く使うと（第４章でも推奨しないと伝えました）、とても苦いジュースになり、植物塩基に過敏な人であれば咽頭反射を起こします。

さらに稀ではあるものの、十二指腸に酸や細菌、そこにあるべきでないその他の微生物（診断未確定の大腸菌など）が多く存在している場合は、セロリジュースを飲むや否やそれらが死滅し、体に好転反応としてダイオフ現象が生じますが、この現象が原因の場合もあります。私はこれを「過激なダイオフ」と呼んでいるのですが、大量の細菌や他の病原体が、一気に爆発し、巻き散らされ、迷走神経に影響して嘔吐を催《もよお》させるのです。ただし、体内にそれほどの量の細菌が存在し、このような反応を起こすほど過敏である人は滅多にいません。

●発疹、かゆみ、吹き出物

いつもと違うコーヒーを飲んだり、初めて発酵食品を食べたり、隣人の庭から自宅の庭へ殺虫剤が飛散してきたり、買ったばかりの服を洗わずに着たりなどという要因がないにもかかわらず、皮膚症状が出た場合、思い当たる原因がセロリジュースしかないというのであれば、まず、セロリジュースを買った店で、塩素や漂白剤を用いて生鮮食品を洗っていないかどうかを確認する必要があります。自然食品店やジューススタンドによっては、この健康に有害な慣習が行われているので、店でセロリジュースをどのような工程で作っているのかを尋ね、このようなやり方をしていれば他の店を探してください。さらに、ジューススタンドがオーガニックではないセロリを使っている場合は、慣行農法のセロリしか入手できないとしても自分で購入し、自らジュースを作ったほうが良いかもしれません。そうすれば、セロリについた殺虫剤を落とすためにきちんとした方法で洗うことができるからです。

前述したすべての可能性がないことを確認し、さらに湿疹やかゆみ、吹き出物の原因となり得る何か新しく刺激のあるものに接触していないのであれば、それは肝臓に様々な種類の有害物質が溜まっており、セロリジュースが仕事の一環として肝臓を浄化しているしるしです。有害物質とは、ウイルスの副生成物や神経毒、皮膚毒（特にこれが皮膚に到達するとそこに影響をもたらします）などのウイルスの残りカスなどですが、セロリジュースのナトリウム・クラスター・ソルトは真皮を通り抜け、それらの毒素を中和し皮膚を通して正常に排出させることができます。

•喉の渇き

セロリジュースを飲んだあとに喉がひどく渇くのは、セロリジュースが血液から毒素を排出させているることが原因で起こる現象です。喉を潤すために飲むものは慎重に選んでください。セロリジュースを飲み終えて喉が渇いた場合、セロリジュースが体内で作用するのを少し待ってから、最終章で紹介しているレモン水やショウガ水などを飲むようにしてください。

•体重の変化

誰もが体重を減らしたいと思っているわけではありません。理想の体重である、もしくは痩せ過ぎていてこれ以上体重は減らしたくない場合、セロリジュースを飲むことでさらに体重が減ってしまう心配はありません。肥満の人が飲むと体重が減る理由は、肝臓が健康になるからです。肝臓が健康になることにより体のバランスが整い、適切な体重に調整されます。肝臓を害していて、体重が不足している場合でも同じです。セロリジュースを飲んで体重がさらに減ることはありません。

セロリジュースを飲んで減らしたくないのに体重が減るのは、唯一、エネルギー源である食事の代わりに飲んでいる場合のみです。食事から摂取すべき何百カロリーものエネルギーを、セロリジュースからのわずか数カロリーに置き換えてしまっているのです。このようなカロリー制限を続けると、体重が減りやすい傾向にある人であればさらに痩せてしまいます。セロリジュースは食べ物ではなく、薬だということを忘れないでください。食事やスナックの代わりにセロリジュースを飲み、必要なエネルギーを十分に摂取しないという過ちは犯すことのないよう注意してください。

健康を取り戻した人々の体験談

セロリジュースの価値を損なう意見に「それを生活に取り込んだことで健康を取り戻した人々の体験談の多くは、裏付けに乏しく信用できない」というものがあります。セロリジュースを飲み、今現在、健康を取り戻しつつある人々はどうでしょうか。セロリジュースを裏付けに乏しいとして取り合わない人々は、他人の体験談を真実ではないと決めつけています。何千人という人々の健康を取り戻したという証言を信用していないのです。このことは、慢性疾患を患ってきた人々への敬意を欠く行為です。病に罹《かか》り、ありとあらゆる治療法を試し、やっとセロリジュースという真の療法を見つけたという話は、どういうわけか信用に値しないと言っているのですから。

このような侮辱で、癒しへの道のりに不安を感じる必要はありません。セロリジュースを飲み始め、他は何も変えずに体調が良くなる人がいる一方で、セロリジュースによってある程度回復しますが、体調をより改善するために同じ情報源（聖霊《スピリット》）からのさらなる癒しの情報が必要になる人もいます。自分がどちらであったとしても、病の苦しみは本物であり、頭で作り上げたものでも、自らの良くない考えのせいで生じたものでも、罰でもないことを覚えておいてください。第3章「症状や病状の緩和」にある通り、事実あなたの健康問題には、生きるのが容易ではない現代社会に実在する物理的原因があるのです。

セロリジュースの摂取を開始して体調が良くなってきたと感じたら、それは真実であることを忘れないでください。「裏付けに乏しい体験事例」とする声によって、健康を取り戻したことに疑いを持たないでください。あなたの体と健康のことを最もよくわかっているのはあなた自身に他なりませんし、あなたの回復体験談には自分が予想する以上に重要な意味があります。ですから信念を失わないでください。今、世界のどこかで、あなたの体験を聞いて、この人生を変える力のある薬に出会うべき運命の人が待っているのですから。

第7章 噂、懸念、誤った通説

健康問題を抱えて苦労した経験のある人の多くは、善意に溢れた純粋な心を持っています。苦しみとはどういうものかを知っています。様々な治療法を模索する過程で、医学や医療業界に失望したこともあるでしょう。そのような人の誠実さや純粋な心とセロリジュースは相性が抜群です。セロリジュースはグリーンジュースの流行とは無関係、かつ、それを超越したものです。セロリジュースは天からの贈り物、神の恵みなのです。この表現に抵抗があるのであれば、宇宙からの贈り物と言い換えても良いでしょう。地球からの贈り物でもあります。

人生を思うように進むことを妨げる深い苦しみを味わったことのない人は、セロリジュースを茶化す傾向があります。深刻ではなくすぐに治る症状しか経験したことのない人は、これも馬鹿げた数々の流行の一つに過ぎないと簡単に断言します。しかし、それを真剣に捉えてはいけません。セロリジュースを茶化すことは、ある意味、健康問題で苦しんできた人々を茶化すことと同じことです。セロリジュースという薬を必要とする人の手からそれを奪うことになります。前章の終わりで述べたように、それはセロリジュースによって健康を取り戻した、ますます増えつつある大勢の人々に対する侮辱です。そもそも病は本人が思っていたほど深刻ではなかったのだ、安全で自然な治療法によって健康を取り戻したというのは誤解だ、と言っていることになるからです。

さらにそれは、そのような人々の心や知性、真実を判断する力、意図をも疑っている発言です。これは彼らを深く傷つけます。そのような人々を自らの現実から無理やり引き離すようなものです。これまでの努力や健康を取り戻したという事実は、この世界にはまったく無意味なのだと彼らは感じてしまいます。あたかもそれがあってもなくても何ら変わることはない、とでもいうように……。

これまで何十年にもわたり、慢性疾患の患者はその苦しみを真剣に受けとめてもらえるよう訴えてきました。インターネットが普及して、同じ境遇にある大勢の人々とつながることで彼らは力を得て多少敬意を払われるようにはなりましたが、まだ十分ではありません。今日、慢性的または断続的だけれども長期にわたる病に苦しみ、生活の質の低下を余儀なくされている人は、これまでよりはるかに増えています。それを知らない、もしくは知っていても何とも思わない人は、精神的な疲労や慢性痛、または複数の疾患を同時に抱える苦しみがどういうことなのか想像できないのです。何年も原因を探してさまようことや、やっと効果のある治療法に出合ったものの、その出どころが4歳の頃から天から癒しの情報を受け取っているという男性だという事実に懐疑的な人々から反対される、ということがどういうことか理解できないのです。

冗談にされる以外に恐怖心を植え付けられることも、セロリジュースの広まりに伴った負の影響の一つです。通常、トレンドや流行は資金力によって支えられています。それだけでなく、流行を利用して利益を得る人々もいます。ものごとが流行るのに実際に、それに効果がある必要はありません。ただ、効果があると人々が思いこめばよいのです。セロリジュースは一時の流行ではないため、他の流行とは一線を画し、廃《すた》れることがありません。ある業界が儲けるために作り出したものではありません。ジューサーを使ってセロリジュースを作るジューススタンドが大儲けするわけでもありません。ジュースの販売で儲けることはもともと容易ではありませんし、利益率を上げるために新鮮なセロリジュースに手を加えることもできません。セロリジュースがこれほどまでの勢いで広まってきたのは、裏に欲望が渦巻いているからではありません。それは流行している健康法にはないものをセロリジュースが備えているからです。つまり、真の効能です。セロリジュース療法の運動（ムーブメント）の波がこれほどまでに高まったのは、メディカル・ミディアムによる健康アドバイスを実践する人々が効果を実感し、その体験談が広められた結果なのです。

効果が画期的なので、セロリジュースはあちこちで攻撃されます。悪気があるにせよ、無いにせよ、セロリジュースに対する恐怖心を煽る風潮が生まれ、セロリジュースに救いを見出そうとする人々を思いとどまらせようとします。そうなる理由の一つに、失望があります。これまで多くの健康情報を信じては裏切られてきた人々は、もう何を信じたらよいのかわからないのです。懐疑心を持つ人はどこにでもいます。

さらに、セロリジュースに対する不信感の別の理由はその「純粋性」です。素朴で混じり気がなく、効果があり、背後にある意図は良心以外の何ものでもないセロリジュースは、それほど純粋でもなければ、効果もなく、公明正大でないその他の人気の健康法にとって脅威です。ボーンブロス（骨から出汁をとったスープ）やコラーゲン、コンブチャティ〔編注：お茶に菌を加えて発酵させた飲み物。別名紅茶キノコ〕が攻撃されることがないのは、それらが利権に守られているからです。そこから利益が生まれるからです。それに比べ、セロリジュースはどこにも所属しない療法であり、それらの「健康法の帝国」を転覆させる脅威となっています。誰もセロリジュースを規制したり、隠蔽したり、入手不可能にすることはできないからです。

セロリジュースが広まるのを抑え込もうという動きは出てくるでしょう。その広まりを利用して利益を得ようとする動きも出てくるでしょう。セロリジュースに何かを加えたり、錠剤に加工したりして儲けようとする人も現れるかもしれませんが、そのようなことをしても効能は得られません。結局、これらのやり方は、効果があるのは「純粋なセロリジュース」だけだという究極の真理に人々を導くだけです。本書にあるセロリジュースの癒しの力に関する情報を、こうしてしっかりと記しておくことが非常に重要です。今、セロリジュースを軽視したり、加工して歪めてしまおうとしている人々が、いつの日か、本書に救いを求める日がくるかもしれません。

では、セロリジュースが持つ恵みを受け取ることを人々が躊躇する理由になっている通説や怖れ、懸念、噂という霧を晴らしていきましょう。

セロリジュースに他の材料を加えない

セロリジュースに何か健康的だと思えるものを加えて、もっと手の込んだものにしたいと思うかもしれませんが、セロリジュースのシンプルさを損なう行為はいかなるものも誤りです。より〝レベルアップ〟させて効果を上げようとする試みは、セロリジュースが私たちに与えてくれるものを邪魔するだけです。しかし、セロリジュースはそのままが一番である、セロリの複合的な栄養素をジュースとして抽出するだけで健康を改善する最高の薬になる、ということが広く知られるようになっても、人々の内なる錬金術師が顔を出し、セロリジュースに他の材料を加えてより効果を上げたいとする試みを止めることはできません。そのような人は「何を加えたらよいだろうか。どのように加えるべきだろうか」と自問します。この薬はそのまま用いるのが癒しの効果を最も発揮するという事実を完全に理解することが非常に難しいからです。この問題が今後何年も続くことは必至です。そしてセロリジュースに他のものを加えようという動きもなくならないでしょう。あなたがその罠に陥らないように、すでに存在するこのような動きの例を紹介します。

セロリジュースに加えてはいけない材料の代表例：リンゴ酢

リンゴ酢はとても人気があるため、セロリジュースに加える人々がいます。しかし、慢性疾患の治癒に奇跡的な役割を果たしたという理由でリンゴ酢が人気を博しているわけではありません。実際はリンゴ酢を飲んでも体調が改善しない人のほうが改善する人よりも多いのですが、誰もそのことについてしっかりと考えないので、このような状況が起きているのです。酢が体に良いと信じている人がいますが、その点では、リンゴ酢はすべての酢のなかで最も健康的だと言えます。しかしセロリジュースに混ぜるべきではありません。そうすることで、セロリジュースは瞬く間に完全に無益になってしまいます。リンゴ酢が加えられたセロリジュースには何の効果もないのです。リンゴ酢を加えるとセロリジュースのナトリウム・クラスター・ソルトや消化酵素、植物性ホルモンは一瞬で破壊されてしまいます。ビタミンCもそのままずぐに体内で利用可能であったものから、利用不可能な形に変化してしまいます。セロリジュースの構造全体が瞬時に壊れるのです。しかし経済的利益や目論見のために、リンゴ酢をセロリジュースに加えることは非常に健康のためになると、今後も言われ続けることでしょう。しかし、それに惑わされないでください。代わりに、リンゴ酢が触れるや否やセロリジュースは酸化し、台無しになってしまうことをよく覚えておいてください。セロリジュースの効果を保つために、リンゴ酢を加えることはやめてください。

セロリジュースに加えてはいけない材料の代表例：コラーゲン

コラーゲンはセロリジュースに加えるものとしては、最も有害なものの一つです。一般的にコラーゲンに関する誤解は多数存在します。コラーゲンはたしかに人体に欠かせないものです。皮膚の健康を保つために必要なものであり、全身の結合組織にとって重要なタンパク質も供給します。コラーゲンが不足すると老化が加速し、体が内部から弱ってくるでしょう。しかし、コラーゲンは外部から摂取するものではなく、体内で作り出すべきものなのです。

現代の医療業界による大きな過ちの一つは、コラーゲンのサプリメントの成分が驚くべきことに皮膚や結合組織へ到達し、人が体内で作り出すコラーゲンの代わりになるとして、摂取を勧めていることです。これも、腎臓を患う人は動物の腎臓、肝臓なら動物の肝臓、目であれば羊の眼球を食べると良いというような、何百年前から続く古い信念体系の一つです。かつてそれを実践し、果たしてどうなったでしょう。変化はありませんでした。コラーゲンのサプリメントを摂取するとそれが体内で作られるコラーゲンの代わりになると信じているなら、私たちはいまだ、当時と同じ暗黒時代に生きていると言えます。

トレンドを作り出す業界がこのような間違いを犯すのは、そもそもなぜ体内のコラーゲンが劣化したり減少したりするのかを医療業界が把握できていないからです。実は、私たちの結合組織や皮膚の形成に主要な役割を担っているコラーゲンは、薬物野菜や果物、さらには塊茎《かいけい》類（ジャガイモや里芋など）や根茎《こんけい》類（サツマイモなど）、他の根菜類などの植物性の食物から摂れる栄養素によって作られているのです。なお、体内の毒素の量が多いと、コラーゲンの形成プロセスが阻害されます。全身のコラーゲンが劣化するのは、どれだけ病原体が血液中を漂っているか、また農薬、除草剤、防カビ剤などの毒素に肝臓がどれだけ侵されているかにもよります。

殺虫剤、除草剤、防カビ剤の毒素にコラーゲン細胞は直接反応し、ダメージを負い、萎縮します。ヘルペス科に属するウイルス（単純ヘルペスウイルス1型および2型〔HSV-1および2〕）、EBウイルス、帯状疱疹ウイルス、サイトメガロウイルス（CMV）、ヒトヘルペスウイルス6型（HHV-6）、ヒトヘルペスウイルス7型（HHV-7）、および未発見のHHV-10からHHV-16までのヒトヘルペスウイルス10型から16型は、肝臓などの臓器や腺に膨大な量の神経毒を放出します。なかには皮膚毒を生成するものもあります。その老廃物が結合組織を満たし、その結果コラーゲンにも充満します。ウイルスの老廃物は新しいコラーゲン細胞の生成を遅らせるとともに、既存の健康なコラーゲンを破壊してしまいます。これにより、結合組織の不具合を生じることがあります。有害な重金属の毒素に体が侵されているほど、より大きな影響を受け、コラーゲンはさらにダメージを受けます。

医科学的な研究、サプリメント業界のコラーゲン製造業者はこの事実を知りません。コラーゲンのサプリメントを補給しても、このような問題は解決せず、むしろ状況はさらに悪化することに彼らは気づいていないのです。サプリメントとして摂取したコラーゲンは腸管で老廃物になりますが、その老廃物が無害ではないことに彼らは気づいていないのです。実はコラーゲンを摂取するとそれは燃料になりますが、体の細胞の燃料になるわけではありません。ウイルスや細菌の燃料になるのです。コラーゲンのサプリメントは体内の有益な細菌を減らし、有害な細菌の〝エサ〟になるのです。EBウイルスのようなウイルスも、サプリメントとして摂取された動物性コラーゲンを〝エサ〟にします。真菌、酵母、カビなどの微生物も同様です。コラーゲンのサプリメントはそれらすべてが増殖し、コロニーを拡大するのを助けてしまうのです。ですからセロリジュースにコラーゲンを混ぜるべきではないのです。

サプリメントとして体内に摂取されたコラーゲンを〝食べた〟ウイルスは、有毒な重金属を摂取したウイルスのように神経毒を放出することはありませんが、だからと言ってコラーゲンのサプリメントは勧めません。コラーゲンのサプリメントを摂取することでウイルスが増殖し、一部のウイルスは重金属の毒素を〝食べ〟て、最終的にはより多くの神経毒が放出されることにもつながるからです。自己免疫疾患があり、特に結合組織が衰弱する疾患を患う人は、コラーゲンのサプリメントを摂取すべきではありません。『メディカル・ミディアム』シリーズを通して述べているように、自己免疫疾患の原因はウイルスです。さらに、ウイルスは腫瘍、嚢胞《のうほう》、結節、そして乳癌や脳腫瘍を含む数種類の癌を生じさせます。

もうよくご存知のように、セロリジュースはそのまま飲むとウイルスや細菌の膜を破壊します。そうやってピロリ菌、クロストリジウム・ディフィシル、連鎖球菌や危険な種類の真菌の菌体を弱め、死滅させるのです。その残骸は体内を浮遊し、体内で作られたコラーゲンの働きを阻害しますが、セロリジュースのナトリウム・クラスター・ソルトはそれらを中和し、除去します。さらにクラスター・ソルトは、体内の農薬や除草剤の毒素も中和し、有毒な重金属を脳などの臓器組織から浮き上がらせ、臓器表面付近まで移動させるので、血管がそれを取り込み、臓器から完全に排出することができます。ナトリウム・クラスター・ソルトはさらに真皮に入り込み、皮膚から毒を排出させますが、その際、体内で作られたコラーゲンを破壊する毒素をコラーゲン細胞から除去するのです。このようにクラスター・ソルトは毒素や有害物質に付着し、それらを中和し、体外に排出するので、純粋なセロリジュースを空腹時に飲むというテクニックを使うことで、コラーゲンは体内で力強く増殖します。ナトリウム・クラスター・ソルトがタンパク質や細胞を作る体の力を増強させることで、新しいコラーゲン細胞が生まれるのです。

しかし、コラーゲンのサプリメントをセロリジュースに混ぜた時点で、セロリジュースの効能が打ち消されてしまいます。セロリジュースに含まれるナトリウム・クラスター・ソルトや酵素が、コラーゲンに対し、それがまるで毒素であるかのように負の反応を示すからです。セロリジュースとコラーゲンの混合液が口から胃に入ると、まもなくセロリジュースのクラスター・ソルトが異物であるコラーゲンに付着し、腸管から体外に排出しようとします。問題は、コラーゲンのサプリメントには粘性があり、その毒性を中和しようと働くナトリウム・クラスター・ソルトをその粘りが包み込み吸収してしまうことです。

そもそもコラーゲンをサプリメントで摂取することにメリットはないため、摂取を止めても失うものはありません。一方、セロリジュースには驚くべき効果があるのですが、コラーゲンと混ぜてしまうと、その効果が失われてしまうのです。コラーゲンと混ざると、セロリジュースは、異物であるコラーゲンを腸管から運び出そうとする目的だけに専念することになってしまいます。コラーゲンのサプリメントは老廃物として除去されるため、コラーゲンは血管に入ることさえありません。このような異物のコラーゲンが腸壁をすり抜けると、肝臓へ運ばれ、肝臓はこのトラブルメーカーを処理し、片付けるという新たな仕事を課されます。

サプリメントでコラーゲンを摂取しても皮膚や関節、髪や爪に効果があるわけではありません。効果を得るためには、抗酸化物質、適切なビタミンB_{12}、そして野菜に含まれる硫黄成分や、食品やサプリメントでも摂取できる亜鉛、マグネシウム、カルシウム、シリカなどが必要です。純粋なセロリジュースを飲むことを習慣にして肝臓をデトックスすると同時に、これらの栄養素を摂取すれば本当に健康に役立ちます。コラーゲンのサプリメントも同様の効果があると聞いたことがあるかもしれませんが、それは間違った理論で、消費者は利用されているに過ぎないというのが真実です。

セロリから作った錠剤と粉末

セロリを乾燥させ、加工した錠剤や粉末から、新鮮なセロリジュースと同じ効果が得られるとは決して思わないでください。ハーブや果物の中には、乾燥させても効果があるものもありますが、乾燥させたセロリにはセロリジュースのような効果はまったく期待できません。乾燥セロリの粉末を水に混ぜて飲んでも、何の役にも立ちません。水分を除去したセロリジュースに水分を再び加えたとしても効果はありません。乾燥させると酵素が損なわれてしまい、また、セロリジュースに含まれるナトリウム・クラスター・ソルトは、セロリに含まれる「生きた水」と共生して初めて機能するからです。さらにクラスター・ソルトも実は〝生きて〟いて、セロリという植物の〝生命力がある成分〟の一つであることが、ナトリウム・クラスター・ソルトが普通のナトリウムと違う主要な理由です。乾燥させると成分や機能が損なわれます。水と混ぜれば同じ効果が得られると思い込み、セロリやセロリジュースから作られた高価な粉末を購入しないよう気をつけてください。水分を除去し乾燥させたセロリジュースに、新鮮なセロリジュースの素晴らしい癒しの働きを期待することはできません。

また、セロリの粉末が肉の保存料として使われることがありますが、そのためにセロリジュースに含まれる硝酸塩と亜硝酸塩について、多くの混乱が生じています。これらの塩類が心配な人は、２７４ページにある関連項目をご覧ください。

セロリジュースに含まれるクマリン

セロリに含まれるクマリン［編注：ポリフェノールに分類され、抗菌作用があり、浮腫みや老化の予防に効果があるとされている］に関しては心配する必要はありません。セロリは一本一本、栄養素やファイトケミカル化合物の含有量が違います。大陸の端に植えたセロリと同じ大陸の反対側の農場で収穫されたセロリを比べると、各化合物の含有量が非常に異なることがあります。農場や畑の状態、苗、季節、日によっても、化合物の含有量が大きく異なることもあります。雨が降ったか、灌漑《かんがい》に井戸水を使ったか、日照時間が十分だったか、寒かったか、暑かったか、セロリの植え付けが早かったか、遅かったかなどが、たとえ近くで栽培されたセロリ同士であっても一株に含有される成分量の違いに影響します。これはすべてごく自然なことなのです。

クマリンについては、480mlのセロリジュースにどれくらいの割合で含まれているのか正確にはわかりません。クマリンは人体に無害ですが、医科学研究の分野では、他の食品に含まれるクマリンは、白血球を活性化させ、癌を予防する効果があると考えられています（彼らはセロリジュースに含まれるクマリンの調査はしていません）。実は、これらの健康効果は、クマリンだけでなく、食品に含まれる様々な成分の共生によって生まれるものなのです。セロリジュースの場合も同じです。セロリジュースが私たちの健康に有益なのはクマリンを含むその成分すべてのおかげです。セロリジュースの成分の一つ一つが共働し、その相乗効果により、ボロボロになった免疫系をあらゆる角度から修復し、回復させるのです。例えば、それらの成分は、好中球、好塩基球、単球、キラー細胞、その他のリンパ球を含む白血球全体の再構成し、栄養を補給し、再生を促します。セロリジュースに含まれる成分はすべて共に働きこれを行いますが、なかでも貢献度が高いのはナトリウム・クラスター・ソルトで、ウイルスを破壊するため、ウイルス量が低下し、免疫系が再構築され、急速に強化されるのです（クラスター・ソルトは癌の原因となるウイルスも破壊します）。

クマリンには、真皮にある傷ついた皮膚細胞を修復し、毒素から肌を守る働きもあります。また、皮膚の瘢痕《はんこん》化や皮膚病、さらには皮膚癌の予防にも効果があります。私たちが摂取するクマリンのほぼすべてが皮膚に直接作用します。これも医科学の分野ではまだ発見されていない真実です。他の器官はクマリンの主要な移動経路ではないので、セロリジュースに含まれるクマリンが肝臓にダメージを与えたり、低血糖を引き起こしたりするという懸念には根拠がありません。セロリジュースを飲むとクマリンも肌に届けられるのです。

セロリジュースの利尿作用

セロリジュースには極めて軽度の、安全で健康的な利尿作用がありますが、これを理由にセロリジュースを避ける必要はありません。コーヒーや紅茶、緑茶やアルコールのような強い利尿作用があるわけではないからです（医師から利尿作用のあるものを避けるように言われながら、健康に良いとされているがために緑茶を飲んでいる人に何人か会ったことがあります）。パセリやホウレンソウ、リンゴ、その他、私たちの健康に必要な多くの野菜や果物同様、セロリジュースにはほとんど利尿作用はありませんが、穏やかなデトックス効果があるのは、微量ミネラルによるものです。セロリジュースはミネラルの含有量が非常に多いのですが、微量ミネラルには毒素と結合する性質があり、毒素が体から排出するよう促す働き（利尿作用）をするのです。

セロリジュースの微量ミネラルはナトリウム・クラスター・ソルトと結び付いていますが、そのクラスター・ソルトがまず毒素に吸着します。そして体は貯蔵されている水分を利用して毒素を流し、クラスター・ソルトが尿として排泄されるよう毒素を腎臓と膀胱に運びます。これはすべて健康に良い働きで、利尿作用のある他の不健康な飲み物の効果とはまったく異なります。セロリジュースの利尿作用が強過ぎるという人は、ごく少量から試すか、セロリスティックを噛んで口に残った繊維を吐き出しながら、少しずつ汁を飲むことから始めるとよいでしょう。セロリジュースを大量摂取したときのような効果は得られませんが、セロリジュースの癒しの力を、より微かでも享受することができます。

排泄物の色の変化

セロリジュースを飲むと便が赤くなると聞いたことがあるかもしれませんが、真実ではありません。青、紫、黄色になることもありません。セロリジュースを大量に摂取しても、せいぜい便がわずかに緑色を帯びる程度です。セロリジュースは腸管に溜まった古い食べ物のカスを洗い流します。このカスには、様々な色がわずかに混じっていることがありますが、鮮やかな、あるいは驚いたりするほどの色ではありません。

セロリの繊維は効力を妨げる

セロリをジューサーで搾《しぼ》ってジュースにすると、繊維が取り除かれてしまうため、セロリが持つ効能が失われるのではと心配する人がいます。第4章の「セロリジュースの効果を得るために」で説明したように、セロリをジュースにすることで大切な栄養が失われることはなく、逆にその力が発揮されるようになるのです。セロリから直接必要な量の栄養を得るためには、大量のセロリスティックを気が遠くなるほど噛まなければいけませんが、これは不可能です。もしやるとしたら、とんでもなく顎が疲れるでしょう。代わりに刻んだセロリを最高品質のミキサーにかけ、これ以上ないほどなめらかにして飲んだとしても、セロリジュースの代わりにはなりません。セロリを搾《しぼ》ってジュースにすると繊維質が失われ、もったいないと言う専門家がいますが、セロリをミキサーにかけて、どんなになめらかにしても濾《こ》していなければ繊維は残ってしまいます。セロリジュースの力を最大限に発揮させるためには繊維は邪魔なのです。

セロリを搾《しぼ》ってジュースにすることに抵抗を感じる人は、食物は丸ごと食べるほうが体に良いという一物全体食の理論を信じているのでしょう。しかし、一物全体食の考え方はハーブ療法には当てはまりません。セロリの繊維により、ナトリウム・クラスター・ソルトやその他の成分の働きが阻害されてしまうからです。ハーブは成分を抽出するのが理に適っていることは、製薬や漢方薬の世界を見れば明らかです。薬を作るためには、必ずしも植物全体が必要なわけではありません。ほとんどの薬草医は、ある植物を噛んで飲み込むだけでは、病の回復に十分ではないと言うでしょう。セロリはハーブなので、他の多くのハーブと同じように内部に潜む薬効成分を抽出する必要があります。ですから「セロリジュース」を作るのです。もし、セロリのナトリウム・クラスター・ソルトや微量ミネラル、酵素を繊維質と分離しなければ、体内で繊維質がそれらを吸収し、消耗させ、うまく働けない状態にしてしまいます。

栄養学の授業や学校で学ぶ一物全体食に関する安易な考えや柔軟性に欠ける決まりごとは、セロリジュースで慢性的な症状や病気を治す方法とは無関係です。セロリの繊維はそのまま摂取するほうが体に良いという仮定を裏付ける臨床研究はありません。セロリは繊維を取り除くというひと手間をかけたほうがよいのです。セロリを搾《しぼ》ってジュースにすることで素晴らしい栄養を摂取できるだけでなく、繊維を除去することで、健康に不可欠なセロリジュースをより多量に飲むことができます。

しかし、だからと言って、セロリスティックや食物繊維を否定しているのではありません。セロリそのものは体にとても良いものです。セロリを食べることで、抗酸化物質、フラボノイド、葉酸、ビタミンCを多少摂取することはできますし、その食物繊維にも効能があります。セロリと食物繊維を上手に生活に取り入れましょう。丸ごと食べるセロリはセロリジュースと別に楽しんでください。

ゴイトロゲン（甲状腺腫誘発物質）は含まれていない

ゴイトロゲン［編注：ヨウ素の取り込みを阻害し、甲状腺の肥大化を生じさせる物質］化合物は、一部の野菜、ハーブ、果物に含まれますが、セロリには含まれません（そもそもゴイトロゲンは怖れるべきでないのです。この概念は非常に大げさです）。ゴイトロゲンについて言及することは、セロリジュースに関連があってもなくても恐怖を誘発する戦術であり、人々の治癒を妨げます。

交配種のセロリ

セロリは交配農法の結果生まれたものだから気をつけたほうがいい、という誤った説がありますが、これは気にしないでください。交配種食品は遺伝子組み換え生物（ＧＭＯ）ではありません。農産物の接ぎ木や交配には何世紀という長い歴史があります。そして、交配されていない在来作物もいまだ存在しますが、地球上で生き残るために必要な資源を利用し、手を加えることは、私たちが生まれながらにして持っている神から与えられた権利です。交配は自然なプロセスです。それはただ、食物がより私たちの健康に役立つようにしているだけなのです。人間が口にするほとんどすべての食物は交配されています。そして、それは何百年、何千年も前の原型をとどめていた頃の栄養と価値を今も保っています。

セロリなど交配された野菜や果物は酸性ではなく、体に毒ではありません。まったく逆です。セロリジュースは酸を除去し、アシドーシス［編注：体内に酸が過剰に発生し、血液が酸性に傾いている状態］を解消します。体内をアルカリ性に戻し、人体に有害な病原菌を退治し、農薬、除草剤の毒素など、たくさんの有害物質を肝臓から取り除いてくれるのです。

もしある機関や財団、グループ、または代替医療の分野で影響力のある人たちが、交配種のセロリは体に毒であるという観念を作り出したとしたら、何十億もの人々の治癒を妨げることになりかねない重大な過ちを犯していることになります。現在、店で見かける標準的な交配種の有機セロリは体にやさしく、アルカリ性で、浄化や癒しの効果があります。一方、セロリの在来種は渋味が強く、効き目も強過ぎるものが多いのですが、有害ではありません。ただ、とても苦いので口当たりが悪く、あまり量を消費することができないかもしれません。結局のところ、セロリがおいしいほど、ジュースをたくさん飲むことができ、より多くの健康効果を得ることができます。

有害な硝酸塩、亜硝酸塩は含まれているか

セロリやセロリジュースは、酸化〔編注：酸素と化学反応を起こし、物質の状態が変化すること。食品などの劣化を引き起こす〕したり、乾燥していない限り、活性化した、有害な硝酸塩を含むことはありません。セロリが生成する「天然の硝酸塩」は、セロリやセロリジュースが新鮮でまだ酸化していない状態では存在しません。セロリやセロリジュースが酸化すると、ハーブや野菜、果物が酸化したときと同じように、「天然の硝酸塩」が生成されることがありますが、この硝酸塩は決して有害ではありません。セロリジュースやセロリを乾燥させて粉末にしたものも酸化しているので、その過程で天然の硝酸塩が生成されることがありますが、この硝酸塩も有害ではありません。

この天然の硝酸塩は、人によっては刺激性があるとされる硝酸塩とは異なります。人がすべて同じではなく、水や砂糖、タンパク質もすべて同じではないように、硝酸塩もすべて同じではないことを理解することが大切です。例えば、グルテンは、肉やナッツのタンパク質とはまったく異なるタンパク質です。また、セロリやセロリジュースの粉末など酸化したセロリに含まれる天然の硝酸塩は、肉類をはじめとするあらゆる食品に保存料として添加されている「人工的に作られた有害な硝酸塩」とは異なります。

そして硝酸塩と亜硝酸塩は別物〔編注：硝酸塩が変性すると亜硝酸塩になる。亜硝酸塩は保存料として利用される添加物〕です。セロリの粉末にも天然の硝酸塩が含まれていますが、亜硝酸塩は生成されていないので、ピクルスや肉などの食品を熟成させるのに用いることは適切ではありません。亜硝酸塩はセロリの新鮮

なジュースにも含まれていません。セロリやセロリジュースに含まれる天然の成分に有害なものはありません。これは何も添加されていないセロリの粉末やセロリジュースの粉末も同じです。

ここで混乱が生じているのは、セロリやセロリジュースの粉末、セロリソルトを製造したり、加工製品を製造したりする会社が、有害な硝酸塩を製造する過程で材料に添加することがあるからです。肉の保存料などセロリを加工した製品に含まれる有害な硝酸塩は、材料であるセロリに含まれるものだという誤った非難の声を聞くことがありますが、それは間違いです。実際は、材料のセロリに添加物が加えられてしまった結果、セロリが汚染されたという典型例です。新鮮なセロリやセロリジュースには添加しない限り、有害な硝酸塩が含まれていることはありません。

有害な硝酸塩や亜硝酸塩が含まれているとして、セロリジュースを飲まないのであれば、セロリジュースがもたらす素晴らしい癒しの機会を逃すことになります。

シュウ酸に対する誤解

セロリジュースに含まれるシュウ酸［編注：多く摂取すると結石などの原因になる物質］を気にする必要はありません。ある種の葉野菜やセロリなどのハーブは、シュウ酸を多く含むので有害であるという俗説はまったくの間違いです。実はシュウ酸を多く含む食べ物は、人間が必要とする強力な栄養素と治癒力を備えているのです。この誤った通説によって、多くの人々がそれを享受することができずにいます。

シュウ酸は心配されているようなものではなく、地球上のすべての果物や野菜に含まれています。また、シュウ酸は食べ物によってまったく性質が違います。例えば、プラムに含まれるシュウ酸は、チーズのそれとは大きく異なります。医科学研究において、この分野には十分な資金が提供されていません。そのため、シュウ酸が人体とどう反応し、関係し、体内に蓄積されるかは、医学界もよく理解していません。セロリジュースにはシュウ酸が含まれるため飲むべきではないという主張には、確証も根拠もありません。実際のところ、これらの食べ物は私たちに何の害も及ぼしません。むしろ、重要な治癒力のあるファイトケミカル、ビタミン、ミネラルなどを供給してくれます。

シュウ酸を多く含む葉野菜やセロリに含まれる膨大な種類の栄養素は人体に最も有益です。医科学研究は、果物、野菜、葉物野菜、ハーブなどにシュウ酸の害(通説が正しければ存在するはずの〝害〟ですが)を防ぐ抗シュウ酸も含まれていることもまだ発見していないのです。シュウ酸は、好むと好まざるとにかかわらず、広く存在しています。シュウ酸を〝解毒〟するものも同様です。その中でもシュウ酸がもたらすと懸念される〝害〟に対抗するうってつけの食品はセロリジュースです。シュウ酸を多く含む食品は、腎臓結石や胆石を生成するというのが通説ですが、もし、セロリジュースのシュウ酸が腎臓結石や胆石を生じさせるのであれば、それが同時にそれらを分解するというのは、一体どう説明すればよいのでしょうか？　腎臓の尿酸に悪い作用をもたらすのはシュウ酸ではなく、肝臓に負担をかけて腎臓結石や痛風の原因を作るタンパク質なのです。

さらに、シュウ酸に関するデマでホウレンソウを怖れる人もいます［編注：ホウレンソウにはシュウ酸が多く含まれている］。私は、ホウレンソウが人に活力を与え、若返らせ、慢性的な症状や病気から回復させるのを何十年にもわたって目の当たりにしてきました。生のホウレンソウは調理したものよりもさらに安全で、非常に体に良いものです。ホウレンソウやセロリジュースのような貴重な癒しのツールを、間違った理論のために排除しないでください。

ソラレンに対する誤解

セロリの摂取を控えさせるために使われるもう一つの恐怖戦術がソラレン〔編注：紫外線の感受性を高める物質〕です。このファイトケミカル化合物は、ほとんどすべての果物や野菜、ハーブに含まれており、免疫系や体の治癒に役立ちます。セロリに含まれるソラレンは無害で、日光過敏症や皮膚炎を引き起こすことはありません。むしろ、セロリジュースに含まれるソラレンは、これらや他の皮膚疾患を解消するのに役立ちます。

サリチル酸に対する誤解

サリチル酸〔編注：消炎鎮痛作用があるが、そのまま摂取すると消化器障害などの副作用をもたらす物質〕もまた、人々がセロリジュースの治癒効果を享受するのを阻む恐怖戦術として用いられています。人は野菜や果物に含まれるサリチル酸に過敏に反応する（過敏症になる）という通説は、医科学的な研究によって証明されていません。セロリは野菜ではないので、いずれにせよこの理論には当てはまりません。実際はセロリジュースは、グルテンや乳製品、トウモロコシ、卵、大豆の摂取により発症する食品化学物質過敏症を改善するハーブ薬なのです。セロリジュースに含まれる薬効成分は食物過敏症の原因の大半を占めている毒素やウイルス、細菌を体外に排出します。

セロリに含まれるナトリウム

これまで見てきたように、セロリに含まれるナトリウムは、食品に含まれるナトリウムと同じではありません。高品質のケルト海塩やヒマラヤ岩塩に含まれるナトリウムとも異なります。私たちの日常生活では塩分が溢れています。しかし、塩分摂取に気を遣っている人は少数派です。世界中のレストランの大半は味付けを塩に頼っています。外食やスナック菓子にも脅威的な量の塩が含まれています。現代、私たちは〝塩漬け〟文化に生きているのです。

食べた塩分（ナトリウム）はどこへ行くのでしょう？　体内に入ってきたときと同じように、容易に体外へ流れ出ていくのでしょうか？　いいえ。オーガニックのサルサや健康的なクラッカー、塩味のミックスナッツに含まれる高品質の塩でさえ、内臓の奥深く、細胞の奥深くに蓄積され、そこで結晶化するのです。塩分は特に肝臓に定着します。塩分の摂り過ぎ（ほぼ誰もがしていることです）で体調を崩さないようにと、肝臓は血流から塩分を回収しようとするからです。塩分は何年も肝臓に留まり、浄化されないと毒性を持つようになります。セロリに含まれるナトリウムを心配する人は、むしろパッケージ化された食品やレストランの食事、家庭料理にさえ含まれる膨大な量の塩分を心配すべきです。

セロリジュースに含まれるナトリウムは、それらのすべての心配から私たちを解放してくれます。セロリジュースのナトリウムは無害であるだけでなく、私たちを助けてくれるのです。セロリジュースとそれに含まれるナトリウムを心配する人は、実はセロリのことをきちんと理解していないのです。それらの心配は何の研究成果も科学的裏付けもない盲目的な思い込みによるものです。実は、セロリジュースに含まれるナトリウムには、肝臓やその他の部位に沈着した有害なナトリウムの結晶を分解する働きがあります。また、セロリジュースのナトリウム・クラスター・ソルトは毒性のナトリウムの沈殿物に自らを付着させ、その毒素を体外に排出させます。さらに、セロリジュースに含まれるナトリウムは私たちの血液が最も必要とするもので、神経伝達物質は、最適なミネラルと微量ミネラルが付着したこの種のナトリウムを栄養にして増えるのです。

第２章でも説明しましたが、他の食品の神経伝達物質の成分の構成要素は、ミネラルを微量にしか含んでいない不完全な電解質であり、その人が飲んだり、食べたりするものによって、偶然にしか神経細胞に到達することができないミネラルです。セロリジュースは地球上で唯一、活性化された〝完全な電解質〟を提供してくれる食品です。電解質補給に最適なココナッツウォーターでさえ、完全な電解質は含んでいません。人工の電解質食品も同様です。メーカーは電解質を構成するのに役立つという栄養学的な根拠だけに基づいて、ミネラルを製品に添加していますが、これらの製品は、神経細胞に良いとは宣伝されていません。その代わり、〝体に良い〟とか〝人体は電解質を必要としている〟というようなことが一般的に謳われています。セロリジュースは、神経細胞をサポートする神経伝達物質の成分を作る手助けをするだけでなく、すでに相互に結合している完全な神経伝達物質の成分をも体に供給します。そうすることで弱った神経伝達物質の成分を再び活性化し、神経細胞の再生を大いにサポートします。

すると電気インパルスは神経間を自由に流れるようになります。そのためにもセロリジュースの有益な天然ナトリウムが不可欠なのです。

水はすべて同じではなく、砂糖もすべて同じではないと先に述べましたが、ここでさらに、ナトリウム（塩）もすべて同じではないと付け加えておきます。

水とセロリジュースの違い

セロリジュースを飲むのと水を飲むのは同じだと言う人がいたら、それは大間違いです。水には天然の電解質が含まれており、特に上質の水であればなおさらです。しかし、そのような電解質の効果は、セロリジュースに含まれる電解質の効果とはまったく別のものです。これは、リンゴとオレンジほどの些細な違いではなく、リンゴと牛肉ほど大きく異なります。水とセロリジュースはまったく別の物質なのです。セロリジュースがセロリジュースたる所以であるナトリウム・クラスター・ソルトや特別な酵素、特殊な微量ミネラルを含んでいるのはハーブであるセロリだけなのです。

一杯の水に塩をひとつまみ入れて飲むとより体に良いと思うのは、さらなる見当違いです。もしあなたが運動をして大量の汗をかき、トレーナーや専門家、健康アドバイザーに、水分に塩を加えて補うように言われたとしても、それは体からさらに水分を奪うだけです。水に塩を加えると、体の深層部で脱水が生じますが、セロリジュースは、体の深層部に水分を補給します。運動後に本当に必要なのは、セロリジュースです（さらにカロリー源も必要です。第4章を参照）。最高級のヒマラヤ岩塩や海塩でも、セロリに含まれる健康効果の高いナトリウムには及びません。セロリジュースと塩を加えた水はまったく異なります。

ちなみに繰り返しますが、セロリジュースと水を混ぜて飲むのはよくありません。両者は相互に非常に異なるため、ぶつかり合い、摩擦が生じます。セロリジュースに水を加えると、ナトリウム・クラスター・ソルトが希釈されて不活性化し、微量ミネラルや酵素の働きが阻害されてしまいます。それらは私たちの体に癒しをもたらすセロリジュースの強力な要素の一部であるにもかかわらず、です。セロリジュースに氷を加えても同じです。水とセロリジュースを混ぜても害はありませんが、有益でもありません。そうすることでセロリジュースの効果を高めることはできず、むしろセロリジュースの治癒力を無にします。つまり水と混ぜることで、セロリジュースに含まれるビタミンKなどの基本的な栄養素からセロリジュース特有のビタミンCまでの栄養素が体に届くのを妨害され、セロリジュースは本来の働きができず、まるきり役立たずになってしまうのです。

さらに、水とセロリジュースに関して、もう一つ注意しなければならないことがあります。セロリジュースを飲むと体調が良くなるのは、セロリジュースに含まれる水分によって体に水分が補給されるからだと言う人がいます。このような情報は、セロリジュース自体にはほとんど効果がないと決めつけています。これは意図せずして慢性疾患に苦しむ人を侮辱していることになります。何カ月も、何年も病気を患い、様々な方法で健康の回復を求めてきた人々に対して、単に十分水分を摂ってこなかったのではないかと言うようなものです。水分補給は、健康のあらゆる側面において多くの人が最初に受けるアドバイスです。このようなアドバイスは、雑誌やヘルスコーチ、医師などから頻繁に与えられ、苦しむ人々はそれに従うものです。彼らはボトルをどこにでも持ち歩き、朝昼晩と水を飲むことを習慣にするようになります。

慢性疾患に苦しむ人がセロリジュースのおかげで人生を取り戻しているのは、セロリが含む水分のおかげだとする専門家の発言には耳を疑ってしまいます。それが示すのは、慢性的な症状や病気を患う人々が、生きていくために日々しなければならない莫大な努力についての無知で誤った見解と経験不足、理解不足です。確かに、セロリジュースは他の多くの食材よりも水分含有量が多く、その生命活性水は有益です。しかし、人々が健康を取り戻しつつあるのは単純に水分摂取量が増えたからではありません。もしそうなら、水分の摂取量を増やした人は、みんなすでに健康になっているはずです。水分の摂取をすすめるFODMAP《フォドマップ》（小腸で消化・吸収されにくい糖類：発酵性のオリゴ糖、二糖類、単糖類、糖アルコール）食や、あらゆる種類の食事療法を試してきた人々も健康を取り戻しているはずです（ちなみに、セロリジュースは、肝臓と腸管を回復させることによって、FODMAP不耐性を回復させることができます）。また、一般医療や機能性医学による療法、代替医療に至る様々な分野の何十人もの医者を訪ね、治療を受けた人々も水分を摂り、健康を取り戻しているはずです。皆、答えを見つけるため何十ドル、何百ドル、何万ドルというお金を支払ったことで健康になっているはずです。

セロリジュースを飲み始めて効果を実感している人たちは、体に摂り入れるものに気を配るのはこれが初めてではありません。セロリジュースの効果を実感できるようになったのは、〝自分自身をより大切にするようになった〟ということの表れでもあります。これらの人々は大きな苦しみを抱え、あらゆることを試してきました。そして、セロリジュースを取り入れたことがきっかけで人生が好転していったのです。このような人たちに、「水分摂取のおかげで治ったのだ」と決めつけるのは敬意を欠いた行為です。

今後予想される「恐怖戦術」

これまで検証してきた噂や通説は比較的マイナーなものです。しかし覚悟してください。セロリジュースは驚くほどの健康効果を世界的にもたらしているため、私はいつかセロリジュースに対するより激しい攻撃が起こると予想しています。それは、セロリジュースは何の効果も無いとする様々な筋からの小さな疑念や否定をはるかに凌駕する規模のものです。セロリジュースが、これほどまでに地球規模で人々を癒し、入院患者数を減らし、インフルエンザや食中毒、精神疾患、慢性症患といった医薬品が必要な状態から、より早く回復させることを可能にすると、医科学研究がそれをコントロールしたり、業界がそれを利用して金儲けをする方法がない場合、妨害される事態が起こる可能性は否定できません。

このいっそう激しい攻撃はいつやって来るのでしょうか？　誰がそれを始めるのでしょうか？　私にはわかりません。それは「自由意志」によるものだからです。しかし奇襲攻撃があることはわかっています。セロリジュースの持つ力を卑劣な手段で台無しにしようとするこの試みは様々な形でやって来る可能性があります。

最初の罠は、すでに「セロリジュースの飲み過ぎはよくない」というちょっとした噂の形で仕掛けられています。ある権威筋や業界筋が、次のような主張を広めるかもしれません。「セロリの摂取は、ピーナッツバターを塗ったり、野菜と一緒にジュースにしたりして、一日1本程度にとどめるべきだ」という主張です（ところで、このピーナッツバターの推奨は高脂肪食の流行を煽るだけです）。あるいは、ある研究が行われたとする論文が発表され、その中で人々にセロリジュースを飲まないようにとの警告が発せられる可能性さえあります。そしてこのような試みは、人々に大きな懸念を抱かせるだけのために資金を提供されていることには誰も気づかないでしょう。

多くの善意ある人々を騙すもう一つの戦術は、第6章「健康状態の改善とデトックス反応」の最後で取り上げた誤った通説です。「人々に起こっている治癒が有効で信頼できるものであると証明するためには、科学的な証拠が必要である」という一見理性的に聞こえる声が、今後ますます大きくなっていくでしょう。これは、人々を守ろうとする論理的なメッセージとして受け取られるかもしれません。そしてこれらのメッセージはセロリジュース運動が愚かで、科学的探求の厳格さとは無縁であるかのように見せるためによく練られています。巧妙に治癒の概念を枠にはめ込み、セロリジュースを飲めば治るという説はその枠に当てはまらないので真実ではない、と言うのです。また、プラシーボ（偽薬）という誤解も存在します。「セロリジュースの効能はプラシーボ効果に過ぎない」という主張です。もしプラシーボ効果がそれほどの力を持つのであれば、これまで病を患う人々は果てしなく続く健康への探求の中で、様々な治療法や食事療法を試してきたでしょうから、プラシーボ効果によってとっくの昔に回復していたはずです。セロリジュースで人生を取り戻した人の数が増えている現実に謙虚になるどころか、「通説」や「プラシーボ説」に依存する専門家は、いかに医学界に忠実な良心の持ち主であろうと、数えきれないほどの回復例に疑いの目を向けていることになります。これでは、１９５０～90年代へ逆戻りです。当時、慢性的な病気を患う人々は、自分が本当に病気であることを、医師や、ときには家族を納得させるために懸命な努力をしなければなりませんでした。医療業界が慢性疾患の診断や原因追求に遅れをとっていたからです。このように慢性疾患に苦しむ人々の扱いが後退することは、誰の益にもなりません。

そのうちに、セロリジュースに問題があるとでっち上げて恐怖を煽ろうとする、資金援助を受けた利権団体が登場するかもしれません。あるいはセロリ栽培に関する規制問題が生じるかもしれません。収穫量の多いセロリ農家に高額の手数料を課し、生計を立てるためにセロリ以外の作物を栽培せざるを得なくさせるような規制です。また、汚染騒ぎが捏造《ねつぞう》されるかもしれません。セロリ自体に問題がなくても、恐怖を煽るような噂がまことしやかに囁かれると、それは一気に広まるでしょう。あるいは、セロリの種子への攻撃があるかもしれません。遺伝子組み換えのセロリの種子の供給が義務付けられ、遺伝子操作されていないセロリの種子の流通を妨害するなどの動きです。どのような形であれ、どのようなタイミングであれ、そのような流れはやって来るでしょう。不当な攻撃は必ずやって来るという私の言葉を覚えておいてください。

皆さんを心配させようとしているのではなく、心の準備をしておくために言っているのです。備えあれば憂いなしですから。セロリジュースの摂取を控えるように仕向けるメッセージが発信されても動じないでください。セロリジュースが人々の健康に貢献してきたすでに数十年にわたる歴史を考えてみてください。今この瞬間に築かれつつある歴史に目を向けてください。セロリジュース療法がなかったら今生きていなかったと断言する人々がいます。その事実と、恐怖心を煽る動きを天秤にかけてみてくだ

さい

　セロリジュースは流行りではないので、廃れることはありません。また、「効くのかどうか誰にもわからない」と疑問視する声の高まりによって排斥されてしまうこともありません。多くの健康に関する流行はそのようにして最終的に消えていきます（消えない流行のほとんどは、それに新しい命を吹き込もうとする投資家の継続的な資金提供によって支えられています）。セロリジュースに対する信頼を損ねようとするどんな策略があっても、セロリジュースは本当に効果があることを覚えておいてください。それは明らかなのです。セロリジュースに癒されつつあるという自信を、何事にも揺るがされないでください。噂が何年も絶えなければ、笑い飛ばすことを覚え、噂を流す人を気の毒に思うことです。彼らは自らの恐怖心や懐疑心や競争心によって、現代の奇跡である癒しの体験を得る機会を奪われていることに気づいていないのです。

　セロリジュースを馬鹿にしている人たちは、自らが時代に取り残されていることにも気づいていません。また、セロリジュースに関する誤情報を広める専門家は、自負するほどには見識がないことを自ら証明していることに気づいていません。セロリがハーブであることも知らず、野菜がこんなに効くわけがないと主張することによってセロリジュースを切り捨てている人は、自分が古くさい思考に縛られていることに気づいていないのです。非常に力強いこの癒しの運動に対するそのような人々の懐疑は歴史に残るでしょう。そのような疑念は、私の最初の著書『メディカル・ミディアム』（セロリジュースについて詳細に書かれています）が出版された２０１５年に叫ばれるべきでした。それから数年、セロリジュースが世界的な規模で普及した今、効かないと言うのは少々遅過ぎます。セロリジュースの評判を傷つけようとする試みは、一時的にうまくいったとしても、どんどん時代遅れになっていくだけです。

セロリジュースへの疑いの声に揺さぶられている人は、セロリジュースを問題視する人は、その人自身が非常に混乱しているのだということを心に留めておいてください。そのような人も立ち止まって思いを巡らせたなら、長年苦しんだあとにセロリジュースのおかげで床上げし、子供の世話や生計を立てることを再開できた人々を信用できないと思うはずはありません。セロリジュースに否定的な人たちは、思いやりがないわけではないのです。彼らはただ人生の真理を探し求めているのであり、その途中で道に迷ってしまったのです。あなたはセロリジュースの真実を見つけ、セロリジュースの真実があなたを見つけました。その真実があれば、あなたは他の探求者たちに道を示すことができます。

第8章　健康を取り戻すためのさらなるアドバイス

セロリジュースは、非常に多くの疾患の速やかな回復に役立ちます。また、食物に関する信念体系とは無縁で影響を受けません。セロリはハーブであり、セロリジュースはハーブ療法の薬だからです。どんな食事法を実践している人でも、セロリジュースを取り入れることができます。

とは言え、もちろんセロリジュースだけで万事解決するというわけではありません。軽度の胃酸逆流は、セロリジュースだけで良くなることもあります。胸焼けもセロリジュースを飲めば完治することがあります。それ以外のケースでは、セロリジュースを治療法の一つとしてメディカル・ミディアムの他の療法も実践することで完治できます。しかし、セロリジュースは非常に強力ですが、私がお勧めする数あるツールの一つに過ぎません。

この点を誤解してしまう人もいるかもしれません。メディカル・ミディアム療法の実践者たちがセロリジュースを広め始めると、その人気は、拙著を知らなかった世のインフルエンサーたちの注目を集めました。そしてセロリジュースの最初の提唱者の情報は決して明示されずに、人気を集めるために、セロリジュースはネット上で利用されてきました。もとの情報源（聖霊《スピリット》）は、慢性疾患から回復するために不可欠な他の様々な重要な情報も提供しているにもかかわらず、セロリジュースだけが、クリック数を稼ぐために利用されてきたのです。ときに、病に苦しむ人を思いやることなく、このような残念な行動をとる人がいます。また、彼らは単にインフルエンサーがセロリジュースの力に感動する（それ自体は素晴らしいことです）あまり、重要な部分を省いて宣伝してしまっていることに気づいていないだけのこともあります。いずれにせよ、手に負えないほどのこの人気は、鮮やかな緑のジュースの写真とともに「＃セロリジュース」というハッシュタグで、付随する健康を取り戻すために必要な情報とは切り離されて、世の中に広まっています。

そのせいで混乱が生じているのです。例えば、小腸内細菌増殖症（ＳＩＢＯ）に悩んでいる人が、ネットで評判の投稿を見てセロリジュースを飲み始めたとしても、症状は期待したほどよくならない、ということがあります。それは、その人が見たセロリジュースを勧める投稿が、適切な食事療法のガイドラインも参照するよう促さなかったからです。あるいは、卵をたくさん食べるように、というような間違った提案までしたために、細菌の異常増殖を助長し、治癒を妨げてしまった可能性もあるでしょう。このようなネット上の誤った行為は、セロリジュースが伝えるメッセージの正確性を歪めてしまいます。このような経緯でセロリジュースを試した人は、「飲んでみたけれど、期待はずれだった」と感じてしまいます。なぜなら、彼らはセロリジュースを飲む一方で、ボーンブロスやグラスフェッド（牧草飼育）の家畜のバター、コーヒーなどは好きなだけ摂ってもいいと言われ、実際その通りにするので治癒が妨げられてしまうからです。ただし、小腸内細菌増殖症（ＳＩＢＯ）の原因となる細菌や他の病気の原因となるウイルスの〝エサ〟になる可能性のあるものを食べていても、セロリジュースを飲み続けていれば少なくとも症状の悪化は防げますし、他の症状も改善される可能性はあります。努力がすべて無駄になってしまうわけではありません。でも、セロリジュースの効き目が今ひとつだと感じるなら、諦めずにさらに効果が上がる方法を試してみてください。例えば、筋痛性脳脊髄炎／慢性疲労症候群（ME／CFS）、多発性硬化症（MS）、ライム病などの診断を受けながらも、効かないからと言ってセロリジュースをやめてしまったら人生の数年間を無駄にしてしまうかもしれません。健康についての流行をやみくもに取り入れず、避けるべき食べ物や取り入れるべきレシピ、サプリメントを教われば、セロリジュースはその真価を発揮することができるはずです。

より良い結果を求めている人は、本書と合わせて『メディカル・ミディアム』シリーズの健康を取り戻すためのアドバイスを生活に取り入れてください。より重篤な慢性疾患を患う人もそうしてください。それらのアドバイスは、セロリジュースと同じ情報源（聖霊《スピリット》）から発信されているので、一緒に行うとより効果的です。私は、セロリジュースの情報源を認める勇気を持つ人、慢性的な病気に苦しむ人々のために立ち上がり、同じ情報源から提供されている健康を取り戻すための他のアプローチも人々に伝える勇気を持つ人に拍手を送ります。

健康問題の背後にあるものを知ることは、前進を後押しします。そのために症状や病気の原因については、第3章や『メディカル・ミディアム』シリーズ全体で解説しています。病気にはウイルスなどの隠れた原因があること、その隠れた原因を強化したり弱体化したりするものがあることを知らない人は、セロリジュースを飲むのをすぐにやめてしまうことが多いのです。そうやってせっかくのチャンスを逃してしまうのです。

食生活のアドバイス

「食生活を見直そうと思う」と誰かが言ったとします。それはどういうことでしょうか。今の世の中、「健康的な食事」には様々な定義があり過ぎて、どの食べ物を食べたら、あるいは避けたらよいのか判断するのは困難です。もちろん明らかにわかっていることはあります。揚げ物やデザートを避け、葉物野菜などの野菜を多く摂る、というようなことです。では果物についてはどうでしょうか。これはよく議論を巻き起こす話題ですが、果物を怖れる必要はありません。果物の栄養素は病気治癒に不可欠です（それでも果物を食べる気になれない場合は、『メディカル・ミディアム』の「果物恐怖症」についての記述を参照してください）。

あなたの食に対する信念に関係なく、セロリジュースの体内での働きを助けるコツをお伝えします。脂肪の摂取量を50％ほど減らし、そのかわりに「理想的な必須炭水化物（ＣＣＣ）」を摂りましょう。ＣＣＣには、新鮮な果物、ジャガイモ、サツマイモ、カボチャ、さらにはオートミールなどが含まれます。

植物性の食べ物をベースとした食事法を実践している場合、脂肪の摂取量を減らすには、ナッツ、種子類、ピーナツバター、その他のナッツバター、アボカド、ココナッツ、オリーブオイルなどの量を減らす必要があります。動物性の食べ物を中心とした食生活を送っている場合は、牛肉（グラスフェッドであっても）、鶏肉、七面鳥、魚の量を減らし、植物性脂肪も減らすようにしましょう。乳製品、豚肉、卵は完全に避けるようにしてください（詳細は後述します）。あなたの食生活が植物性の食べ物中心であっても動物性の食物中心であっても、脂肪の摂取量を半減させましょう。例えば、一日に2、3回の食事で脂肪分を摂取していたのを1回にしたり、脂肪分を摂るのは昼食以降にするなどしましょう。そして脂肪の代わりの栄養としてCCをより多く食べてください。また、ホウレンソウ、コーンサラダ（マーシュ）、サラダ菜などのレタス類、ミックスレタス、ルッコラ、タンポポの葉、カラシ菜、ケールなどの葉野菜をもっと食事に取り入れましょう。

症状や体調を改善させたり、セロリジュースの薬効成分をより効果的に作用させるためには、このような対応が不可欠ですが、これらはメディカル・ミディアムのシリーズの中で推奨しているものの一部に過ぎません。「メディカル・ミディアム・プロトコル」という言葉を聞いたことがありますか？　実は、メディカル・ミディアムが紹介しているプロトコル（実践法）は一つではなく、様々なプロトコルがあります。自分の健康状態についてはあなた自身が最もよくわかっているでしょうから、自分に合ったプロトコルを選択することができます。あなたの健康上の問題を解消するための食事法について、より理解を深めるためには、『メディカル・ミディアム』シリーズの他巻も参照してください。

重金属デトックス

今日、多くの人々が闘っている病は、体内に溜まっている有毒な重金属が大きな原因となっています。水銀、アルミニウム、銅、鉛、カドミウム、ニッケルなどの重金属の毒素を、体内から、特に脳と肝臓から除去することが必要不可欠です。このミッションにおいてセロリジュースの効果をより発揮できる

重金属デトックス・スムージーの作り方（1人分）

材　料：バナナ　２本
ワイルドブルーベリー　２カップ
コリアンダー（パクチー）　１カップ
大麦若葉搾汁《さくじゅう》液の粉末　小さじ１
スピルリナの粉末　小さじ１
大西洋産ダルス※　大さじ１
オレンジ　１個
水　１カップ（好みで）
※大西洋北部沿岸に生育する海藻

作り方：バナナ、ブルーベリー、コリアンダー、大麦若葉搾汁《さくじゅう》液の粉末、スピルリナの粉末、ダルス、オレンジの果汁をすべて高速ミキサーに入れ、なめらかになるまで混ぜ合わせる（よりサラッとした食感が好きな場合は水を最大で1カップまで足してもよい）。グラスに注いで出来上がり。

のが重金属デトックス・スムージーです。ただし、セロリジュースと同時にスムージーを飲むのではありません。何度も言っているように、セロリジュースは他の飲食物とは別に摂取する必要があります。朝、セロリジュースを飲んだ15～30分後にこのスムージーを飲むのが効果的で、しかもこれは素晴らしい朝食にもなります。

この重金属デトックス・スムージーのレシピは、完成からすでに長い年月が経っています。このレシピはメディカル・ミディアム療法実践コミュニティでも長年使われてきており、その効果の報告も後を絶ちません。たくさんの人々が様々な病気を治し、健康を取り戻し、人生を好転させてきた実績があるのです。このレシピの成分は、安全かつ独自の方法で有毒な重金属を臓器から取り除き、体外に排出します。これは従来の他の重金属デトックス法とは異なります。それらの方法は中途半端に重金属を掴み、運んでいる途中で手離してしまうため、単に重金属を体内で移動させるだけで、新たな問題さえ作り出してしまいます。

一方、重金属デトックス・スムージーは、その5大成分であるワイルドブルーベリー、コリアンダー、大麦若葉搾汁《さくじゅう》液の粉末、スピルリナの粉末、大西洋産ダルス（海藻の一種）がチームになって働き、体内に溜まった有毒な重金属を剝がして取り除き、体外に排出されるまで責任を持って導くのです。このデトックスのためのチームワークについては、『メディカル・ミディアム』でも詳しく紹介されています。

前頁ではレシピを紹介しています。重金属デトックス・スムージーの素晴らしい効果を実感する人々の輪が広がっていくことを願いながら。

避けるべき食べ物

完全な治癒を望むのであれば、徹底して避けたほうが良い食べ物があります。これは「何が良い食べ物で何が悪いか」という概念とは関係ありません。ただ単に、食べ物の中には、ウイルスや細菌の〝エサ〟になるものがあるからです。避けるべき食べ物を摂取するとセロリジュースの効果を低下させてしまいます。もし、次に挙げる避けるべき食べ物がなくては生きていけない、という人がいたとしたら、それらを食べ続けながらセロリジュース療法を行うこともできます。可能ならば避けるべき食べ物のうち、一つか二つだけ除去してみて体調がどう変化するか観察してみてください。それだけでも健康状態の改善を実感するはずです。一方、大きな改善を望むのであれば、それらの食べ物や食材をすべて除去してセロリジュースを飲むとより効果的です。次の食べ物を避けることで、セロリジュースに含まれる治癒効果の高いファイトケミカル化合物の働きを阻害するものを最小限に抑えることができます。

- 卵
- 乳製品（牛乳、チーズ、バター、クリーム、ヨーグルト、ケフィール〈牛や羊などの乳を発酵させたもの〉、ギー、ホエイプロテイン等）
- グルテン
- 酢（リンゴ酢も含む）
- ニュートリショナルイースト（サトウキビや糖蜜を発酵させてつくる酵母）
- 発酵食品
- 大豆
- トウモロコシ
- 豚肉加工品（ベーコン、ソーセージ、ハム等）
- 菜種油
- 天然香料（天然フレーバー）を含む食品

ハーブとサプリメントの取り入れ方

ハーブ系のサプリメントは、前述の食事に関するアドバイスをすべて実行した上で、オプションとして試してみてもよいでしょう。まずはセロリジュースを飲み、脂肪分の摂取を減らし、治癒効果のある

ＣＣＣと葉物野菜を取り入れると、様々な問題が解決するはずです。サプリメントは、患者自身も医師も困惑してしまうような状況で、何かもっと良いものがないかと迷っている人たちのためのものです。『メディカル・ミディアム』シリーズの他巻に特定の症状や状態に応じたサプリメントの非常に役立つ情報がありますので参照してください。

私はいつもこう尋ねられます。最も効果的なサプリメントのタイプ（錠剤・カプセル・粉・液剤など）とはどんなものか、そしてそれは本当に重要か、と。「はい。非常に重要です」と私は答えています。サプリメントのタイプにはそれぞれ些細でありながらときには重大な違いがあります。タイプによってウイルスや細菌を駆除したり（そのサプリメントに駆除する力があればの話ですが）、中枢神経系の自己修復や炎症の治癒、そして体の症状や状態が回復するまでの時間が影響されます。サプリメントのタイプは、あなたの回復を左右するのです。例えば、多くのハーブチンキ剤〔編注：ハーブをアルコールに漬けて有効成分を抽出した液体〕にはアルコールが含まれていますがアルコールはＥＢウイルスやあらゆる種類の有害な細菌などの病原体の〝エサ〟となり、腸管の善玉菌を殺してしまいます。ですから、回復を早めるには正しいタイプのサプリメントが必要です。

ナトリウム・クラスター・ソルトを効率的に機能させる

腸と肝臓が健康できれいなら、セロリジュースのナトリウム・クラスター・ソルトが最も効率的に脳や皮膚、その他の到達しにくい部位に移動することができます。では腸と肝臓を健康できれいな状態にするにはどうしたらよいのでしょうか？　セロリジュースの長期的な使用と、メディカル・ミディアムの他の実践法を併用することです。それらはすべて相互に役立ちます。『メディカル・ミディアム』シリーズ他巻の教えも参考にして脂肪の摂取を減らし、果物やジャガイモ、サツマイモ、カボチャ、葉野菜の摂取を増やして食生活を改善した人たちは、セロリジュースの効果をさらに実感しています。食べ物を変えることにより、肝臓や腸の病原菌、体内の粘液、腐敗した脂肪、毒素が減少したため、セロリジュースがより効果的に働けるようになったからです。その結果、体調がどんどん良くなっていくのです。

一方、コーヒーにバターを入れたり、プロテインシェイクを飲んだり、卵を食べたりと、一般的に健康的と言われる食品を摂取している人は、肝臓などに潜伏している帯状疱疹ウイルス、ＥＢウイルス、サイトメガロウイルス（ＣＭＶ）、ヒトヘルペスウイルス６型（ＨＨＶ‐６）などのウイルスに、知らず知らずのうちに〝エサ〟を与えていることになります。また、このような理由で肝臓の毒素量が極めて高い人の血液は脂肪が多く含まれドロドロで、腸には腐敗した脂肪、また悪玉菌が多いので、セロリジュースを初めて飲んだとき、体に少し影響が出るかもしれません。セロリジュースのナトリウム・クラスター・ソルトが有害な細菌や酵母菌、有毒なカビ、ウイルスを死滅させるので体に急激な治癒反応が起こり、下痢を誘発することもあるのです。同時に、セロリジュースは腸管を覆っている腐敗した脂肪を溶かすので、多少胃酸が逆流することもあります。セロリジュースはその人が今まで経験したことのない強力な癒しの力を発揮するので、このような反応が起こるのです。

セロリジュースの作用が始まると同時に食生活の改善も図ると、肝臓がどんどんきれいになり、滞っていた機能が回復していきます。腸の粘膜もきれいになり、ウイルスや細菌等の病原体が減少し、血液も脂肪分や毒素を含まないサラサラしたものになります。さらに、重金属デトックス・スムージーを飲んでいる人は、体内の有毒な重金属も減少します。このように治癒において、体内でナトリウム・クラスター・ソルトは最高の仕事をすることができます。

さらにナトリウム・クラスター・ソルトの重要な使命の一つは、栄養素に付着してそれを脳などに届けることです。クラスター・ソルトは、途中で乗客を降ろしながら走るキャラバン隊のようなものだと思ってください。クラスター・ソルトのキャラバン隊は、乗客である様々なミネラルやその他の栄養素、食品からの化合物を必要な場所に届けるのです。しかし血液中に十分なブドウ糖がなければ、これはうまくいきません。CCCを食事に加えることが大切なのは、このためでもあります。果物、カボチャ、ジャガイモ、サツマイモは、質の良いブドウ糖を供給します。そのブドウ糖が、セロリのナトリウム・クラスター・ソルトなどの化合物と結合し、ナトリウム・クラスター・ソルトがキャラバン隊となって栄養を乗せ、組織や細胞、内臓の奥深くまで届けるのです。

高脂肪食は、セロリジュースが提供する強力な治癒メカニズムを阻害します。ケトン食療法［編注：糖や炭水化物を減らし、タンパク質と脂肪の摂取を増やす食事療法］や低炭水化物食事法を行っている場合、体は脂肪をエネルギー源として活動していることになり、ブドウ糖の蓄えは減少しています。ブドウ糖はキャラバン隊であるクラスター・ソルトを必要とされる場所に運び、全身に栄養を届けるための要となりますが、量が不足しているとその役目を果たすことができません。

しかし、現在、ほとんどのケトン食は（あまり知られていませんが）、糖質も取り入れるようになっています。多くのケトン食療法で良いとされているナッツ類や種子類、アボカドには天然の糖質（ブドウ糖）が豊富に含まれているのです。これは厳密にはもはやケトン食とは呼べないかもしれませんが、良い傾向です。どのような食事法であれ、脂肪を減らすことで、メディカル・ミディアムの療法はより効果を発揮します。

なお、ナトリウム・クラスター・ソルトのキャラバン隊は、栄養素を早々に肝臓や血液中に降ろす傾向があります。一方、ある種のアミノ酸やミネラルはより長時間キャラバン隊に留まるため、クラスター・ソルトと一緒に脳まで到達することができます。しかし、これらのアミノ酸やミネラルは、私たちの食生活ではなかなか摂取できません。あまり健康的でない食べ物を食べている場合はなおさらです。ですから、セロリジュースを日常的に摂取することが必要なのです。さらにフルーツや他のＣＣＣ、野菜、葉野菜、ハーブなどの食材も積極的に摂るように心がけましょう。セロリジュースのクラスター・ソルトが脳組織（やその他の臓器）により多くの栄養素を供給できるようになり、様々な症状を改善することができます。そうすると神経伝達物質の成分も強化され、脳細胞が死滅する速度を抑えることもできます。セロリジュースを飲むことだけが、私たちの健康回復の唯一の手段ではありません。

このように私たちがサポートすれば、ナトリウム・クラスター・ソルトは私たちにとって重要な役目を最適な方法で果たしてくれます。ナトリウム・クラスター・ソルトは生命を育む小宇宙で、私たちの生命と結合し、この地球で私たちを長く支えてくれる唯一無二の存在なのです。

セロリジュースはシンプルで、本物で、効果があり、背景にあるのは〝善意〟のみです。そのため、他の人気の健康法が純粋なものではなく、効果もなく、公明正大でもないことを明らかにしてしまうことを危惧する人もいます。

——メディカル・ミディアム、アンソニー・ウィリアム

第9章　セロリジュースの代わりになるもの

セロリやセロリジュースが見つからないときはどうしたらよいでしょうか。まずパニックにならないことです。そういうこともあります。多くの人がセロリジュースを作るようになったので、セロリが品切れになってしまうのはあり得る現象です。また、セロリの収穫と作付けのちょうど間のタイミングだったり、需要を満たすのに十分な量を農家が栽培できなかったりする場合もあります。ときには、天候不順でセロリが不作になることもあります。そんなとき、生産者や食料品店に八つ当たりすべきではなく、健康改善に絶望すべきでもありません。代わりに代用品に頼りましょう。この章では、セロリジュースが手に入らない場合に役立つレシピを紹介します。

もし、セロリジュースを作れない理由が「旅先でジューサーがないから」という場合には、代替案に頼る前に近くにフレッシュジュースを売る店がないか探してみてください。もしかしたら、近所の自然食品店で作ってもらえるかもしれません。それがダメなら、せめてセロリスティックを買ってくるか、旅先にセロリを持参して噛むのも良いでしょう。セロリジュースのような効果は期待できないものの、少なくとも体はセロリという植物との感情的、精神的な結び付きを感じ、細胞はセロリジュースを飲むという体験を思い出すことができます。それは、あなたが諦めたわけではないこと、今は旅行中であるだけだということを体に伝える方法です。より真剣に取り組む気があるなら、セロリを噛んでから繊維を吐き出しても良いでしょう。

第4章で説明したように、セロリにアレルギーのある人は、セロリジュースを飲むことができません。その場合は、次のレシピの中から一つ選び、セロリジュースであるかのように取り扱ってください。そうするだけでも癒しの効果が得られますし、体の調子が良くなり、セロリアレルギーの改善にもつながるかもしれません。

何らかの理由でセロリジュースが飲めなかったり手に入らなかったりして、代用品に頼らざるを得ない場合、同時に『メディカル・ミディアム』の食事法のアドバイス、サプリメント、レシピ、瞑想など、セロリジュースがない場合にも体をサポートするために役立つ情報も参照してください。

次にレシピを紹介しますが、セロリジュースの代わりとなる最善のものは「キュウリだけで作ったジュース」ということを覚えておいてください。セロリジュースと同じガイドラインがキュウリでも適用されます。つまり「キュウリジュース」であって、キュウリとリンゴのジュースやキュウリとケールのジュースではないということです。リンゴ酢を加えたり、氷を浮かべたりしたキュウリジュースもセロリジュースの代わりにはなりません。キュウリのジュースはキュウリだけで作るということが重要です。もしキュウリやキュウリジュースが手に入らない場合は、その他の代用品（ショウガ水、アロエ水、レモン水またはライム水）の中から選んでください。

キュウリジュース（1人分）

キュウリジュースはセロリジュースと同じように作り方はシンプルです。480ml（大人１人分）のキュウリジュースを作るにはキュウリ大２本が必要です。
［編注：日本のキュウリはサイズが小さめなので適宜量を増やしてください。］

材　料：キュウリ　大２本

作り方：キュウリを洗い、ジューサー（種類は問いません）にかける。

空腹時に作りたてを飲むと最も効果的。ジューサーがない場合は、キュウリを洗い、刻んで、なめらかになるまで高速ミキサーにかけて、よく濾します。

ショウガ水（1人分）

材　料：**新鮮なショウガ**　2.5～5cm
レモン　1／2個（なくてもよい）
水　2カップ
生ハチミツ　小さじ2（なくてもよい）

作り方：
・ショウガをすりおろして水に加え、お好みでカットしたレモン半個分の果汁を加える(または、ショウガをいくつかに切り分け、ガーリックプレスで搾ってもよい)。最低でも15分、できればそれ以上放置する(冷蔵庫で一晩寝かせてもよい)。
・その後、水分を濾し、お好みで生ハチミツを加える。

温めても、冷やしても、常温でもよいです。胃に何もない状態で飲みましょう。

作り方のヒント：ショウガをすりおろす代わりに細かく刻んでガーリックプレスで搾ると、ミニジューサーのようにショウガ汁を搾ることができます。ガーリックプレスに残った繊維は必ず取り出し、さらに細かく刻んで水に加えてください。

第10章　癒しの運動《ムーブメント》

何百万もの人々が、何カ月、何年、あるいは何十年も、症状や病気から解放されずにいました。食生活の見直し、生活習慣の改善、加工食品の除去、サプリメントの大量摂取、数えきれないほどの医師による診療など、あらゆることを試してもなお、健康状態が変わらなかった人たちです。そして長い間、病気と闘い、治すのに必死だった彼らが、ついに効果のある答えを見つけたのだとしたら、それは素晴らしいことだと思いませんか？　その答えは、彼らを暗闇から引きずり出し、彼らはとうとう光の世界に足を踏み入れることができたのです。

彼らが、痛みが減り、再び不自由なく普通に動くことができ、日々やるべきことをこなし、人生を取り戻すことができたのだとしたら……。効果があり永久に信頼できる健康法を見つけたことで、以前と同じように、あるいはそれ以上に体調が良いと感じ、未来への希望を見出すことができたのだとしたら……。１００人中１人だけが毎月一日だけ元気になる、という話ではありません。数千人が、数十万人が、いや数百万人が、まるで夢が実現したかのように健康を取り戻しているのです。

素晴らしいと思いませんか？　もしくは話がうま過ぎて信じられませんか？　彼らは自らの健康の回復を大げさに話していると思いますか？　そもそも、果たして彼らはそれほどまでに病んでいたのだろうかと疑っていますか？　あなたの心に訊いてみてください。現在、何百万、いや何十億という人々が何らかの症状や病気が理由で前へ進めず、あらゆることを試しても回復への答えが見つからないという現実があります。これは、ディストピア的な暗い未来像ではなく、私たちが今置かれている状況なのです。そして今、ようやく、快方に向かいつつある人々が増え始めているのです。

闘病経験のない人たちが何と言おうと、多くの人々が健康を取り戻しつつあるのです。病気に打ちのめされるのがどんなことか知らない人、肉体的、精神的苦痛を受けながら一日をやり過ごすのがどれほど大変なのか知らない人、誤った情報を広めながら健康分野のインフルエンサーになろうとする人が何を言おうとも、セロリジュースで元気を取り戻しつつある人が本当にいるのです。理解しようとしない迷える魂たちから何を言われようと、何百万もの人々が癒され、人生をコントロールできるようになり、奇跡を目の当たりにしているのです。彼らは、それが夢ではないと気づき始めています。それは現実なのです。

私たちがこの事実を好むと好まざるとにかかわらず、目を背けたいと感じるのか、または素晴らしいと思うのかにかかわらず、本書で読んだ癒しの運動（ムーブメント）は今現在起きていて、今後も止まりそうにありません。この潮流は、私たちが病気という灰の中から立ち上がり、健康を取り戻すという貴重な機会を提供しています。そしてすでに誰も抑えつけることができない勢いを見せています。

この流れに特に興味がないというなら、私は心からその判断を尊重します。誰にも選択の自由がありあます。あるいは、自分もやってみようと思い、自ら実践しつつ周りの人の健康改善を願い、これを積極的に広めていく、という選択肢もあります。あるいはその間の道を選ぶこともできます。まず自分を守り、この先もずっと健康でいるために実践し、周囲にはそのことについて特に話さない、という道です。あなたがどのような道を選んでも、何百万もの人々がセロリジュースの癒しの力を信じ、すでに経験から本物だと気づいています。それだけでも十分な証明になるでしょう。

彼らが〝セロリジュースが本物だとわかった〟理由は、今とは違って以前はベッドから起き上がれなかったり、目がはっきりと見えなかったり、耳がよく聞こえなかったりしたからです。体の痛みも強く、慢性的な疾患でがんじがらめの状態なのに、周りにはそれを認めてもらえないという精神的な痛みにも彼らは苦しんでいました。やがて、癒しが始まると健康は改善し続けました。彼らの信念は正しかったのです。この療法が功を奏し、彼らはどんどん健康を取り戻し、答えのない絶望的な状態から抜け出せたのですから……。そして彼らは、絶望から解放されただけでなく、希望も手放しました。何かが自分たちを救ってくれるという希望や期待を持ち続ける必要がもう無いのです。彼らはメディカル・ミディアム療法というチャンスと出会い、それを掴み、自らを救ったのです。絶望的な状態から、「これがうまくいくといいな」と希望を持ち、「これは効いている。自分は良くなっている。人生を取り戻しつつある」という変化を経験しました。

私は昔、病気で苦しんでいる多くの人々に、セロリジュースを配りました。そして、彼らが回復し、力を取り戻し、癒されていく姿を目の当たりにしました。そのとき、私はこう思いました。「本当に効くものなら、時の経過とともに証明されていくはずだ。もし、セロリジュースに効果があり、人々が癒されるのであれば、それは世の中に自然と知られるようになり、広まっていくはずだ」と。

そしてセロリジュースの効果は奇跡のように広まり、世界が知ることとなりました。お金やメディアを駆使した大規模なキャンペーンによってではありません。この流れは、それとはまったく別のところから生まれたのです。この癒しの奇跡を実践した人たち、実践を続ける中で出会った人たちに体験を伝えた人たち、その一人一人の声から生まれたのです。この流れは、長い間静かなものでしたが、自然に、そして有機的に成長していきました。機が熟し、そのムーブメントは潮が満ちるように大きくなり、数え切れないほど多くの人々が自ら体験した癒しについて真実を語るようになってきました。波は岸を打ち、たちまち地球全体を覆うように勢いよく広がりました。それまで気にも留めていなかった人たちが、驚いたり、戸惑ったりしながら疑問を投じました。この波は一体どこから来たんだ？　なぜこんなに急速に広まっているんだ？　なぜこのタイミングなんだ？　と。

タイミングには意味があるのです。セロリジュースがなぜ今、世界中に広まっているのか。それは現代人がかつてないほど病んでいるからです。現代は、原因不明の慢性的な症状や病気によって健康や人生が損なわれている人々が多い時代です。今、この瞬間、人々は癒しについての真の答えを最も必要としているのです。

あなたの人生を変えるかもしれないほどものが差し出されているのに、無視しますか？　私たちは、自分の感情に左右され、「興味がないから」「信じられないから」などと理由をつけて、助けを受け入れるかどうかを判断してしまうことがあります。しかし、本当にあなたの人生を改善させる「答え」だとわかれば、最初の不安な気持ちを無視し、受け入れることができますか。「480ml（16オンス）」のセロリジュースを前にし、まるで崖から荒波に飛び込もうとするかのように緊張している人に私は会ったことがあります。セロリには何の価値もないのだから、セロリジュースを飲んでも意味がない、という先入観と闘っているのです。その先入観だけでセロリジュースを飲むことをためらい、回復への第一歩を踏み出すことができない人がいます。セロリジュースを飲んで病気が治った人を見ても、この情報の出どころへの不信や、セロリの価値に関する先入観を克服することができない人もいます。秩序正しく体系的にテストされ、専門家によって承認されてパッケージ化されたものしか信用できない人もいます。そのような信念体系に負けて、健康回復の機会を逸《いっ》しないでください。

慢性疾患に関する真実は、何十年もの間、善良な人々が研究し、答えに近づきつつもとても遠い存在でした。ある高名な神経学者たちは、ある特定の症状や状態を引き起こす原因についてほぼ説明がつくところまで到達しました。しかし、資金不足のために研究を続けることができなかったのです。現代の医科学においても、多くの人々が苦しみ、答えが見つからないまま命さえ失っても、答えまであと一歩のところで、そういった〝進歩〟が棚上げにされてしまう現実があります。さらに遺伝子のせいにするような理論も人類を真実から遠ざけてしまいます。なぜなら医科学が遺伝子研究のほうに全力を注ぎ込むことになると、あまりにも長い間、私たちが経験してきた慢性疾患の脅威的な広まりに歯止めをかける本当の答えを探す研究がおざなりになってしまうからです。

自分が人生で学んだことを他の人も理解してくれたなら、もっと違った展開になったかもしれないという思いを、あなたは何度経験したでしょうか。私はこれまで、人々の苦しみの原因を解明することに医学界が一進一退を繰り返す中で、数十年という年月が過ぎていくのを目の当たりにしてきました。彼らは慢性疾患の原因に対する答えをもう少しで見つけるところまで来ておきながら、決して成功することはありませんでした。私の仕事は、セロリジュースの癒しの力という「答え」をあなたに伝えることです。あなたには受け取る準備ができていますか？

私が慢性的な症状や疾患に関する答えを聖霊《スピリット》から与えられているのは、慢性疾患に関する医科学の進歩の妨げになる失策や障害に、あなたがこれ以上囚われないようにするためです。その答えは資金不足も利害関係もなく、制度に縛られることもないので、あなたが前に進むのを阻んでしまうようなことはありません。この癒しのツールはすべてから自由なので、ゴールに到達することが阻まれることはありません。

慢性疾患やミステリー病（原因不明の不可解な病《やまい》）の蔓延

現在、慢性疾患の広まりは過去最高の水準になっています。アメリカだけでも、2億5千万人以上の人々が病気や謎の症状に悩まされています。これらの人々の苦しみは、説明できなかったり、説明はできても腑に落ちず、気分をさらに落ち込ませるだけだったりします。あなたもそのように苦しむ一人かもしれません。もしそうなら、あなたは、謎の症状や苦しみが蔓延している背景には何があるのかという謎を、まだ医科学が解明していないことの証人です。

私は優れた医科学を高く評価しています。医師、外科医、看護師、技術者、研究者、薬剤師、その他信じられないほど才能豊かな人々が従来の医療と代替医療の両方で非常に価値のある仕事をしています。私は、そのような人々と一緒に仕事をする機会に恵まれ、癒しに従事する慈悲深い存在である彼らに感謝しています。厳密で体系的な探求を通して世界を理解する方法を学ぶことは、想像しうる最も崇高な探求の一つです。

多くの医師は、生来の知恵と直感で、慢性的な病気に関して最善の診断と治療法を患者に提供するために必要な答えを医科学は与えていないと感じています。そして、医学界は彼らに必要なことを教えてはくれないことも知っています。あなたは何度、「〇〇（病名）の治療法は確立されていない」と聞いたことがありますか？ どんなに医学部でトップの成績を収めるほど優秀だったとしても、慢性疾患の患者を診る準備ができないまま卒業したと告白する医師もいます。彼らは自らの努力で専門知識を身につけなければなりませんでした。一方で、学校ですべての答えを教わったと信じきって、原因不明の慢性疾患を軽視する医師もいます。彼らは、学んだこと以外のことはナンセンスでインチキだと考えています。残念なことに、彼らは、本当の答えが見つからずに苦しんでいる何百万もの人々を否定して生きているのです。いずれにせよ、医療業界が慢性疾患の原因を解明できていないのは、医師や研究者のせいではありません。日々、科学の分野で素晴らしい才能を発揮している人たちは重要な発見をしているのですが、それを前に進めるためには資金を提供する投資家や意思決定者の許可が必要です。このために人々の人生を本当に良い方向に変えることができる何千もの発見が前進を阻まれ、科学の分野で活躍する人々も足止めを食らっているのです。

私たちは医科学を論理と理性のみに支配された単なる数学のように扱うことがあります。しかし、数学と医科学は相関関係はあっても同じではありません。数学は絶対的なものですが、科学はそうではありません。真の科学は、理論を適用した結果に基づきます。医学の分野でも数学は使えます。例えば、調剤です。しかし、効果が証明され、最終的に数値が意味をなすまではその薬は科学的とはみなされるべきではありません。科学研究所は、仮説や理論を検証するために様々なデータを入念に精査していますが、その裏で投資家が自分に有利な結果を急いで出すよう圧力をかけています。理論が証明される前に、あるいは反証される前に事実として扱われることはよくあります。特に慢性疾患の医療では、正しい答えが得られることは極めて稀なのです。

もし科学研究が私たちの理想通りであったらどんなによいでしょう。お金は気にせずに、真実だけを追い求めることができたら……。人間のいかなる探求と同じように医科学もまだまだ発展途上です。最近、腸間膜が臓器として認識されるようになりましたが、この活動的な網目状の結合組織は長い間視認され、途中でその存在意義を認められはしたものの、ようやく今になって、その重要性が正しく認識され始めました。このように、日々新たな発見があります。科学は常に進歩しています。そのため、ある日すべての答えのように思われた理論が、翌日には時代遅れだと判明することもあります。笑ってしまうようなアイデアが、次の日には命を救うほど価値があるものであることが証明されることもあります。つまり、科学はまだすべての答えを持っているわけではないのです。

私たちはすでに100年以上、慢性疾患を抱える人々がどうすれば良くなるのか、医学界からの真の洞察を待ってきましたが、それはまだ得られていません。科学的な研究が本当の答えを見つけるまで、あと10年、20年、30年、あるいはそれ以上待つなどということをしてはなりません。もしあなたが起き上がれなかったり、毎日重い体を引きずるようにして過ごしていたり、自分の健康をどうしたら改善できるのか途方に暮れているのなら、もう一日も、ましてやあと10年も、そのような状況に留まっているべきではありません。そして、自分の子供がそんな苦しみを味わうのを見なくてはならない道理もありません。しかし現実には、何百万もの人々がこのような苦しい経験をしています。

最高位の聖霊《スピリット》からの情報《ガイダンス》

神の慈悲《コンパッション》の表れである「最高位の聖霊《スピリット》」は、私が4歳のときに私の人生に現れ、人々の苦しみの真の原因を見抜き、その情報を世に送り出す方法を教えてくれました。私の生い立ちは、『メディカル・ミディアム』に詳しく書かれています。簡単に説明すると、聖霊は常に私の耳元で、まるで友人のように隣りに立ち、明瞭かつ正確に私に語りかけ、周りの人が抱えている症状を教えてくれるのです。さらに、聖霊は、私が幼い頃から人の体をスキャンして視る方法を教えてくれました。それを行うと、超高速MRIスキャンのように、体内の不具合や病変、感染、その他様々な症状、過去の病気などがすべてわかります。

私はあなたが何に直面しているのか知っています。そして、あなたにこれ以上、一秒たりとも辛い思いをさせたくないのです。私のライフワークは、聖霊からの情報をあなたに届けることです。情報を知ることで、あなたは今日《こんにち》の健康ブームや、トレンドの雑音やレトリックといった混乱の海から逃れ、健康を取り戻し、自分らしく人生を歩めるようになります。

本書に書かれている情報は、すべて真実であり、皆さんに役立つものです。本書は、他の健康本とは違います。あまりにも多くの情報が詰め込まれているので、すべてを吸収するために、もう一度読み返す必要があるかもしれません。本書を読んで、皆さんはきっと、ある箇所は今まで聞いたことのある情報と正反対に思えたり、またある箇所は他の情報に似ているけれども、何とも言いがたい決定的な違いがあると感じたことでしょう。ただ、一貫しているのは、本書に書かれていることは真実であるということです。古い理論を再び用いて、慢性的な症状や病気に対するあたかも新しい見解のように表現方法だけを変えた情報ではありません。ここにある情報は、破綻した科学や利権団体、利権の絡んだ医療費助成、お粗末な研究、ロビイスト、賄賂、信念体系への盲信、インフルエンサーたちとの裏取引、医療現場からの利益供与、流行の罠といったものとは無関係です。

このような事柄は、慢性疾患とその治療法を理解する上で、医科学研究が飛躍的に進歩するのを邪魔しています。考えてみてください。もしあなたが科学者で、ある理論を打ち出したとしたら、次に投資家が必要になります。つまり、売り込みをすることになります。投資家があなたの売り込み文句を気に入ったという場合は、通常、彼らはある種の結果を期待しているのです。そしてあなたの努力に資金を提供します。そのため、投資家がつぎ込んだ資金を正当化できるような、彼らにとって有利な、目に見える成果や証拠を出さなければならないという計り知れないプレッシャーがあなたにのしかかることになります。このような立場にある科学者は、もし失敗したら、それ以降投資家の後ろ盾がなくなり、専門家としての自分の地位が失墜してしまうということを怖れているのです。これでは、本来あるべき探求活動をする余地がありません。本来なら、研究とは期待通りの結果を生み出せなかったり、思いがけない方向に進んだり、ある種の基本的観念が誤りであることを露呈したりするのですが、このような制約があると、画期的と言われる研究結果でも、必ずしも報告通りのものではないのではという疑念が残ります。ある真実を覆い隠そうとする既得権益者がいる場合、貴重な研究時間や資金が無駄に使われることになります。慢性疾患の治療を真に進歩させる類の発見は無視され、資金の後ろ盾を失うことになるのです。私たちが絶対だと思っている科学のデータは、歪められたり、汚染されたり、操作されたりして、本来は欠陥があるにもかかわらず、健康の専門家によってまるで「法律」のように扱われることもあります。そのため、真の健康情報の入手は非常に厄介で複雑になってしまうのです。

セロリジュース療法は、その背後に、特定の結果を強要するような意図や資金提供はなく、家庭で直接試され、すでにその有効性が証明されていました。セロリジュースが人々の健康に役立っていることを示す資料は増える一方です。その効果は、日に日に証明されていくばかりです。セロリジュースで体調が良くなった人が何百万人もおり、その多くが食生活にセロリジュースを加えただけで生活は何も変えていません。人々は理論の領域から抜け出し、この療法を実践し、医科学の真実という領域に踏み込んだのです。科学とは本来、「知識」を意味します。あらゆることを試した末に、セロリジュースによって寝たきりの状態から回復した人にとって、これほど確かな知識はないでしょう。

本書で読んできたセロリジュースと慢性疾患に関する事実と数値などの情報源として、役に立たないデータから生まれた科学的研究の引用や言及はありません。他の健康本と同じように、この情報が間違っているとあとになって証明されたり、他の情報に取って代わられたりすることを心配する必要はありません。なぜなら、私がここで紹介するすべての健康情報は、純粋で改ざんされておらず、高度で独立した情報源、つまり、より高位の情報源である「慈悲《コンパッション》の聖霊《スピリット》」からもたらされているからです。慈悲は究極の癒しです。あなたは科学の言うことだけを信じているかもしれません。私も科学には敬意を持っています。同時に、科学にはまだ学ばなければならないことがたくさんあることも理解しています。

私たちは素晴らしい時代に生きている一方で、歴史上かつてないほど病み、疲弊しています。もし医療関係者が、人々の苦しみの本当の原因を知っていたら、健康にまつわるほぼすべての面で考え方が大きく変わるはずです。

しかし、測定値、数学に深く根ざしている他の科学分野の多くとは異なり、慢性疾患に関する科学的思考は理論的なものに留まっています。そして残念ながら、現代の理論はほとんど真実を含んでいません。そのため、多くの人がいまだに慢性的な症状や疾患に悩まされているのです。このままでは、意図や利害関係によって結果が操作されない研究はなくなってしまうでしょう。このような風潮によって、科学の権威は慢性疾患で苦しむ多くの人々を長い間失望させ続け、医師までも失望させ、何億という人々が苦しみから救われずにいるのです。しかし、あなたがその一人である必要はありません。

疑問を持とう

その昔、人類は「権威による支配」のもとで生きていました。地球は平らだと言われ、太陽は地球の周りを回っていると言われ、信じていました。そのような理論は事実ではないのに、人々はそれを事実のように扱いました。当時を生きる人々は、自分の暮らしが前ではなく後ろ向きに進んでいるとは知らずに、暮らしとはこういうものだと受け入れていました。現状に疑問を持ち、声をあげる人は馬鹿者扱いされました。ところが、科学のパラダイムシフトが起こったのです。「事実」を額面通りに受け取ることに満足しなかった研究者や思想家たちが、分析によって世界をより深く真に理解するための扉を開くことは可能だと、ついに証明したのです。

そして今や科学が新たな権威となりました。場合によっては、科学によって命が救われることもあります。例えば、外科医が滅菌された器具を使うようになったのは、昔の外科医が気づかなかった感染の危険性を解明したからです。しかし、ある種の進歩があったからと言って、私たちは積極的に疑問を持つことを止めてはなりません。今こそ、次のパラダイムシフトを起こす時です。慢性疾患に関しては、科学は十分な答えを出していないからです。そもそもその研究は良質な科学的根拠に基づいているのか？　どのような資金が投入されたのか？　症例内容は十分に多様だったか？　症例数は十分だったか？　対照群は倫理的に扱われたか？　十分な要因が考慮されているか？　測定ツールの精度は十分だったか？　結果の分析は数値と矛盾していないか？　バイアスがかかっていないか？　体制側のインフルエンサーが結果を操作していないか？　研究によっては、これらの質問に十分に答えてくれるでしょう。一方で、賄賂やキックバック、症例数の少なさ、コントロールの甘さなど、穴があることが明らかになるものもあるでしょう。私たちは科学という言葉を、あたかも何の疑問も抱かずにひれ伏すべきものかのように受け取るよう教育されてきました。まるで権威的なイデオロギーのようですね。私たちは、自分が考えているほどには、そのような信念体系から脱却していないのです。進歩というのは、既存の枠組みを疑わなければ起こりませんが、現代の社会では、科学の枠組みを疑うことは許されません。

流行は信頼できる医学的アドバイスに見せかけたものもよくあります。世の中に出回っている健康情報の多くは、古い情報の繰り返しであったり、ひどい場合には、伝言ゲームのように事実が曖昧になった情報であったりします。誰かが意図的なメッセージを送っている場合、それがねじ曲げられている可能性に注意しなければなりません。かつては優れた一次情報が金字塔でした。今は、コンテンツ数を重視するあまり、参考文献のリサーチが急かされ、「ほぼ正しい」と思われる程度の情報に基づいて出版されることがあります。私たちは情報を解釈し、流している人物に特別な利権がないかを調べる必要があります。さらに研究結果も、信頼できるものかどうか精査しなければなりません。

また、科学はしばしば攻撃の道具として使われがちです。科学というラベルは、ありとあらゆるものを操作するために使うことができます。例えば、食の〝戦争〟です。ヴィーガンや植物性食品を食べる人々は、パレオ食（原始人食）やケトン食の人々と科学を盾に争っています。逆もまた真なりです。どちらも自分の立場を正当化するために科学研究を利用しています。事実上どんなものであっても、それを正当化するための研究を見つけることは可能だからです。科学的な説明が十分でないときは、「食の戦士たち」は、相手の信念体系の感情的な側面を狙います。ヴィーガンや植物性食品を食べる人々は、パレオ食やケトン食の人々は動物を殺していると言い、パレオ食やケトン食の人々は、ヴィーガンや植物性食品を食べる人々は子供たちまでも巻き込んで飢餓状態にさせていると非難します。それにもかかわらず、自分でも、科学でさえも理解できない健康上の問題を両者は抱えています。健康を取り戻すのに重要なのは、どちらかの側につくということでもなければ、あなたの信念体系（たとえそれが科学的な研究報告に基づくものであったとしても）でもありません。重要なことは、私たちの脳と体を理解し、それらが必要とするものを与え、救いの手を差し伸べるということです。

科学を神のように扱い、理論や研究結果に疑問を持つ人を愚か者として扱っていては体が真に欲するものを与えることができません。現在、医科学は医学を支えるために存在しています。個々の医療従事者は善意そのものであっても、業界全体は、患者のことではなく自らの権威を守ることばかりを考えているのです。これは自己中心主義の典型です。

正直に言いますが、今日の科学でさえも、私たちが堅固な真実であると信じている分野に亀裂が生じることがあります。人工股関節のパーツやヘルニア用メッシュ（ヘルニアを修復するための網のような人工物）のリコールについて聞いたことがあれば、私の言っていることがわかるでしょう。これらの製品は、厳格な科学的基準に基づいて設計され、使用される前に厳しい科学的試験が行われた医療用具です。しかし、その高度な科学的プロセスでさえも完璧ではありませんでした。ある製品に予期せぬ問題が発生し、科学的に確立していると思われていた分野が実はそうではなかった、と判明することもあります。では、慢性疾患の科学的解明にはどのような不確かさが残っているのでしょうか。そして、セロリジュースの効能はそれをどう解消できるのでしょうか。セロリジュースは、手に持って測定し、人体とは切り離して分析できるような装置ではありません。体内に取り込まれてはじめて、それは人体の活性化した一部となります。人体が生命の最大の奇跡と神秘の一つであることは誰もが知っています。セロリジュースに含まれている化学物質の存在を科学がまだ知らず、また、その化学物質は科学がまだその存在を知らない体内における問題を解消しているというのに、セロリジュースの効能は大したものではないと、なぜ決めつけるのでしょうか。その主張に確かな根拠はあるのでしょうか。繰り返しになりますが、科学は人類の探究活動であり、特に人体の解明を伴う探求はいまだ進行中です。それを真に進展させるためには、未知のものも受容する謙虚な姿勢で、常に慎重に適応していくことが必要です。

もし、あなたが健康について悩んだことがないのであれば、あるいは、自分の健康状態について答えが見つからずに何年も苦しんだり、特定の医学的、科学的、栄養学的な信念体系に縛られていると感じていたりするなら、好奇心とオープンな心で本書を読んでほしいと思います。今日《こんにち》、慢性的な症状や苦しみが蔓延している背景には、まだ誰にも理解できないほど大きな意味があるのです。あなたがたった今読んだことは、慢性疾患やその治癒に関してこれまで聞いたことのある、いかなる情報とも異なるでしょう。本書の情報は過去数十年にわたり、何百万もの人々を助けてきた情報なのです。

孤独な闘いではありません

初めて聖霊《スピリット》の情報を伝え始めてから、それが人々に変化をもたらすのをこの目で見ることができて、私はとても恵まれていると感じています。『メディカル・ミディアム』シリーズが出版され、情報がより広く世界に届き、さらに何千人もの人々を助けるのを見て、私は言い表せないほどの感動を覚えています。

一方、この情報が、賞賛を得ようとする出世志向の人々によって操作されていることにも気づきました。このような情報発信は、人々の苦しみの核心にある痛みという脆弱な部分に狙いを定め、それを利用しようとします。

私が授かった才能は、このような使われ方をするものではありません。聖霊は答えを必要としている人たちを代弁し、これまで多くの人生を台無しにしてきた罠に満ちた制度から独立した情報源なのです。人々が私の伝える健康情報のエキスパートになってくれること、そして本当に人を助けようという意図で、「慈悲《コンパッション》の聖霊《スピリット》」のメッセージを広く伝えてくれることを私はとても嬉しく思います。本当に感謝しています。

ただし、一方で危険もあります。情報が改ざんされたり、流行している誤った情報が混ぜられ、ねじ曲げられたり、その情報を発信した人が本来の発信者であるかのように変えられていたりします。また、情報があからさまに盗用され、一見信頼できそうな（でも真実ではない）情報源から出ていることにされている場合もあります。あなたが自分と愛する人を間違った情報から守るために、この危険性については知っておいてください。

本書は、あなたがすでに読んだことのある内容の繰り返しではありません。あなたの病気を遺伝子のせいにしたり、体に欠陥があるせいにしたりする信念体系でもなければ、症状を抑えるために流行の高タンパク食を勧める、といったものでもありません。この情報は新しく、多くの人々の人生に足止めを食らわせている症状に対するまったく新しい視点、健康を取り戻す方法に対するまったく新しい視点なのです。

疑う気持ちがあるとしたら、それも私は理解できます。私たちは新しいものに反応したり、それを批判したりするものです。それは、ある状況下で自らを守るための本能であり、ときには、そうすることで私たちは人生の困難を乗り越えていくことができます。しかし、もう一度考えてほしいと思います。自分や他の誰かを助ける機会を逃してしまうかもしれないからです。自分や他の誰かを助ける機会を失ってしまうかもしれないからです。

誰もが健康でいてほしいという気持ちは、私たち皆に共通するものです。ですから、私は皆さんにセロリジュースのエキスパートになってもらいたいと願っています。私と癒しの旅を共にし、本書を読んでくださったことに感謝します。学んだ真実を人生に取り入れることで、あなたと周りの人たちのすべてが変わるでしょう。あなたはようやく、真の知識と信念を手にすることになります。

もし医療関係者が、人々の苦しみの本当の原因を知っていたら、健康にまつわるほぼすべての面で考え方が大きく変わるはずです。

——メディカル・ミディアム、アンソニー・ウィリアム

謝辞

パティ・ギフト、アン・バーテル、リード・トレーシー、マーガレット・ニールセン、ダイアン・ヒル、ヘイハウス・ラジオの皆さんを始めヘイハウス・チームの皆さん、聖霊《スピリット》の知恵が人々の人生に変化をもたらし続けることができるよう、信念を持ってそれを世界に発信する皆さんの献身に感謝します。

ヘレン・ラシチャン、ファレル・ウィリアムス、あなた方は特別に心優しく豊かな先見の明に恵まれた存在です。

シルベスター・スタローン、ジェニファー・フラヴィン・スタローン、そしてご家族の皆さん、あなた方の革新的とも言える素晴らしいサポートに感謝します。

ジェニファー・アニストン、あなたの比類なき優しさや思いやり、サポートに感謝します。

ミランダ・カー、エヴァン・スピーゲル、あなた方の光輝く思いやりの手が、この癒しの潮流を支えているのは、本当に素晴らしいことです。

ノバク並びにジェレナ・ジョコビッチ、あなたたちはより健康で活力溢れる生き方を世界に教えてくれるパイオニアです。

グウィネス・パルトロウ、エリース・ローネン、そして献身的なGOOPの皆さん、あなた方の思いやりと寛容は深いインスピレーションを与えます（敬称略）。

クリスティアン・ノースロップ先生、女性の健康に対するあなたの限りなき献身は、星のように輝いています。

プルーデンス・ホール先生、答えを模索する患者に希望を与えるあなたの無私の貢献は、医師という言葉により英雄的な意味を与えました。

クレイグ・カルマン、この旅におけるあなたのサポートや助言、友情に感謝します。

チェルシー・フィールドとスコット、ウィル、およびオーウェン・バクラ、私の人生においてあなた方とのご縁をいただいたことに感謝します。あなた方は、メディカル・ミディアムの理念を守る真の十字軍です。

キンバリー並びにジェームズ・ヴァン・ダー・ビーク、あなた方とご家族は、私の心の中で特別な位置を占めています。この人生であなた方と出会えたことに心から感謝します。

ケリー・ウォルシュ・ジェニングス、あなたの希望に満ちた人柄や常に前向きなエネルギーには本当に驚かされます。

ジョン・ドノバン、平和を心底希求するあなたのような魂とこの地球上で時を共有していることを光栄に思います。

ナンシー・チェンバース、デビッド・ジェームス、ステファニー並びにワイアット・エリオット、あなた方の尊い友情と、どんな時にもかけてくれる励ましの言葉には感謝しきれないほどです。

リサ・グレゴリッシュ＝デンプシー、あなたの優しさには何度も助けられました。

グレース・ハイタワー・デ・ニーロ、ロバート・デ・ニーロ、そしてご家族の皆さん、あなた方はとても親切で、私にとって大切な存在です。

リブ・タイラー、あなたの世界に存在していることは私にとって大変な名誉です。

ジェナ・ディーワン、あなたの闘志は見る者に感動を与えます。

デブラ・メッシング、健康な地球のビジョン実現のために奉仕し、人々の人生に貢献しているあなたを誇らしく思います。

アレクシス・ブレデル、あなたがこの世界で見せるその強さは、人々をどこまでも力付けてくれます。

リサ・リナ、その影響力を使い大切なメッセージを広めてくれていることに感謝します。

テイラー・シリング、あなたと知り合い、あなたのサポートを受けていることは大いなる喜びです。

マルセラ・バラドリッド、あなたとの出会いは私の人生における素晴らしい贈り物です。

ケリー・ヌーナン、アレック・ゴアス、いつも私をサポートしてくれることにとても感謝しています。

エリン・ジョンソン、常にあなたが協力してくれることは私にとって非常に幸運なことです。

ジェニファー・マイヤー、あなたの友情と、いつも私のメッセージを広めてくれることに感謝しきれないほどです。

カルヴィン・ハリス、あなたの奏でるその力強いリズムは世界を変化させています。

コートニー・コックス、あなたの純粋で愛に満ちた心に感謝します。

ハンター・メイハンとカンディ・ハリス、いつもチャレンジ精神旺盛なあなた方を誇りに思います。

ペギー・リプトン、キダーダ・ジョーンズ、ラシダ・ジョーンズ、人々の人生に与えるその深い思いやりには、あなた方が自覚している以上の素晴らしい意味があります。

クリス、コートニー、キム、カニエ、クロエ、ロブ、ケンダル、カイリー、そしてご家族の皆さん、多くの人々に貢献しているカーダシアン一族およびジェンナー一族の世界とのご縁を光栄に思います。

私が非常に大切にしている以下の特別な人たちに、その献身に対して感謝を捧げます。

ナオミ・キャンベル、エヴァ・ロンゴリア、カーラ・グギーノ、マリオ・ロペス、レネー・バーグ、タニカ・レイ、マリア・メノウノス、マイケル・バーナード・ベックウィズ、ジェイ・シェティ、アレックス・クシュニール、レアン・ライムス・シブリアン、ハナ・ホリンジャー、シャロン・レヴィン、ネーナ・サーマン、ロバート・サーマン、ユマ・サーマン、ジェニー・モーレン、ジェシカ・サインフエルド、ケリー・オズボーン、デミ・ムーア、カイル・リチャーズ、キャロライン・フレミング、インディア・アリー、クリステン・バウワー、ロゾンダ・トーマス、ペギー・ロメト、デビー・ギブソン、キャロル・スコット・リッチー、クリスティアナ・リッチー、ジェイミー・リン・シグラー、アマンダ・ド・カドネ、マリアンヌ・ウィリアムソン、ガブリエル・バーンスタイン、ソフィア・ブッシュ、マハ・ダキル、バヴァーニ・レヴ並びにバラット・ミトラ、ウッディ・フレイザー、ミレナ・モンロイ、ミッジ・ハッセイ、そしてホールマーク・チャンネルのホーム&ファミリーの皆さん。モーガン・フェアチャイルド、パティ・スタンガー、キャサリン・バック、ソフィア・バック、ローラ・バック、アナベス・ギッシュ、ロバート・ウィズダム、ダニエル・ラポータ、ニック並びにブレンナ・オートナー、ジェシカ・オートナー、マイク・ドゥーリー、ドゥルー・プロヒト、クリス・カー、ケイト・ノースロップ、クリスティナ・キャリロ・ブカラム、アン・ルイーズ・ギトルマン、ヤン並びにパナシェ・デサイ、アミ・ビーチ、マーク・シェイドル、ブライアン・ウィルソン、ロバート並びにミシェル・コルト、ジョン・ホランド、マーティン・ジーン、エリザベス・シャフィロフ、ジャクリーン・シャフィロフ、キム・リンゼー、ジル・ブラック・ザルベン、アレクサンドラ・コーエン、クリスティン・ヒル、キャロル・ドナヒュー、キャロライン・リーヴィット、マイケル・サンドラー並びにジェシカ・リー、コヤ・ウェッブ、ジェニー・ハット、アダム・クシュマン、ソニア・チョケット、コレット・バロン＝リード、デニス・リン、そして カーメル・ジョイ・バイアード（敬称略）。私はあなた方を心から敬愛しています。

非常に多くの人々の人生を変えてきた、世界中の思いやりある医師や治療家たちへ。あなた方に多大なる敬意を表します。アレハンドロ・ユンガー先生、ハビブ・サデギ先生、キャロル・リー先生、リチャード・ソラッツォ先生、ジェフ・ファインマン先生、ディアナ・ミニッチ先生、ロン・ステリティ先生、ニコル・ガランテ先生、ダイアナ・ロプスニー先生、ディック・シェパード先生、ノエル・シェパード先生、アレクサンドラ・フィリップス先生、クリス・マロニー先生、トスカハーグ先生、グレゴリー・ハーグ先生、デイブ・クライン先生、デボラ・カーン先生、ダレンボールズ先生、スザンヌ・ボールズ先生、ディアドラ・ウィリアムス先生、故ジョン・マクマホン先生、そして、ロビン・カーリン先生。癒しの分野におけるあなた方の惜しみない献身に感謝します。

さらにデビッド・シュマーラー、キンバリー・S・グリムスリー、スーザン・G・エザリッジ（敬称略）、いつも私を見守ってくれていることに感謝します。

ムニーザ・アーメド、ローレン・ヘンリー、タラ・トム、ベラ、グレッチェン・マンザー、キンバリー・スペアー、メーガン・エリザベス・マクドネル、エレン・フィッシャー、ハンナ・マクニーリー、ビクトリア並びにマイケル・アーンスタイン、ニナ・リーザラー、ミシェル・サットン、ヘイリー・カタルド、ケリー、エイミー・バチェラー、マイケル・マクメナミン、アレクサンドラ・ローズ、エスター・ホーン、リンダ並びにロバート・コイケンダル、ターニャ・アキム、ヘザー・コールマン、グレン・クラウスナー、キャロリン・デビート、マイケル・モンテレオーネ、ボビー並びにレスリー・ホール、キャサリン・ベルゾウスキー、マット並びにバネッサ・ヒューストン、デビッド・ホイットニー、ホリー・ホイットニー、ジニー・ホイットニー、オリビア・アミトラノ、ニック・ヴァスケス、メロディ・リー・ペンス、テラ・アップルマン、アイリーン・クリスペル、ビアンカ・カリージョ・ブキャラム、ジェニファー・ローズ・ロサノ、クリスティン・キャシディ、キャサリン・ロートン、テイラー・コール、アラナ・ディナード、ミン・リー、そしてエデン・エプスタイン・ヒル（敬称略）。あなた方に心からの感謝を表します。

　メディカル・ミディアムの実践者コミュニティを含む、数え切れないほどの人々が、開花し、癒され、変容していく様を私に見せてくれたことに、またその特権と名誉に感謝します。

　また、実践者サポートグループに感謝します。貴重な経験を分かち合い、他の人たちにこのメッセージを伝える活動は本当に素晴らしいです。あなた方は世界を変化させています。

　サリー・アーノルド、自らの内なる光を輝かせ、この癒しの運動にあなたの声を届けてくれてありがとう。

　ルビー・スキャッターグッド、あなたの見事な忍耐と数え切れないほどの献身が、本書の土台となっています。『メディカル・ミディアム』のシリーズは、あなたの執筆と編集なしには存在し得ませんでした。私の執筆に関するあなたの助言に感謝します。

ヴィボダ並びにタイラ・クラーク、あなた方のクリエイティブな才能は、人を助けるという大義に驚くほど貢献しました。長い間、私たちと共に歩んでくれたことに感謝します。

フライア、そしてクレア、「この預言の言葉を朗読する者と、これを聞いて、その中に書かれていることを守る者たちとは、さいわいである。時が近づいているからである。」（ヨハネの黙示録１：３）

セピデ・カシャニアンとベン、その温かい思いやりに感謝します。

アシュリー・フォスター、ブリトン・フォスター、マクレーン・フォスター、スターリング・フィリップス、懸命な働きと献身に感謝します。あなたが傍に居てくれることは、私たちにとって幸運です。

ジェフ・スキールイク、素晴らしい写真を撮影してくれたことに感謝します。

ジョン・モレリとノア、あなた方二人は愛の存在です。

ロビー・バーバロとセタレ・ハティビ、あなた方の揺るぎない前向きな姿勢は、周りの人たちを元気にしてくれます。

そして私の家族。あなた方がいつも与えてくれる愛とサポートに感謝します。美しい妻、父と母、兄弟、姪、甥、叔父、叔母。私のチャンピオンであるインディゴ、ルビー、そしてグレートブルー。ホープ、マージョリー並びにロバート、ローラ、ライア並びにバイロン、アレイン・セレ並びにスコット、ペリ、リシー、アリ・コーン、デビッド・ソモロフ、ジョエル、リズ、コーディ、ジェシー、ローレン、ジョセフ、トーマス、ブライアン、ジョイス、ジョッシュ、ジャロッド、ブレント、ケリー、エヴィ、ダニエル、ジョニー、デクラン、そしてあの世にいる私の愛するすべての人々。

最後に、最高位の聖霊《スピリット》、私たち皆に天からの慈悲深い知恵を与えてくれることに感謝します。この知恵によって、あなたが与えてくれる神聖な恵みを私たちは積極的に享受し、活用することができるのです。長年にわたり、忍耐強く私を見守り、心を軽快に保つよう常に言い聞かせてくれたこと、そして、真実を探究する私の質問に、限りない忍耐力を持って常に快く答えてくれたことにも感謝します。

健康の悩みを持つ人の多くは、善意に満ちた純粋な心を持っています。そして苦しみというものをよく知っています。セロリジュースは、彼らの誠実で純粋な心と相性が抜群です。それは高潔であり、天からの、神からの贈り物なのです。

——メディカル・ミディアム、アンソニー・ウィリアム

その昔、人類は「権威による支配」のもとで生きていました。地球は平らだと言われ、太陽は地球の周りを回っていると言われ、そう信じていました。現状に疑問を持ち、声をあげる人は馬鹿者扱いされました。

——メディカル・ミディアム、アンソニー・ウィリアム

訳者あとがき

セロリが野菜ではなくハーブだなどと誰が思ったでしょうか？

だからこそセロリに含まれる水分には薬効があり、ジュースにして摂取することであらゆる症状や疾患が改善するなどと誰が想像したでしょうか？

そもそも、セロリジュースだけをテーマに本が一冊書けるなど、誰が予想したでしょうか？

本書の原書を読んで、目から鱗が落ちる感覚を何度も味わいました。

セロリジュースが私たちの体に入ると、口の中から歯や歯茎などに対して早速その効能を発揮し始めます。そして食道、胃、腸、その他の臓器、脳や皮膚、と進んでいく中で、それぞれの場所でどのような働きをするのか、そのメカニズムが本書では詳細に解説されています。これはセロリジュースの人体における壮大な旅路に関する本です。

セロリジュースは体中を旅し、食べ物や住環境、空気、薬剤などに含まれる汚染物質が取り込まれ溜まっている私たち現代人の体を隅々まで掃除し、体が健康を取り戻す手伝いをしてくれます。その旅の合間に手強い敵に果敢に立ち向かい、戦いに勝利し、それまで体を攻撃していた敵が減っていくことで症状や疾患が消えていくのです。

少し前の世代には存在しなかった現代病と言われる疾患。その数は増すばかりです。ライフスタイルの変化や電磁波の影響など、原因は様々ですが、食の変化はその中でも大きいのではないでしょうか。

食を正し、セロリジュースを日々の生活に加えることで、私たちの体と脳が健康を取り戻し、本来の力を発揮できるようになるのだとしたら、自分も実践してみようと考える人が世界中で後を絶たないのも納得がいきます。

私もその一人として、シリーズ第1巻の『メディカル・ミディアム』を読んだ後、セロリジュースを飲み始めました。

米国と比較した場合、日本では青果の値段が高く、大量の野菜をストックできる冷蔵庫スペースもないことから実践は難しいと思っていましたが、実際にやってみると意外にできるものでした。本書で著者が推奨しているように、近所の青果店にお願いして、週に2回セロリ10株を箱買いさせていただき、毎朝、自分と家族のためにセロリジュースを作りました。

さらに『メディカル・ミディアム』で推奨されている食事法も取り入れてみると、気になっていた症状が一つひとつ軽くなっていき、肌に透明感が感じられるようになり、時折感じることのあった自分のわずかな体臭さえすべて無くなり驚きました。

汗など体内から分泌される物質には毒素を排出する働きがあるため臭気を伴うとは聞いていましたが、体の中の毒素が減少すると汗の臭気さえ消えるというのは、とても面白い発見であり、体が浄化されていることが実感できた瞬間でした。

著者であるアンソニー・ウィリアム氏と、健康に関わる貴重な情報を彼に与え続けている慈悲の聖霊《スピリット》の思いに深く共感し、私も何らかの症状や疾患を抱える日本の人々にとって、本書が健康を取り戻すきっかけとなるようにとの願いを込めながら翻訳をさせていただきました。

本書が一人でも多くの人の人生に役立ちますように。

２０２４年12月

寺島　裕美子

（oz：オンス／lb：ポンド）

固　体		
1oz	1/16 lb	30g
4oz	1/4 lb	120g
8oz	1/2 lb	240g
12oz	3/4 lb	360g
16oz	1 lb	480g

メモ：オンスをグラムに換算する場合はオンスの値に30を掛けます。

調理温度			
工程	華氏	摂氏	ガスオーブンの目盛り
凍らせる、溶かす（水の氷点、氷の融点）	32°F	0℃	
常温	68°F	20℃	
沸騰させる（水の沸点）	212°F	100℃	
ベーキング	325°F	160℃	3
	350°F	180℃	4
	375°F	190℃	5
	400°F	200℃	6
	425°F	220℃	7
	450°F	230℃	8

（in：インチ／ft：フィート／yd：ヤード）

長　さ				
1in			2.5cm	
6in	1/2ft		15cm	
12in	1ft		30cm	
36in	3ft	1yd	90cm	
40in			100cm	1m

メモ：インチをセンチに換算する場合はインチの値に2.5を掛けます。

〈単位換算表〉

本書のレシピでは、液体および固体、または乾燥した材料を測るアメリカの標準的な計量単位と調理温度の単位を日本で標準として使われる単位に換算しています。レシピを再現する際に参考にしてください。（＊換算量の数値は概数です）

米国規格カップ	細粒（例：小麦粉）	穀物（例：米）	顆粒（例：砂糖）	液体にもなる固形物（例：バター）	液体（例：牛乳）
1	140g	150g	190g	200g	240ml
3/4	105g	113g	143g	150g	180ml
2/3	93g	100g	125g	133g	160ml
1/2	70g	75g	95g	100g	120ml
1/3	47g	50g	63g	67g	80ml
1/4	35g	38g	48g	50g	60ml
1/8	18g	19g	24g	25g	30ml

（oz：オンス／pt：パイント／qt：クォート／カップはアメリカ規格）

液　体					
小さじ1/4				1ml	
小さじ1/2				2ml	
小さじ1				5ml	
小さじ3	大さじ1		1/2液量oz	15ml	
	大さじ2	1/8カップ	1液量oz	30ml	
	大さじ4	1/4カップ	2液量oz	60ml	
	大さじ5と1/3	1/3カップ	3液量oz	80ml	
	大さじ8	1/2カップ	4液量oz	120ml	
	大さじ10と2/3	2/3カップ	5液量oz	160ml	
	大さじ12	3/4カップ	6液量oz	180ml	
	大さじ16	1カップ	8液量oz	240ml	
	1pt	2カップ	16液量oz	480ml	
	1qt	4カップ	32液量oz	960ml	
			33液量oz	1000ml	1L

索　引

セロリジュースが緩和する症状や疾患、
原因となる病原体

《 著者紹介 》

アンソニー・ウィリアム（Anthony William）

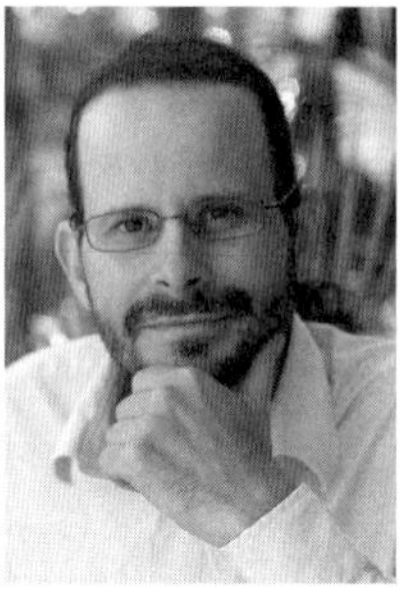

『ニューヨーク・タイムズ』ベストセラー『Medical Medium: Secrets Behind Chronic and Mystery Illness and How to Finally Heal』（邦訳『メディカル・ミディアム――医療霊媒』ナチュラルスピリット刊）の著者。高次の聖霊《スピリット》と会話ができる特殊能力を持って生まれる。その聖霊からもたらされる健康情報は桁違いに正確で、時代の先を行き過ぎていることが多い。4歳の頃、無症状の祖母に肺癌（ほどなく検査を受けて確認されている）があると伝えて家族を驚かせて以来、アンソニーは、その才能を人々の状態を「リーディング」して、健康を取り戻す方法を伝えることに使ってきた。Medical Medium（メディカル・ミディアム、医療霊媒）としての前例のない正確さと成功率により、世界中の何百万もの人たち、映画スター、ロックスター、億万長者、プロのアスリート、ベストセラー作家のほか、あらゆる職業、あらゆる地位の人たち、聖霊から洞察を得るまで癒す方法を見つけられなかった数え切れないほどの人たちから愛と信頼を得てきた。また、アンソニーは、手の尽くしようのない問題を解決する手助けを必要とする医師たちにとっても貴重な存在となって、その才能を発揮している。

ウェブサイト　https://www.medicalmedium.com/

《 訳者紹介 》

寺島裕美子（てらしま・ゆみこ）

米国、ペルー、オーストラリア、コロンビアに住み、海外や日本の西洋医療、代替医療、様々な食事法や運動、瞑想などの精神活動を経験する機会を通して、「人間の本当の健康と癒しとは」というテーマに関心を持つようになる。現在は国際会議の同時通訳者として活動する傍ら、身体面・精神面におけるホリスティックな健康を探求する活動を継続中。

メディカル・ミディアム
セロリジュース

●

2024年12月21日　初版発行

著者／アンソニー・ウィリアム
訳者／寺島裕美子

装幀／斉藤よしのぶ
編集／杉田巳樹子
DTP／山中 央

発行者／今井博揮
発行所／株式会社 ナチュラルスピリット
〒101-0051 東京都千代田区神田神保町3-2 高橋ビル2階
TEL 03-6450-5938　FAX 03-6450-5978
info@naturalspirit.co.jp
https://www.naturalspirit.co.jp/

印刷所／創栄図書印刷株式会社

ISBN978-4-86451-499-6 C0011

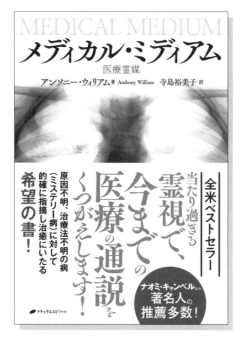

●新しい時代の意識をひらく、ナチュラルスピリットの本（★…電子書籍もございます）

シータヒーリング★

ヴァイアナ・スタイバル 著
シータヒーリング・ジャパン 監修
山形 聖 訳

自身のリンパ腺癌克服体験から、人生のあらゆる面をプラスに転じる画期的プログラムを開発。また、願望実現や未来リーディング法などの画期的な手法を多数紹介。

定価 本体二九八〇円＋税

シータヒーリング 病気と障害★

ヴァイアナ・スタイバル 著
串田 剛、矢崎智子、長内優華 監修
豊田典子、ダニエル・サモス 訳

シータヒーリング的見地から見た病気とは？ 病気と障害についての百科全書的な書。すべてのヒーラーとクライアントにも役に立ちます。

定価 本体三三〇〇円＋税

体が伝える秘密の言葉★
心身を最高の健やかさへと導く実践ガイド

イナ・シガール 著
ビズネア磯野敦子 監修
采尾英理 訳

体の各部位の病が伝えるメッセージとは？ 体のメッセージを読み解く実践的なヒーリング・ブック。色を使ったヒーリング法も掲載。

定価 本体二八七〇円＋税

魂は語る★
身體の言語

ジュリア・キャノン 著
岩本亜希子 訳

肉體に現れる症状について、ハイアーセルフがどんなメッセージを送ってきているのか。看護師として長年働いてきた著者が、体の部位別に症状と原因を丁寧に解説。

定価 本体一六〇〇円＋税

シャーマン・ヒーラー・賢者★
南米のエネルギー・メディスンが教える自分と他人を癒す方法

アルベルト・ヴィロルド 著
カミムラ マリコ 訳

アマゾンとアンデス山脈のシャーマンの元で修行したアメリカ人が明かす、シャーマニズムの真髄とヒーリングの実践法。

定価 本体二五〇〇円＋税

ワン・スピリット・メディスン★
最新科学も実証！ 古えの叡智に学ぶ究極の健康法

アルベルト・ヴィロルド 著
エリコ・ロウ 訳

古代の癒しのシステムで、健康になり「グレート・スピリット」につながり、万物との一体感の中で生きる！ 腸を修復し、脳を活性化する食事法などを紹介。

定価 本体二四〇〇円＋税

植物のスピリット・メディスン★
植物のもつヒーリングの叡智への旅

エリオット・コーワン 著
村上みりこ 訳

植物にスピリットがあり、そのスピリットが最も強力なメディスンとなる。そして、そのスピリットは心と魂の最も深い領域を癒すことができるのだ。

定価 本体二五〇〇円＋税